2才 3才 4才 5才

成功する子は食べ物が9割 幼児食

監修
予防医療・栄養コンサルタント
細川モモ

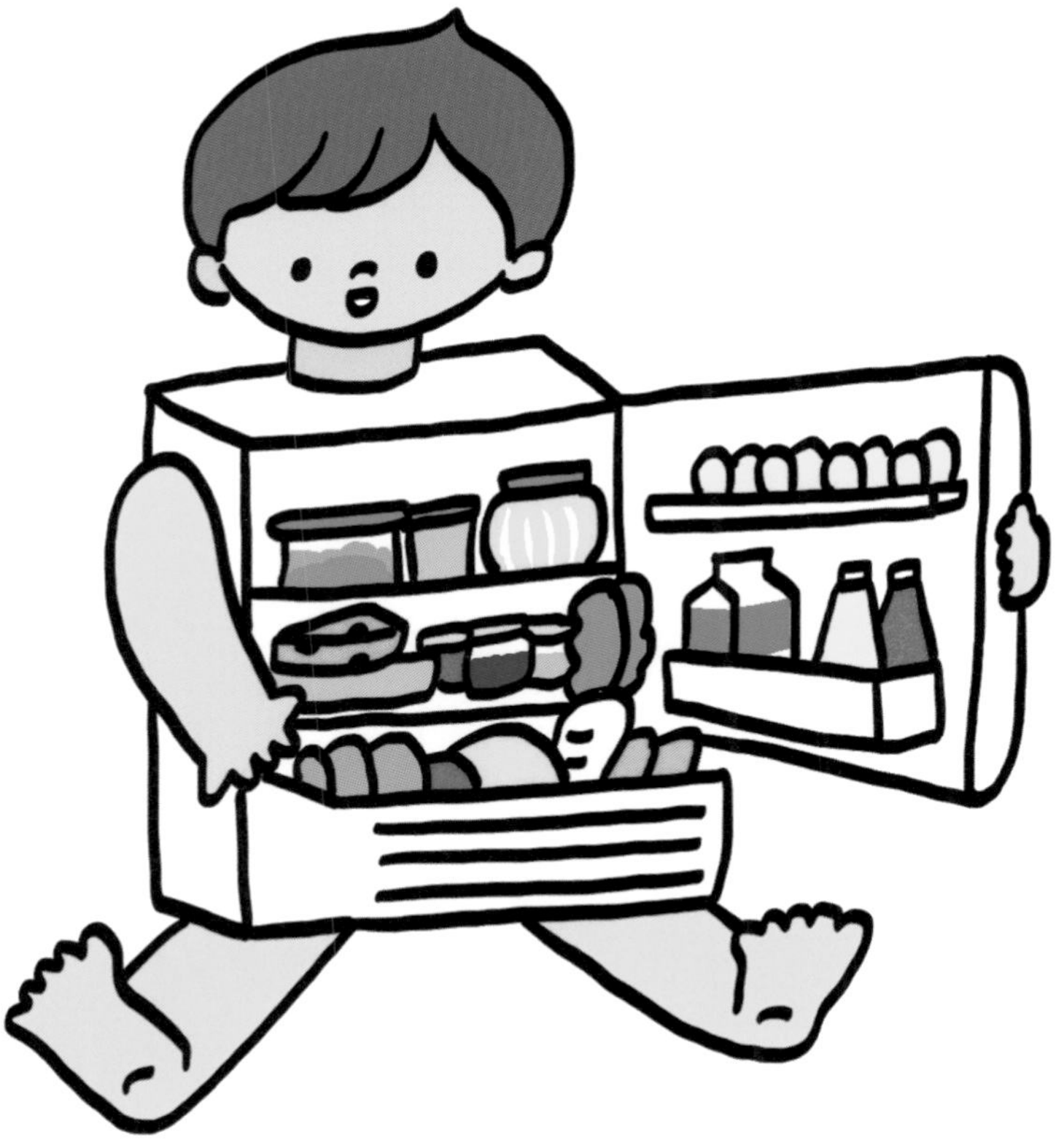

主婦の友社

はじめに

母子のつながりは、へその緒（栄養をもらうところ）から始まります。
そして食べ物は、その子が大人になるまで
親子をつないでいるものではないでしょうか。

「私が与える食べ物によって、
この子は健康で、丈夫な体に育っていく！」
それは３６５日、意識していることです。

私自身、０才と４才を育てながら働くママとして、
食事に時間をかけるのがむずかしい。
子どもがイヤがるものを根気強く与える気力がない。
そう思うことも多々あります。

でも、子どもが大きくなったときに
栄養が足りなくて体調が悪くなったり、病気になったりしたら、
親としてものすごく後悔しますよね。

貯金しようと思ったら、がまんしないとお金は貯まらないのと同じで、
子どもに健康に育ってほしいと思ったら、

栄養ママG《グループ》

私たちがアドバイスします

成長期に欠かせない栄養素を
子どもにしっかり与えないといけません。
この本では、イヤイヤ・反抗期の幼児を育てる
とても大変な皆さんが
「これならやってみよう！」と思える食の工夫について、
栄養ママグループで知恵をしぼりました。
私たちも、日々悩み、試行錯誤しています。でも、
きっと今しかできないことで
したいと思ってもいつかできなくなることだから、
子どもが〝おいしいね〟と笑顔になれる経験を
たくさん積み重ねていきましょう。

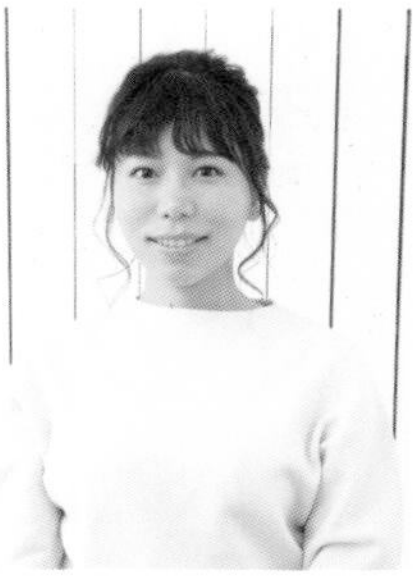

予防医療・栄養コンサルタント
細川モモ

子どもが中学生の先輩ママ

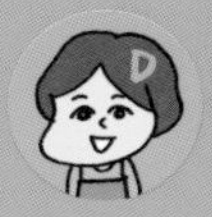

ダンノマリコ
（料理家）

長男中学1年。「魚にお金かけすぎ！」と息子に怒られるが、魚をさばくのが趣味。

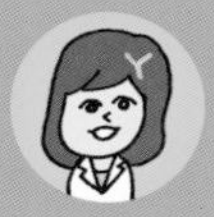

風間幸代
（管理栄養士）

長女中学3年・長男中学1年。思春期に突入し、ケンカもするけれど食事が癒やし。

幼児を育てている現役ママ

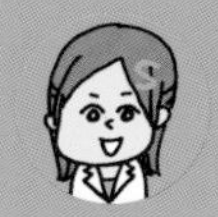

有田さくら
（管理栄養士）

長女3才・長男1才。栄養士ではあっても、自分の子どもの食事に悩まされる。

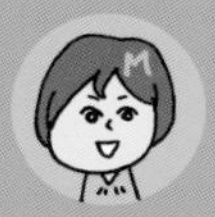

細川モモ
（予防医療・栄養コンサルタント）

長女4才・次女0才。週末には乳幼児の甥っ子3人も加わり、子育て真っ最中。

子どもの食事の悩み
どうすればいい?

聞いて! 聞いて!
うちの子はモンスター

栄養をちゃんととってほしいのに、親の思いどおりにはいかない幼児期。
ときには、かわいいわが子が“モンスター”に見えてしまいます!

栄養ママG《グループ》

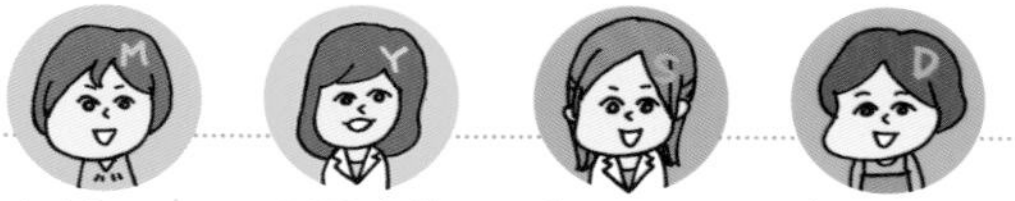

細川モモ　風間幸代　有田さくら　ダンノマリコ

が答えます。

1 嫌いなものをべーっ モンスター

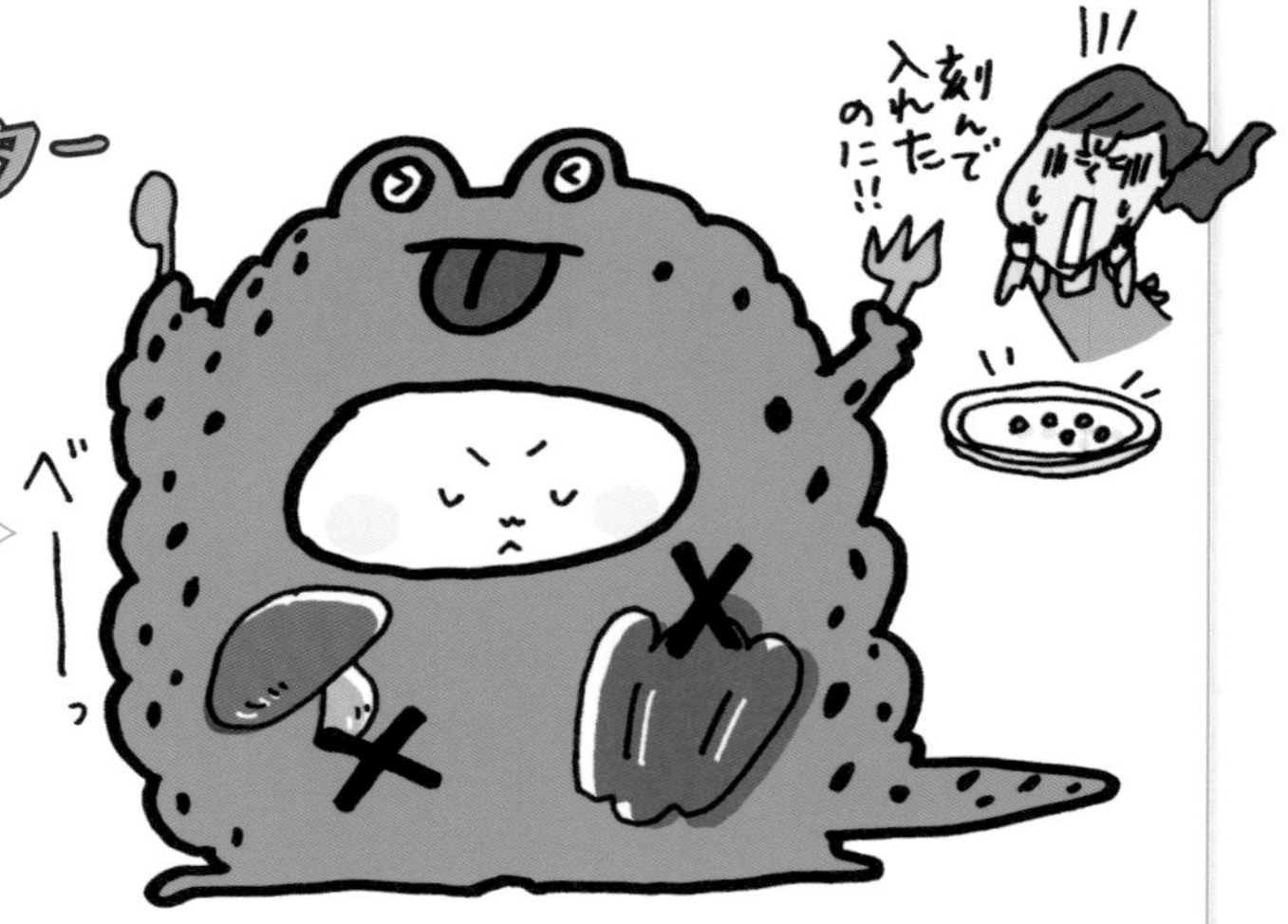

すごく嫌いなものは、手ごわいですね。カリッと焼いて食感を変える、「1年でたまに」くらい頻度を下げる、おやつにほんの少しまぜるなど。ダメと思わず、出しつづけましょ!

きゅうりが苦手なら、ブロッコリーは食べなさいなど、ほかの食材で栄養がとれるように考えていました。

➡94ページ「栄養ママGリアルトーク」をCheck

2 気分ムラムラ モンスター

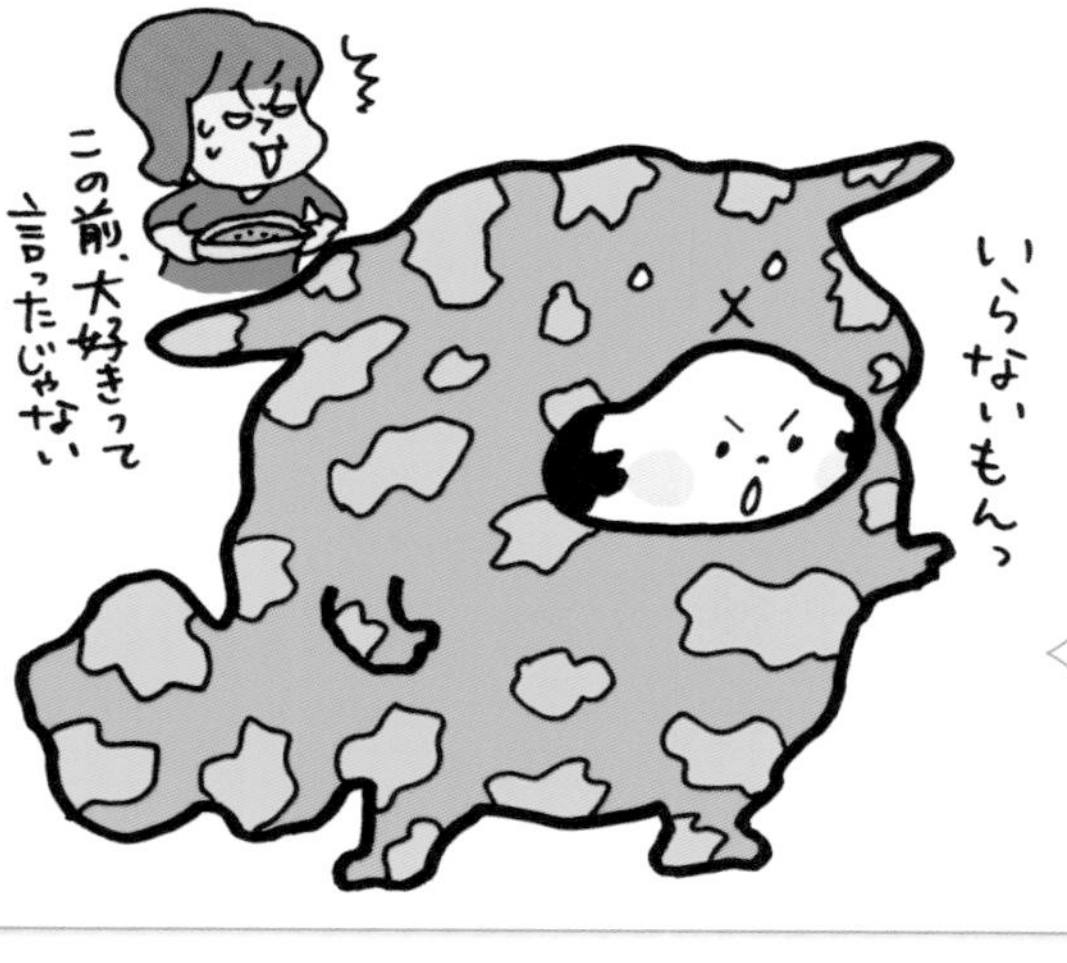

大人だって今日は肉の気分、魚の気分などがあるのと同じ!? 極端に食べないときは、ごはんにおかずをまぜて、最低限の栄養はとれるようにしました。

白米イヤイヤ期はねこまんまやお茶漬けにしたり、野菜イヤイヤ期はハンバーグや肉だんごにまぜたり。“おいしさ”は科学! 脳がおいしいと思うように、子どもの好きなうまみと甘みを活用しよう!

➡58ページもCheck(偏食は咀嚼《そしゃく》に影響する)

3 座らない！ 落ち着きゼロモンスター

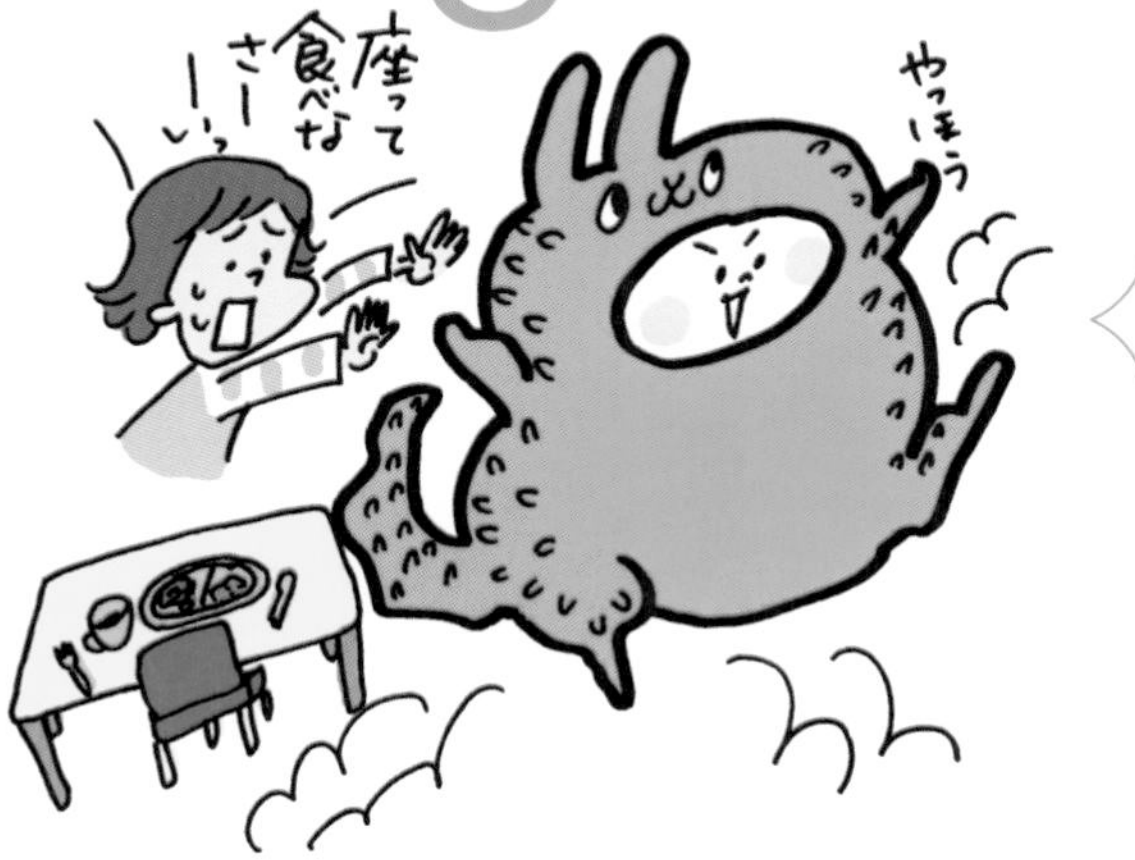

食べることに集中できる環境にして、遊び始めたら片づけるよ、と教えるしかない!?

娘に毎回そうしていますが、なかなか大変。「座ろう」と何度言っても、ヤダ！と返され、イライラがピークになることも。でも、幼稚園では座って食べているそう。家では甘えたい気持ちなのかも。試練の連続です。

4 肉をずーーーっとかんでるモンスター

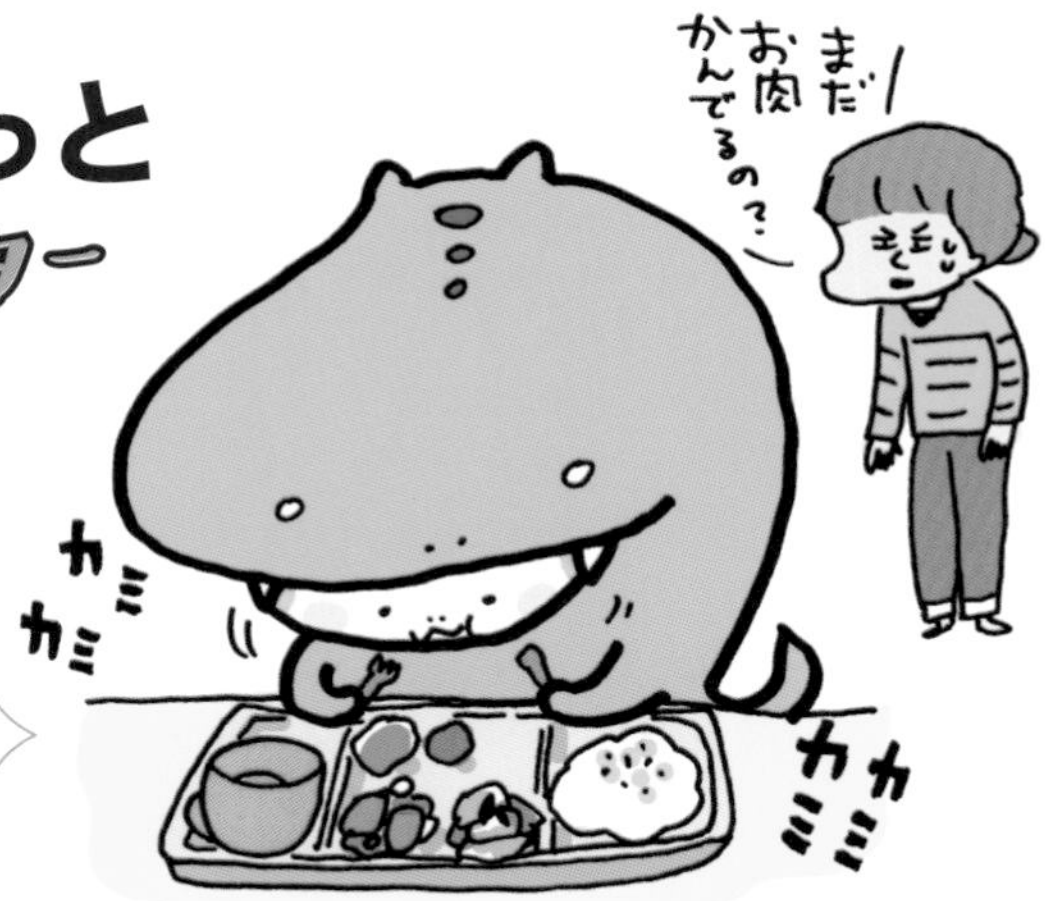

３才を過ぎてもかたまり肉は苦手ですよね。カレー用の肉はそのままでは無理！ 小さく切ったり、筋を切ったりが必要ですね。

肉がスジスジ、パサパサだと、いつまでかんでも繊維がほぐれず、ゴックンできないです。「うちの子、肉は嫌いみたい」と思う前に、調理法を変えてみては!?

➡98ページ「肉を食べないを解決！」をCheck

5 ゴックンまる飲みモンスター

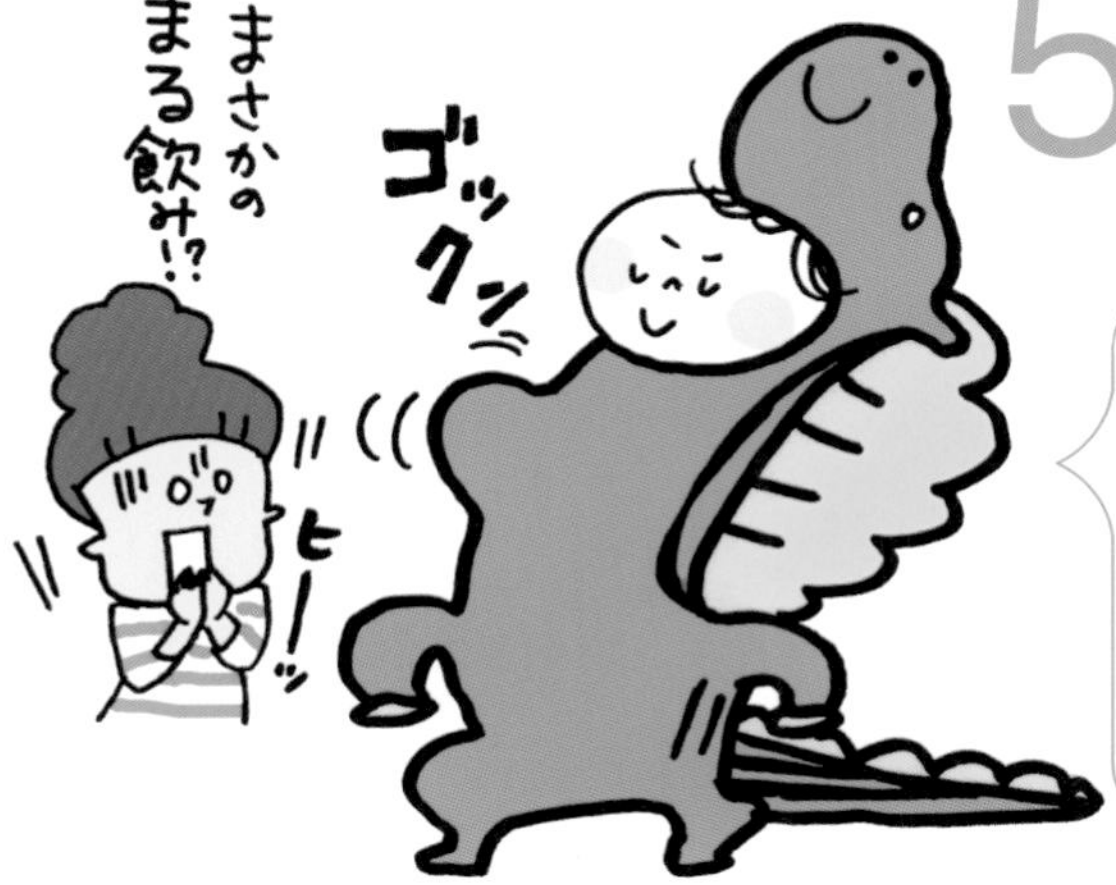

食べるスピードが早すぎませんか？ 飲み物で食べ物を流し込んでいないかも要チェック。一口量をかみかみさせましょう。

かまないほうがラクだし、中学生の息子もかたいところを残したりする……。スティック野菜、根菜の煮物、炊き込みごはんなど、かむ回数がふえる料理にすることも大切です。

6 ごちそうさましない モンスター

永遠に食べつづけている、時間がかかりすぎる悩み、2～3才ごろによく聞きました。でも、小学生になるまでに解消するかも！ あんなに遅かったのに、早食いになったとか、子どもって変わりますよね～。

ママがイライラするなら「20分でおしまい！」と決めても。食事が途中でも、「おなかが減ったら、おやつのときに食べようね」でいいと思う。

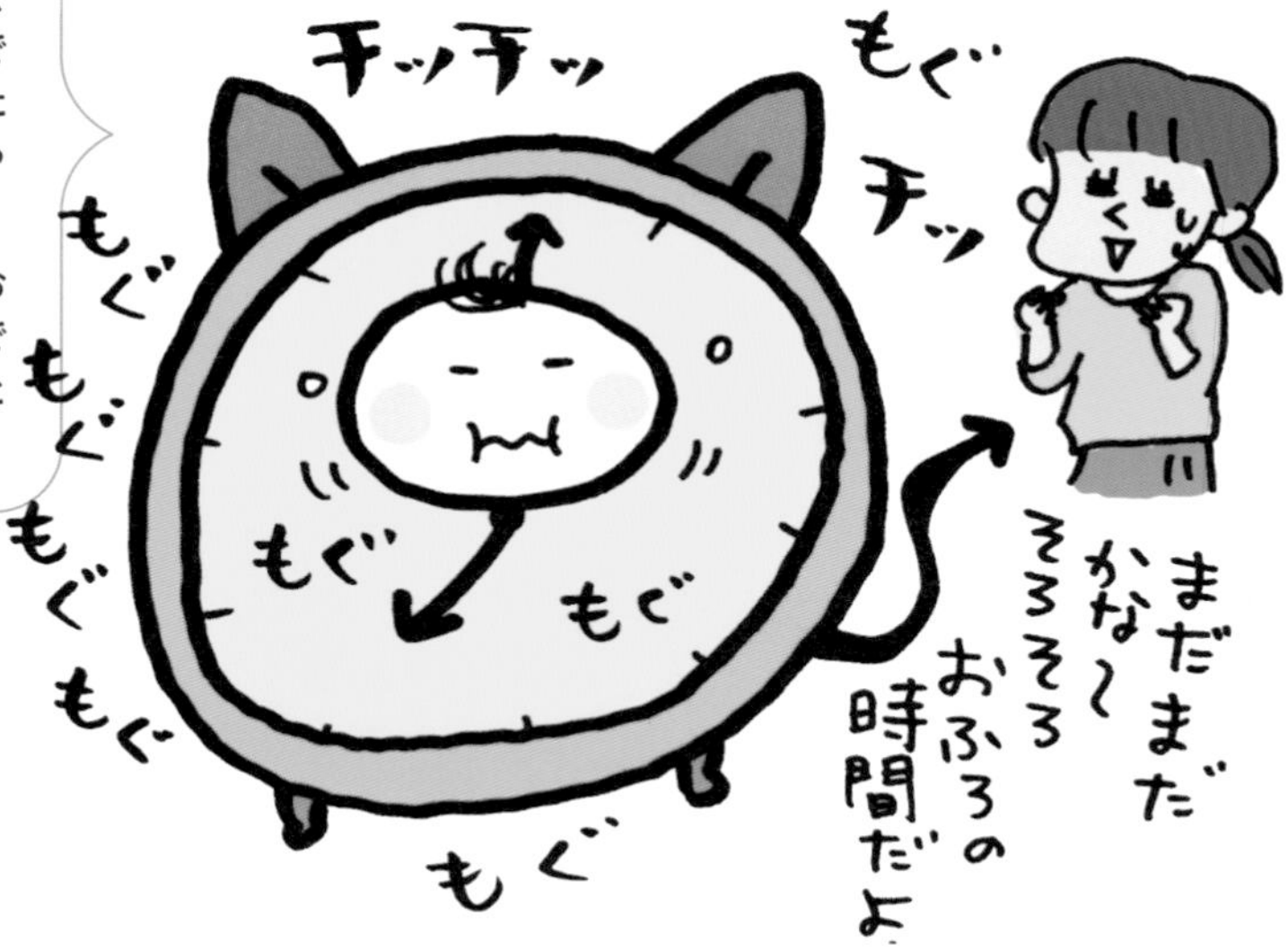
チッチッ
もぐ
チッ
もぐ
もぐ
もぐ
もぐ
もぐ
もぐ
もぐ
まだまだかな～
そろそろおふろの時間だよ

7 せっかく作ったのに… 小食モンスター

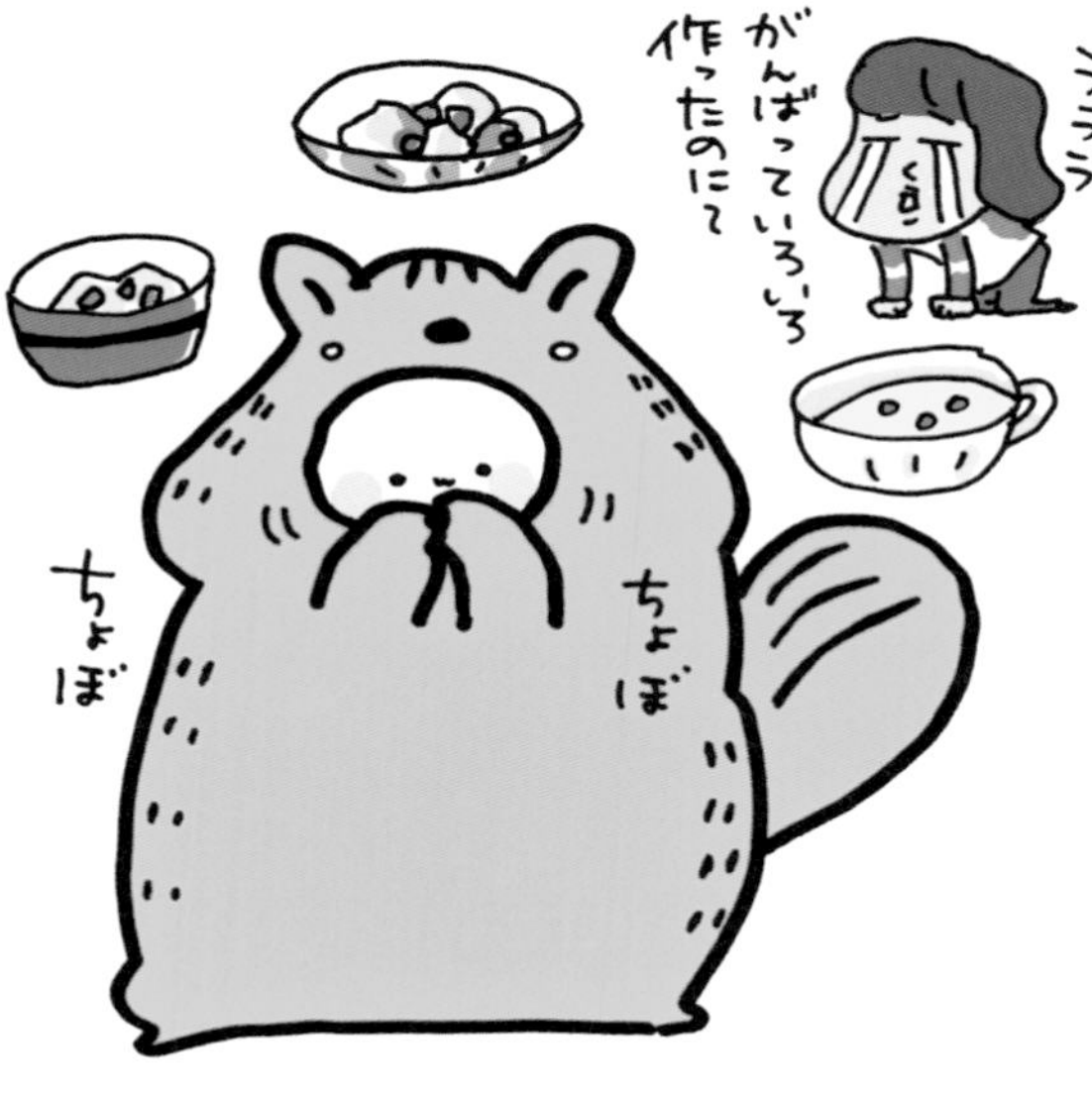
ウウウ
がんばっていろいろ作ったのに～
ちょぼ
ちょぼ

親はたくさん食べてほしいけど、あえて少量からトライを。フォローアップミルクなどで栄養強化し、まずは「完食できた！」という成功体験を積ませたい。

息子は小食ですが、量を少なめに盛って「おかわり！」が言えると、自信がつきました。あとは、バナナミルクにきな粉を入れるなど、おやつでも栄養を強化します。小食だと鉄が不足しやすいので、そこは要注意ですね。

➡40ページ「モモ熱2：鉄強化」をCheck

8 新しい食べ物に手を出さないモンスター

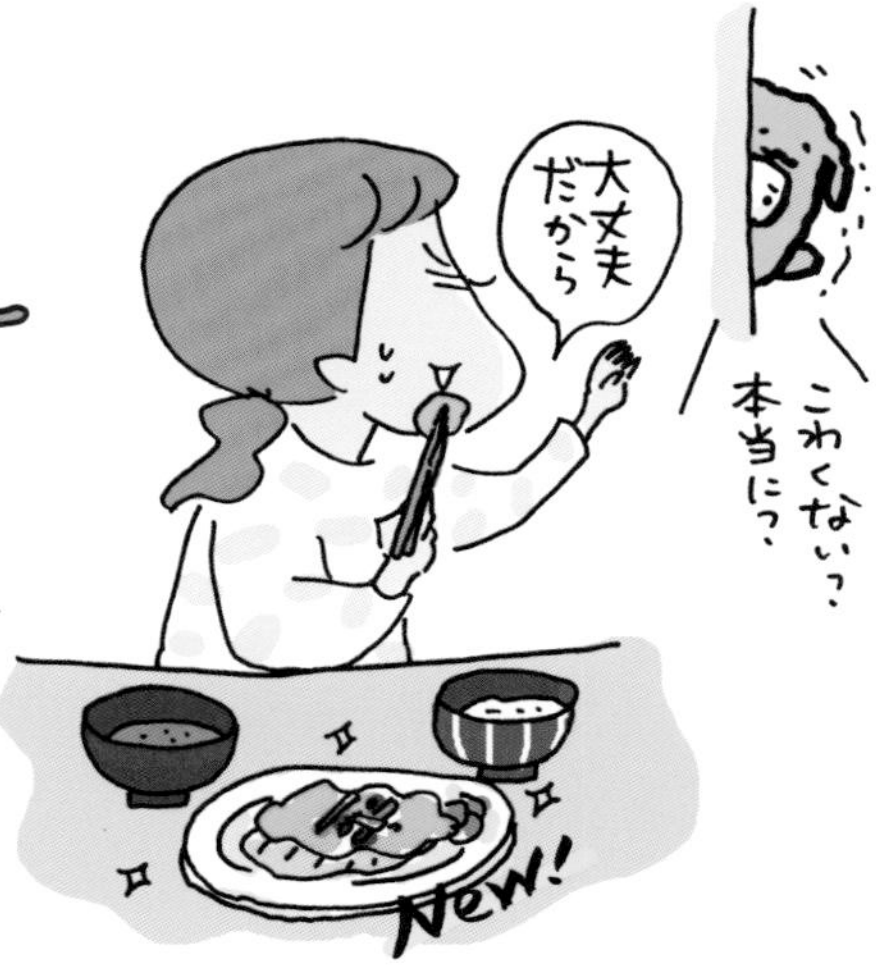
大丈夫だから
こわくない？
本当に？
New!

子どもは、初めて口に入れるものを警戒しますよね。それは生物として安全性を確かめたいわけで、間違ってはいないんです。

親がおいしそうに目の前で食べていると、食べようかな？という気になると思います。お友だちにつられて食べた、なんてことも。“きっかけ”はきっとあるはず！

9 お菓子くれくれモンスター

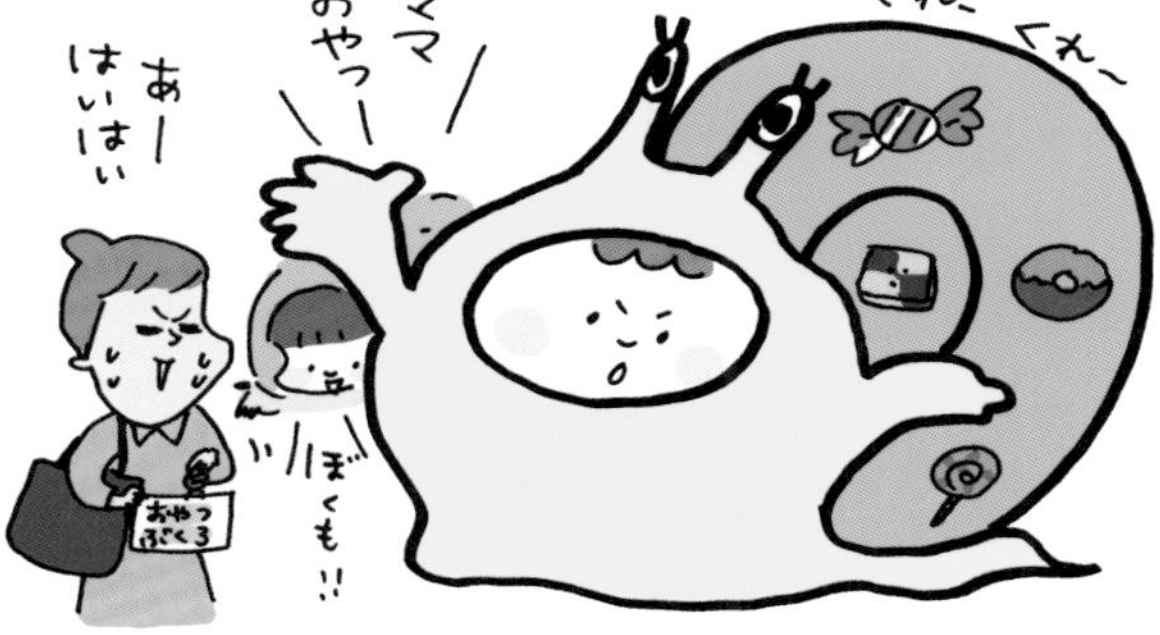
ママ おやつー
あー はいはい
くれ〜 くれ〜
ぼくも!!
おやつぶくろ

うちは、お菓子を買ってもらえないとわかっていて、あきらめていたかな（笑）。小さいころは親がコントロールできましたよね。

3才以降はおやつ交換もふえるから、悩ましい。「家に帰って食べようね」「ごはん前はやめようね」「むし歯ができたら困るから、歯みがきしようか」など、説得の日々……。

➡116ページ「栄養ママGリアルトーク」をCheck

10 お迎えネムネムモンスター

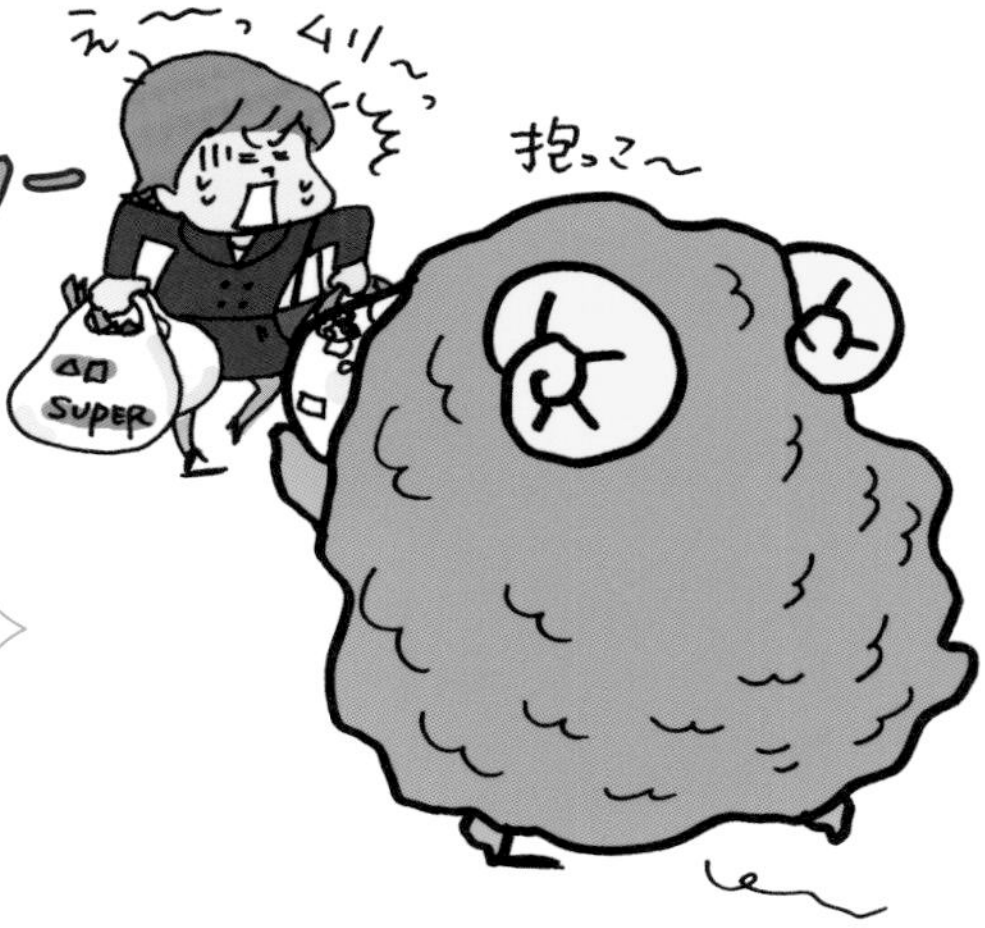
え〜っ ムリ〜っ
抱っこ〜
SUPER

幼稚園帰りは眠け×疲れで不機嫌MAX！夕食にさしつかえないおやつの工夫に悩みました。朝、家から持ち歩くとすると、傷みやすいものでは困りますし……。

幼稚園帰りや、公園遊びのときに食べられるような“携帯おやつ”、今回はいろいろ試作して考えました！ ぜひ作ってみて〜!!

➡120ページ〜「手作りおやつ」をCheck

栄養は絶対！

栄養ママG《グループ》リアルトーク

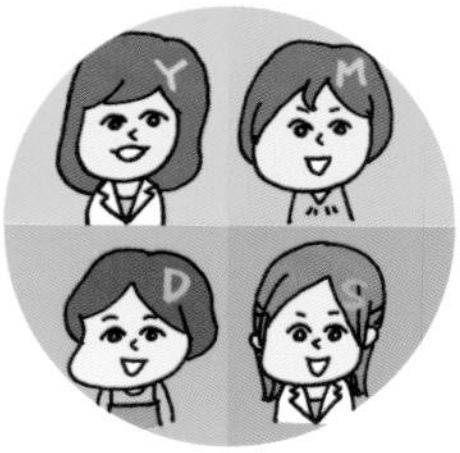

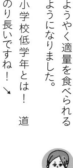

身長・体重が成長曲線に沿ってふえていれば、食べる量はたいして問題はない

幼児期になると、自己主張やイヤイヤ行動がふえて、好き嫌い、偏食、小食の悩みのほか、逆にエンドレスに食べちゃう、という話をよく聞きます。

それ、わかる！ うちは食いしん坊なので、食べすぎに困った（笑）。食べすぎたせいで、逆に嫌いになったり……。小学校低学年で、ようやく適量を食べられるようになりました。

小学校低学年とは！ 道のり長いですね！↘

食べる量、体格は個人差が大きいですね。うちは娘が食欲旺盛・大きめ、息子が小食・小さめですが、どちらも「個性」。

2才の甥っ子が大人1食分を食べても太らないのは、活動量がすさまじいから。食事と運動量のバランスがとれていればOK、という考え方もあります。

まずは成長曲線を見て、曲線に沿っていれば、食べる量に関してはたいして問題はないですよね。

今しかできない成長を食事で応援！

お肉はイヤ！

- 「ごはんはおいしくて元気が出るけど、お肉を食べると、足が速くなれるよ」
- 「サッカーの〇〇選手はお肉を食べて強くなったんだって！」

こんなふうに説得してみよう！

どんなモンスターでも成長のための

むしろ、嫌いなものが食卓から消える、おやつがふえて栄養不足になる、やわらかいものばかり出す、などのほうが心配です。

食事と、体調不良や病気は直結するから、子どもを健康にするための日々の食事ですよね。↘

鉄不足では貧血になるし、咀嚼《そしゃく》をしなければ歯の本数が減る、あごが細くなって矯正が必要になる……、いずれ子どもが困ることに。幼児の成長期は今だけで、大人になってからではとり返せない。

3才からはギアチェンジ！しつけよりも、食体験を楽しもう

そう思うと、2才ころまでは親が食事をコントロールできるから、ラクだったのかも。

3才のイヤイヤ・反抗期からは、ギアチェンジですね。「食べなさい」のしつけだけでは、食べることが嫌いになっちゃう。

うちは土から掘って、収穫体験。豆苗を買って、育てるだけでもいい。食に興味を持たせたいですね。↘

魚も、切り身が泳いでいると思っている子もいるし、水族館に行くだけでも違います。

「なんで？」「どうして？」の時期なので、説明してあげることも大切！

下の会話例みたいに、説明して本人が納得すると、「食べなさい！」の押さえつけではなくなりますよ。

お魚食べない！

●「お魚はお肉とは違うんだよ。頭がよくなるから、お魚を食べるんだよ」

●「〇〇先生も、子どものときから魚が大好きだったって！」

ごはんいらないっ

●「ごはんを食べないと、疲れちゃって、遊びが途中で楽しくなくなっちゃうかも」

●「ごはんを食べると、お外で元気に遊べるよ」

野菜キライ！

●「お野菜を食べないとうんちが出なくて、出すとき痛くておしりイタイイタイになっちゃうよ」

●「アイドルの〇〇ちゃんはトマトが大好きなんだって！」

Contents

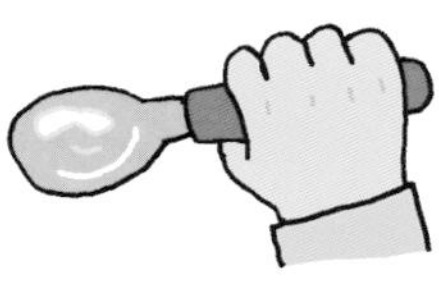

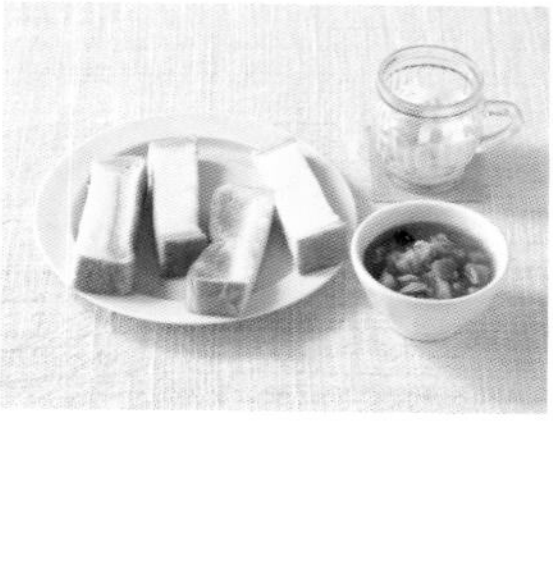

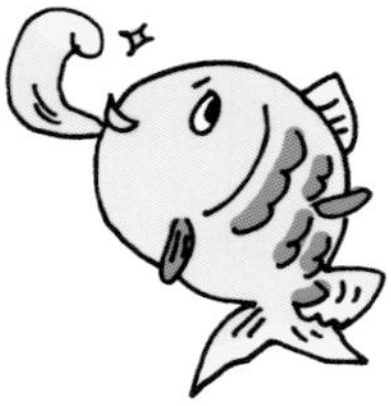

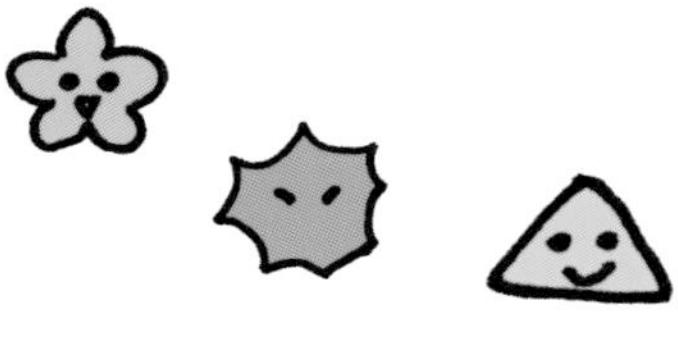

栄養ママG《グループ》リアルトーク

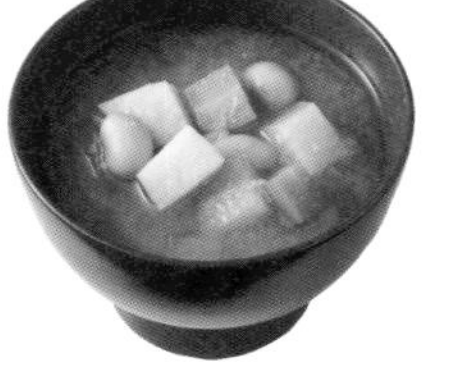

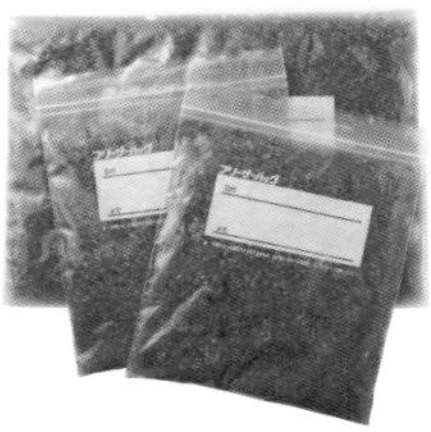

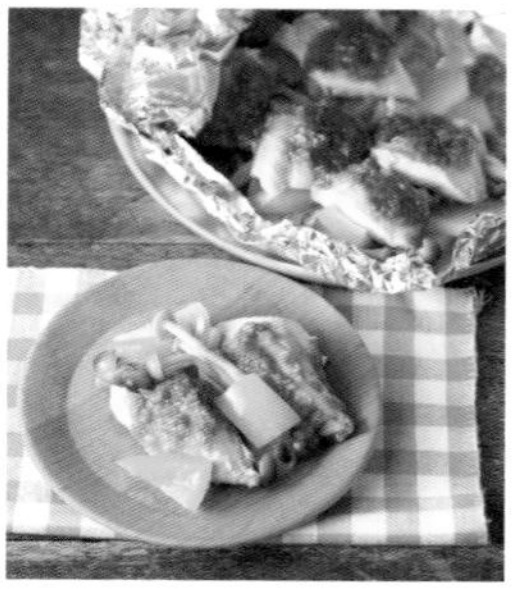

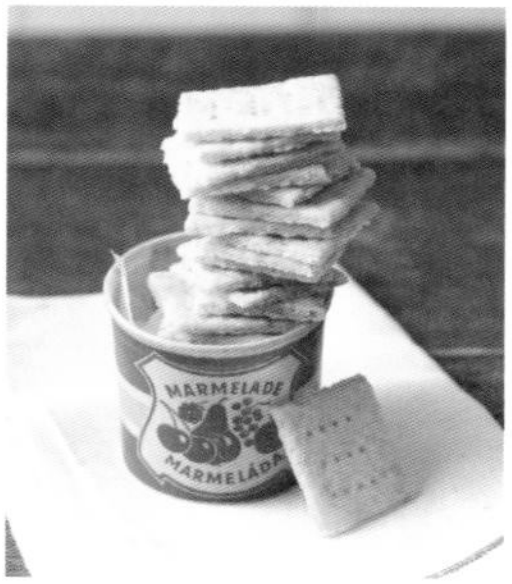

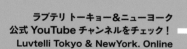

column

ラブテリ トーキョー&ニューヨーク
公式 YouTube チャンネルをチェック！
Luvtelli Tokyo & NewYork. Online

料理の決まりごと
- 材料は大人2人+幼児１人分を想定しています。または作りやすい分量です。
- 小さじ1=5ml、大さじ1=15ml、1カップ =200ml です。
- 野菜は洗う作業をすませてからの手順を説明しています。皮をむく、根を切り落とす、へたをとるなどの記述を省略している場合があります。
- つけ合わせにする野菜や好みで使用するものは、材料から省略していることもあります。
- 作り方の火かげんは、特に記載のないときは「中火」で調理してください。
- 電子レンジ、オーブントースターなどの加熱時間は目安です。機種や食材の水分量などによって加熱時間には多少の差があるので、様子を見てかげんしてください。

食事の目安量について
- あくまでも目安量なので、お子さんの体格や食欲に合わせて調整してください。
- 乳糖不耐症など、牛乳でおなかがゆるむお子さんの場合は、牛乳のぶんをヨーグルトにする（乳糖が分解されているため）ことをおすすめします。
- 食物アレルギーのあるお子さんの場合は、各栄養源の中から食べられるものを選んで栄養バランスをととのえてください。

PART
1

キホンがよくわかる！

幼児食の進め方

離乳食が完了してから５才くらいまでの食事が幼児食。
赤ちゃんを卒業し、いろいろな味や食感を体験しながら
スプーンや箸が使えるようになり、
食事のマナーも身につけていく時期です。
まずは、幼児の成長や幼児食のキホンを知りましょう。

離乳食を卒業してから

1才半～2才の幼児食のポイント

まだ大人がコントロールできる！

離乳食からの延長で薄味・食べやすさをキープ

	身長	体重
3才	95cm	14kg
2才	85cm	12kg
1才	75cm	9kg

かむ力は？

2才半～3才で乳歯が生えそろうまでかむ力は弱い

1才半ごろ

奥歯（第1乳臼歯）が生える

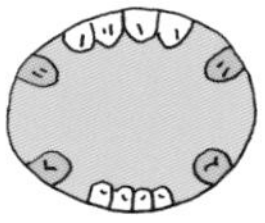

2才ごろ

犬歯が生える

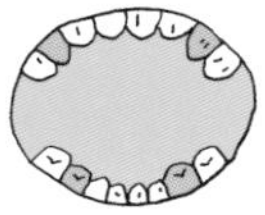

2才半～3才ごろ

奥歯（第2乳臼歯）が生える

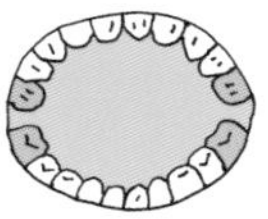

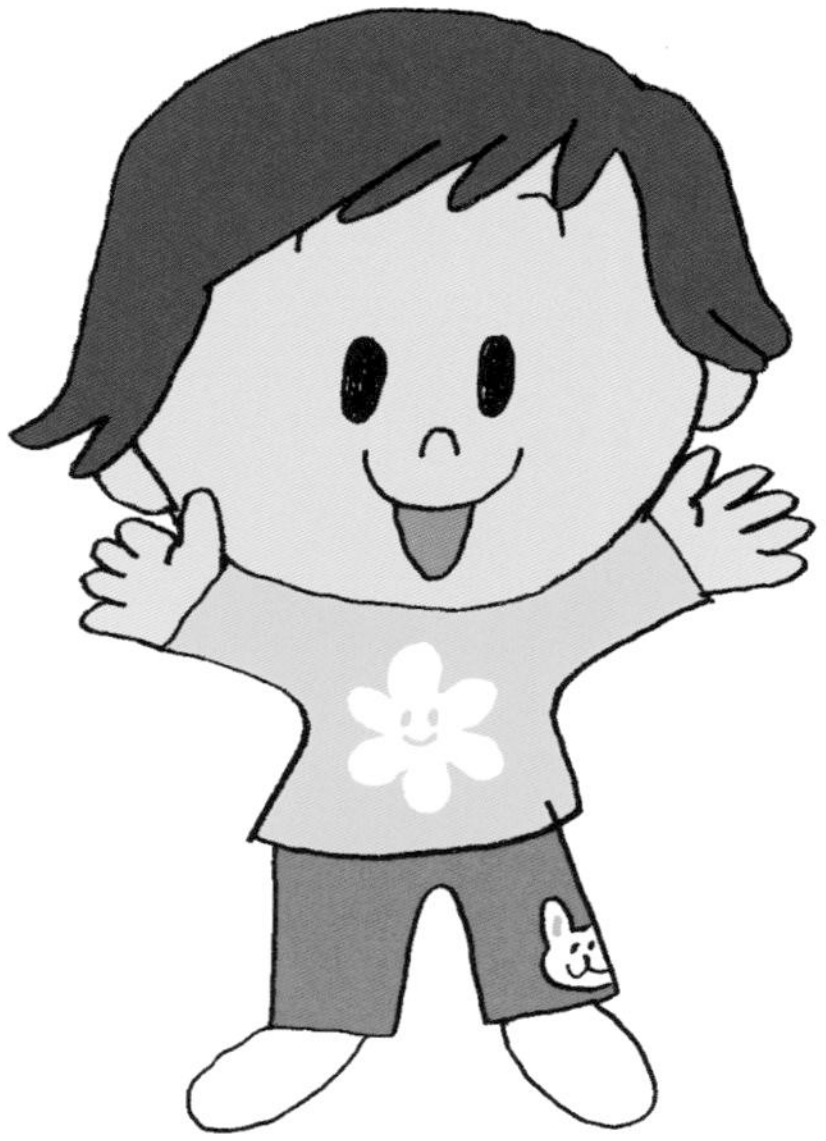

消化能力は？

内臓の機能が未熟なので塩分・脂肪分を控える

自分で食べる力は？

2才になるとスプーンを使ってほぼひとりで食べられる

まる飲みしないようにかめるかたさに調節して「かむ力」を育てましょう

大人と同じようにすりつぶせるようになるのは2才半～3才。それまで咀嚼《そしゃく》は歯ぐきが中心です。

青菜は刻んで、肉や魚はやわらかく加熱したり、とろみをつけたりするなどの工夫が必要です。

味覚が育つ時期なので、さまざまな食材や調理法にトライするのもおすすめ。

イヤイヤ期真っ盛りではありますが、友だちからの影響は少なく、外出先のおやつや食事も親がコントロールできる時期です。塩分や糖分を控え、なるべく薄味をキープしましょう。

箸は、4～5才で使えるようになればよいので、今は焦らずにスプーンの練習を！　少しずつじょうずになるので、意欲を大切に、気長に見守りましょう。

食事タイムに心がけたいこと

遊び食べも、食べこぼしも多いですが、
ほぼ自分で食べられるようになるころです。
大人はじょうずにサポートしましょう。

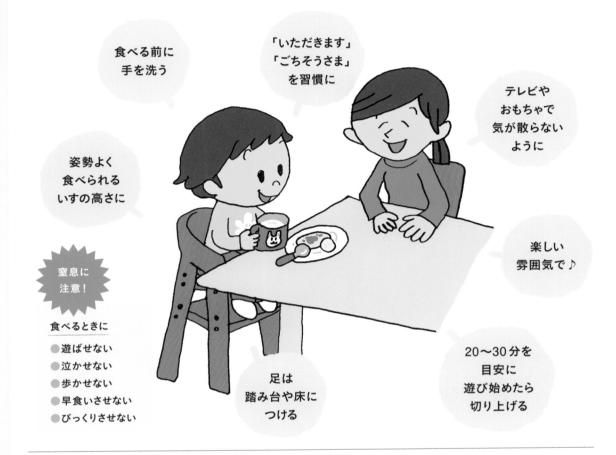

食べる前に
手を洗う

「いただきます」
「ごちそうさま」
を習慣に

テレビや
おもちゃで
気が散らない
ように

姿勢よく
食べられる
いすの高さに

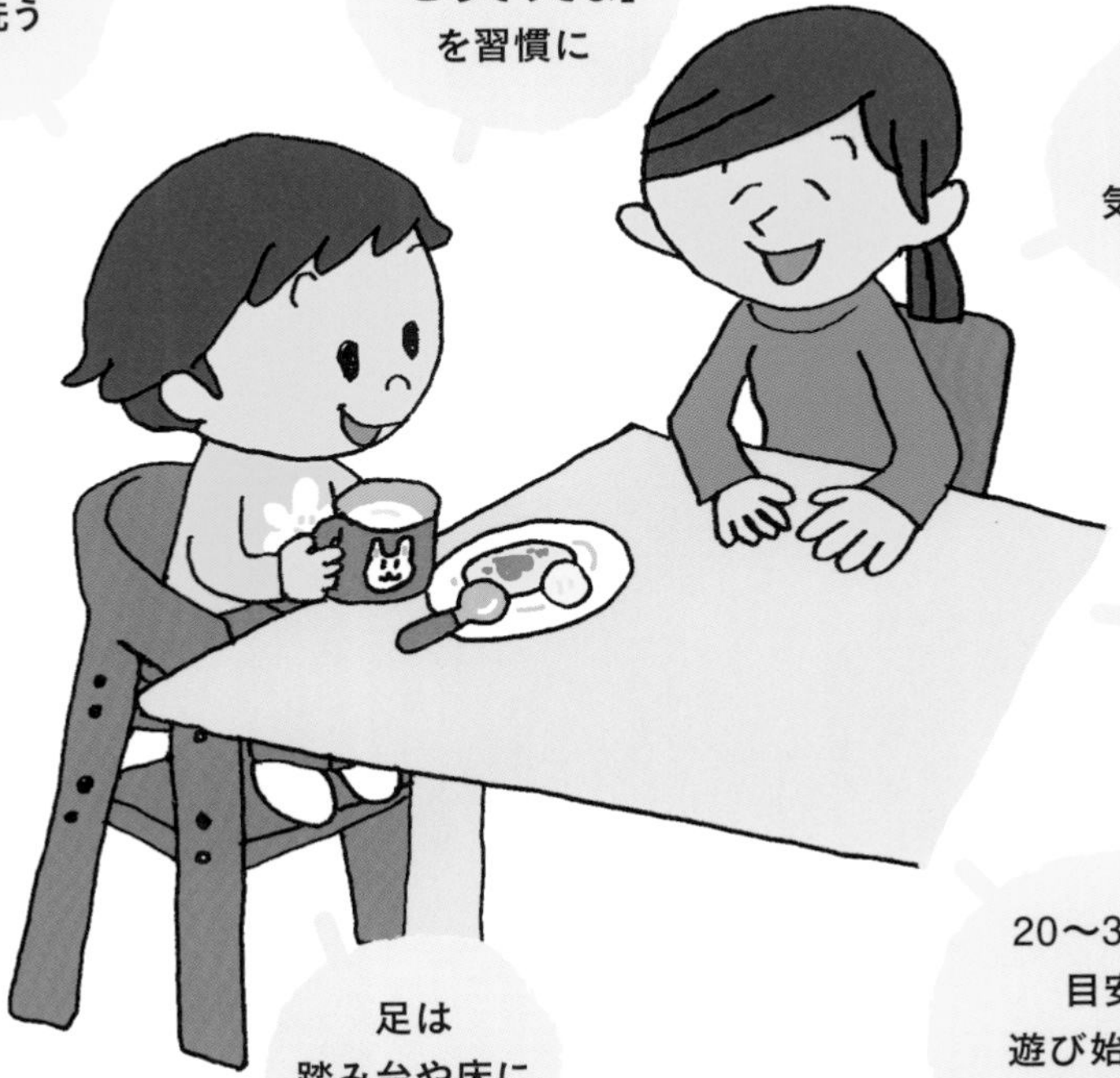

楽しい
雰囲気で♪

窒息に
注意！

食べるときに

- 遊ばせない
- 泣かせない
- 歩かせない
- 早食いさせない
- びっくりさせない

足は
踏み台や床に
つける

20〜30分を
目安に
遊び始めたら
切り上げる

食べる練習！ スプーンの持ち方

1才代は手づかみ食べが多いですが、
2才を過ぎるとスプーン食べも上達します。

フォークは使わなくてもOK

フォークは口の奥に食べ物を入れてしまうため、唇でかたさ・大きさや温度を感知して食べる力が育ちません。スプーンを中心に練習しましょう。

2才半〜3才ごろ

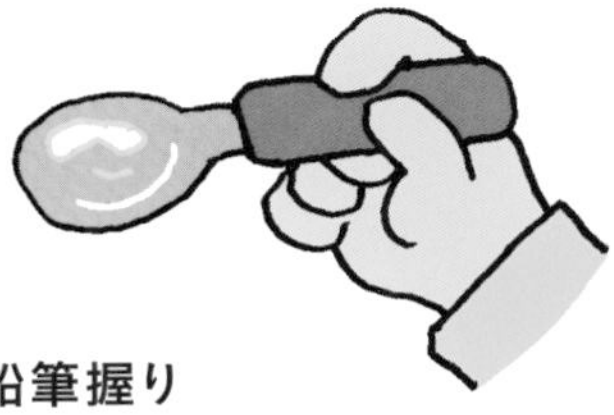

鉛筆握り

クレヨンを鉛筆持ちできるようになると、スプーンも同じ持ち方ができるように。

1才半ごろ

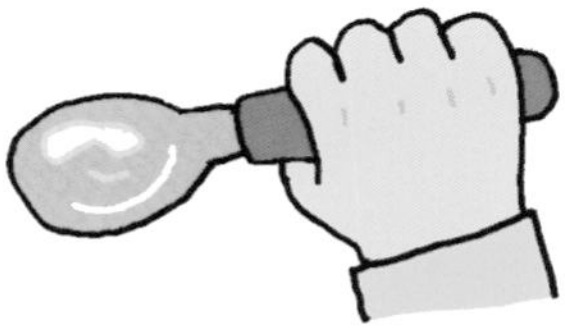

手のひら握り

最初は、手のひら全体で柄の部分をつかんで持ちます。

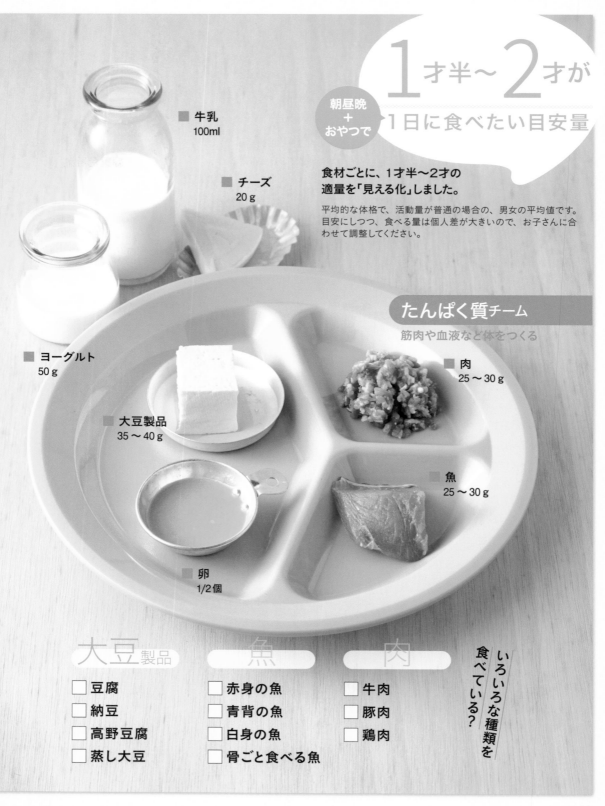

1才半〜2才が 1日に食べたい目安量

朝昼晩＋おやつで

食材ごとに、1才半〜2才の適量を「見える化」しました。

平均的な体格で、活動量が普通の場合の、男女の平均値です。目安にしつつ、食べる量は個人差が大きいので、お子さんに合わせて調整してください。

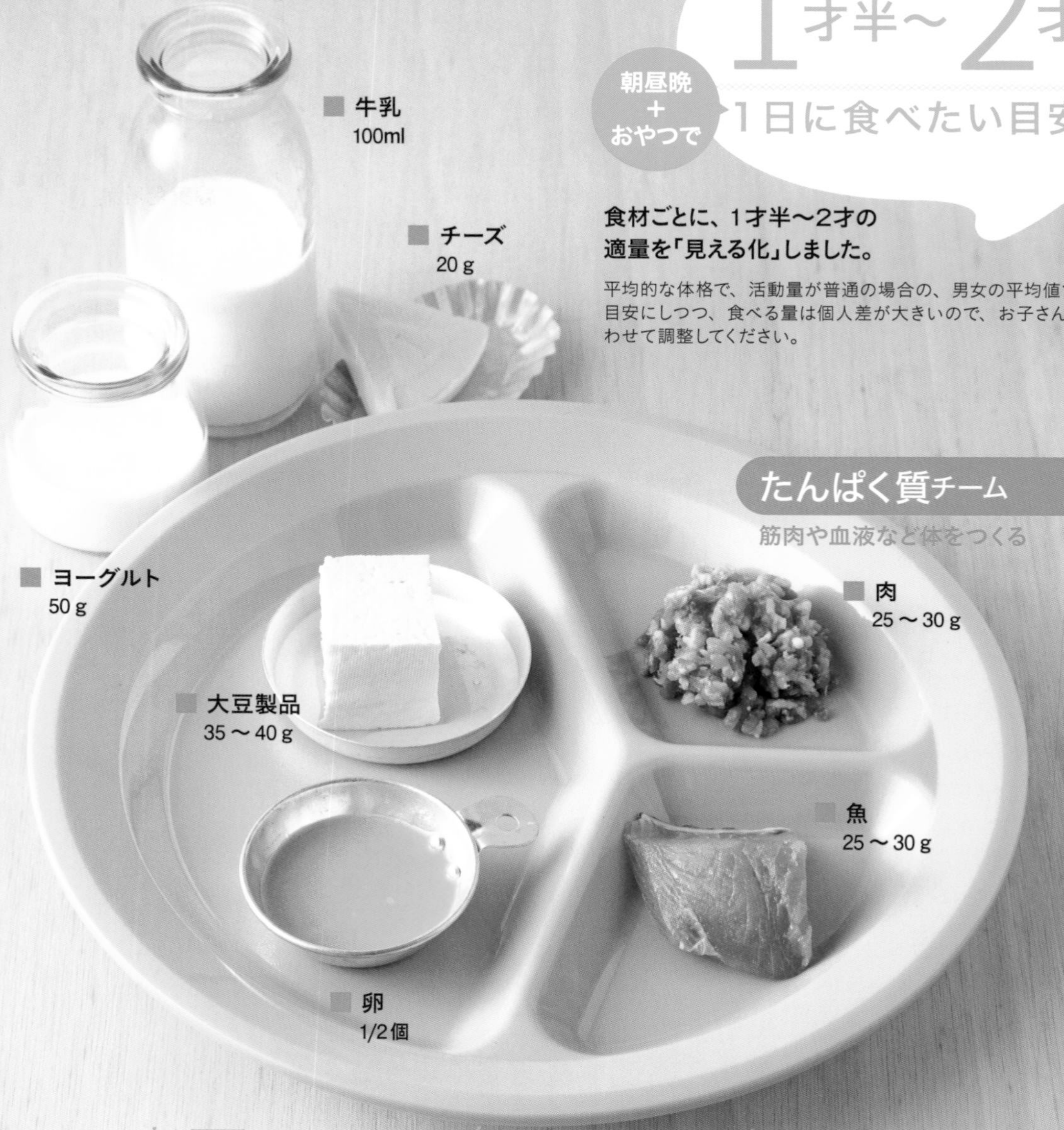

牛乳 100ml
チーズ 20g
ヨーグルト 50g
たんぱく質チーム
筋肉や血液など体をつくる
肉 25〜30g
大豆製品 35〜40g
魚 25〜30g
卵 1/2個

いろいろな種類を食べている？

大豆製品

- □ 豆腐
- □ 納豆
- □ 高野豆腐
- □ 蒸し大豆

魚

- □ 赤身の魚
- □ 青背の魚
- □ 白身の魚
- □ 骨ごと食べる魚

肉

- □ 牛肉
- □ 豚肉
- □ 鶏肉

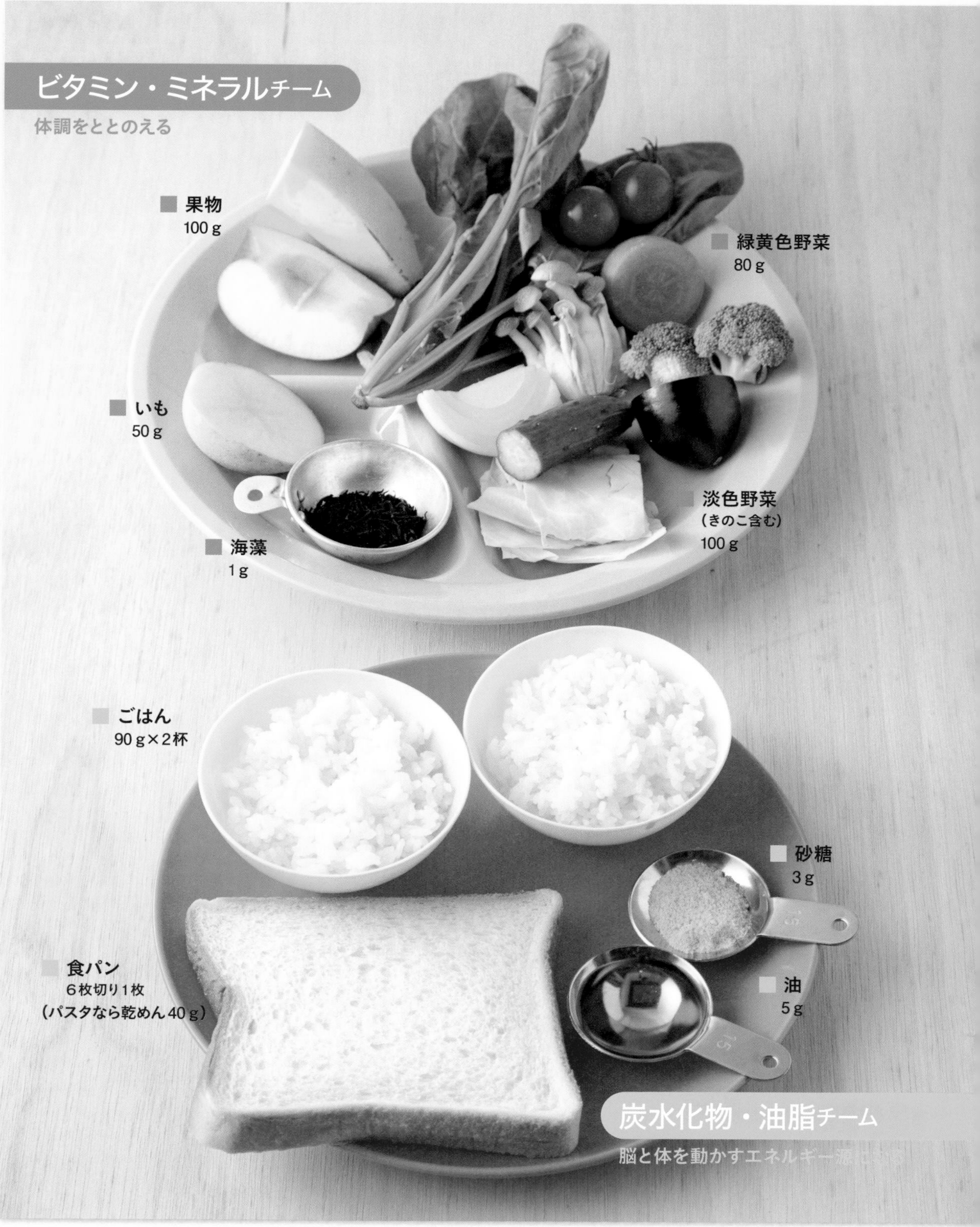
ビタミン・ミネラルチーム
体調をととのえる
果物
100ｇ
緑黄色野菜
80ｇ
いも
50ｇ
淡色野菜
（きのこ含む）
100ｇ
海藻
1ｇ
ごはん
90ｇ×2杯
砂糖
3ｇ
食パン
6枚切り1枚
（パスタなら乾めん40ｇ）
油
5ｇ
炭水化物・油脂チーム
脳と体を動かすエネルギー源になる

1日分の食材を食べきる！ **モデル献立**

1才半〜2才

breakfast

朝食

栄養素の種類がとれる和食にして たんぱく質＆鉄を必ずとる

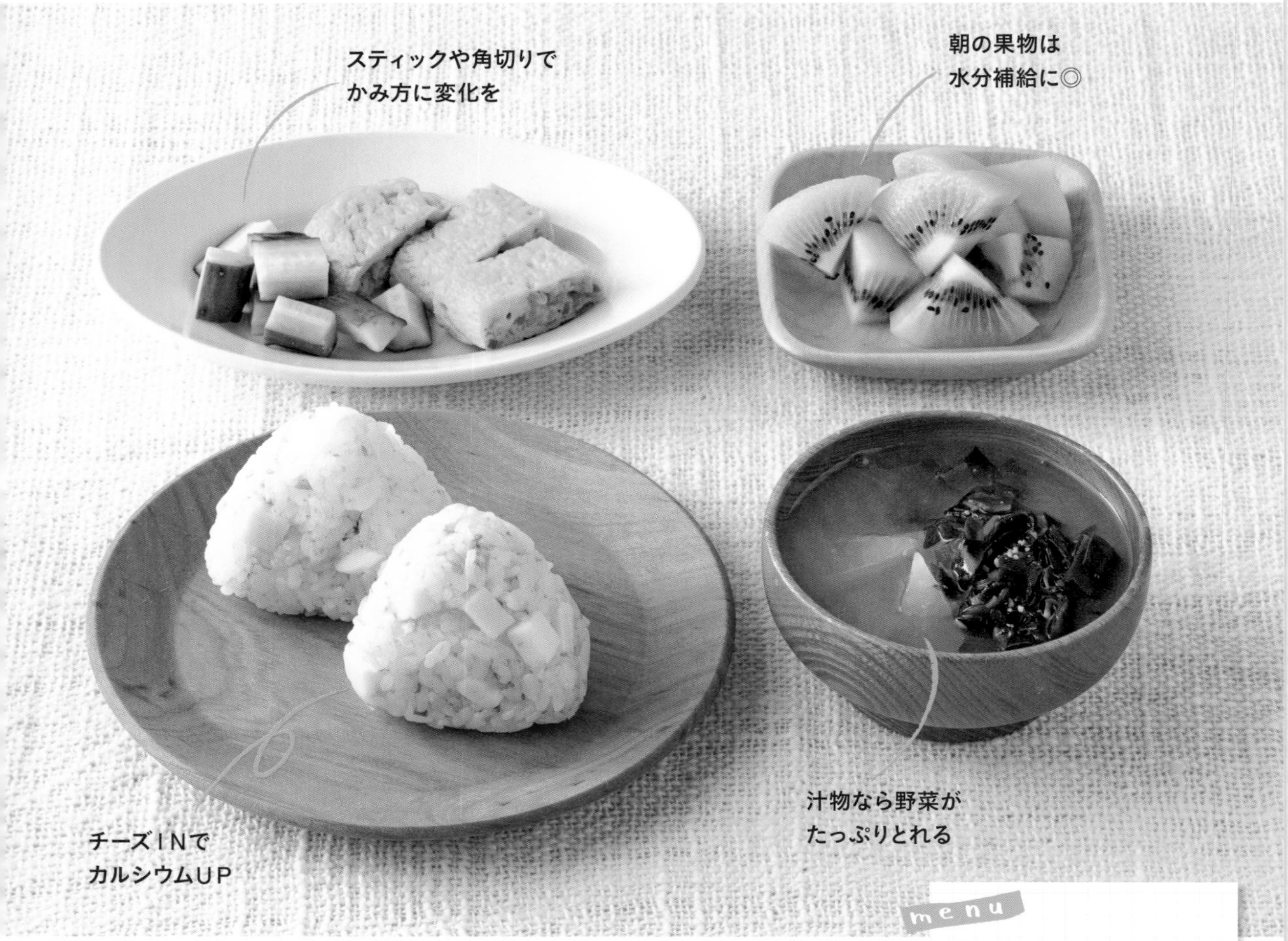

スティックや角切りで
かみ方に変化を
朝の果物は
水分補給に◎
チーズINで
カルシウムUP
汁物なら野菜が
たっぷりとれる

menu

- おかかとチーズのおにぎり
- 切り干し大根入り卵焼き
- カットきゅうり
- 根菜とわかめのみそ汁
- キウイ

Point

忙しいときは おかずが汁物だけ でもOK

朝に何品も作れないときは、かき玉汁や豚汁など、ごはん＋汁物だけでもOK。具をいろいろ入れて、野菜とたんぱく質をとれるようにしましょう。

Point

朝の鉄は重要！ 切り干し大根を 卵焼きに

朝は鉄の吸収率が高い時間帯。貧血を防ぐために、鉄をとれる卵はおすすめです。切り干し大根を刻んで加えれば、さらに鉄の摂取量がふえます。

■炭水化物・油脂チーム　■たんぱく質チーム　■ビタミン・ミネラルチーム

lunch

昼食

脳を育む魚は、できれば毎日！ パスタは具だくさんに

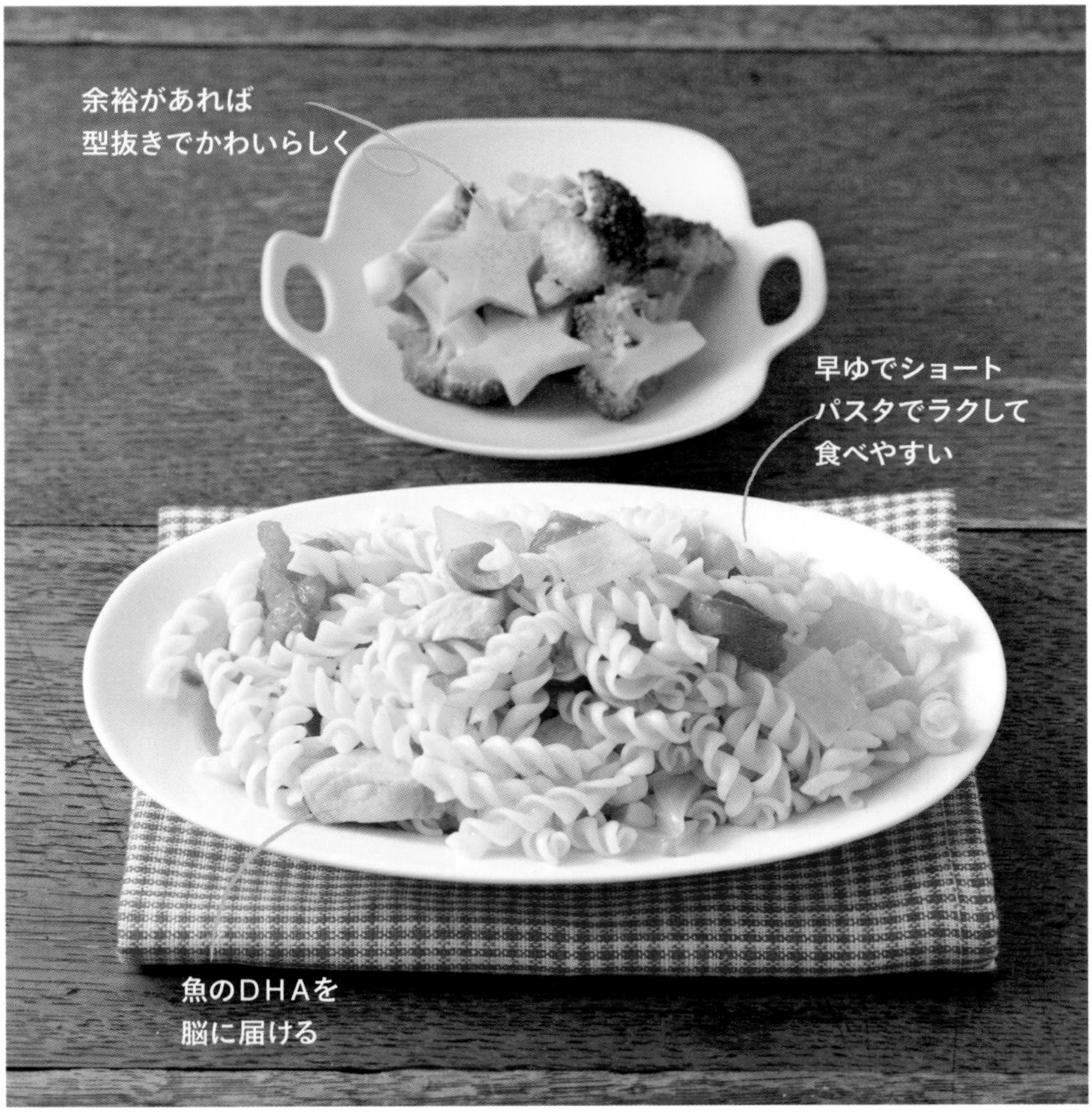
余裕があれば
型抜きでかわいらしく
早ゆでショート
パスタでラクして
食べやすい
魚のDHAを
脳に届ける

Point

1日1食は メリハリをつけて めん or パンでも

3食がごはんだと飽きてしまうため、1食はめんやパンにするなどメリハリも大事。めんは炭水化物が多めに偏りがちなので、具だくさんにしましょう。

menu

- 鮭とトマトのパスタ
- 温野菜サラダ

おやつ

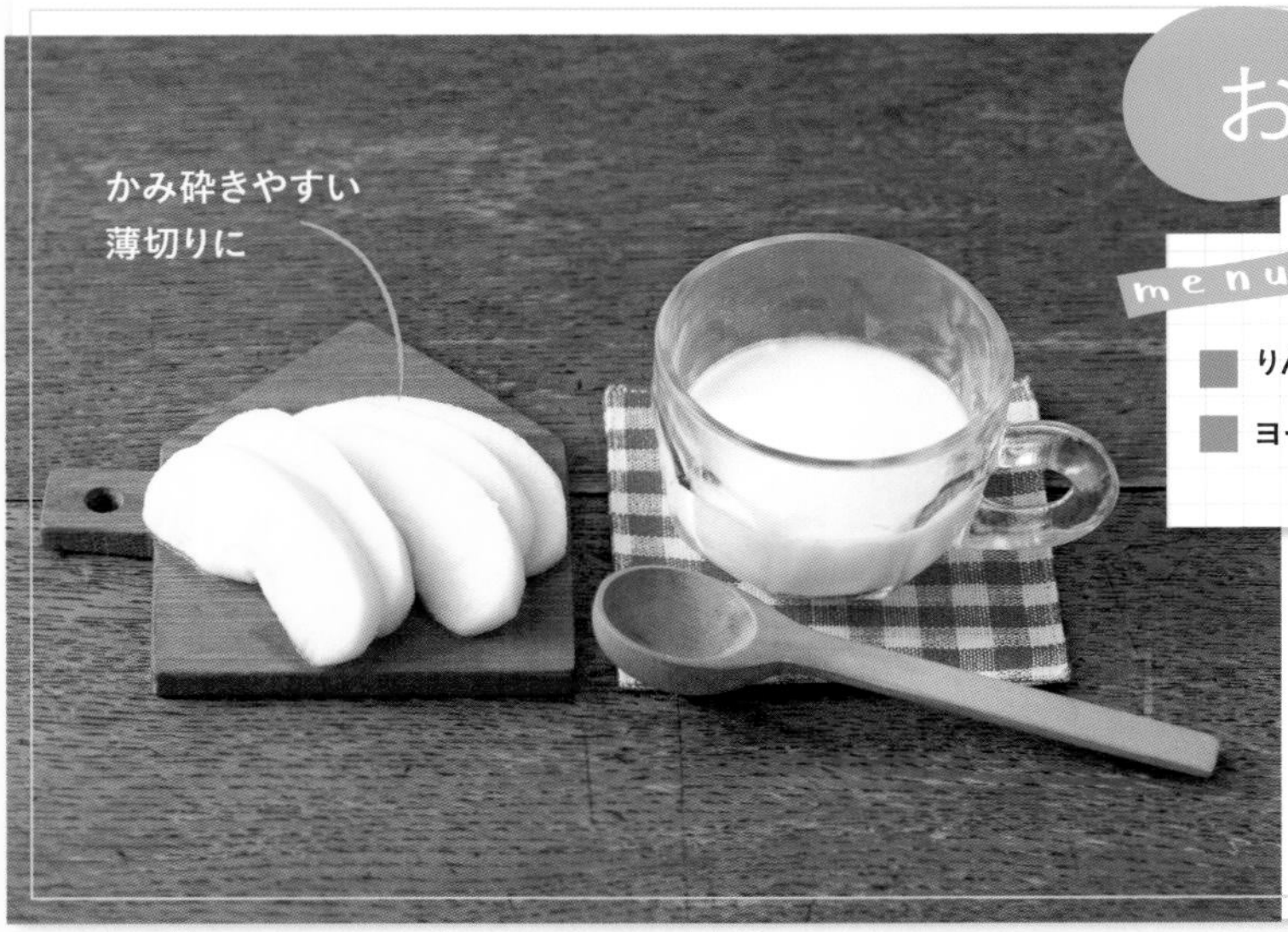
かみ砕きやすい
薄切りに

menu

- りんご
- ヨーグルト

Point

果物や乳製品は 手軽なおやつ

果物50g（りんご1/6個）で、ビタミンを補給。乳製品は、牛乳でおなかがゆるむ子には、乳糖が分解されているヨーグルトがおすすめです。

dinner

夕食

洋風メニューにするときは油脂が多くならないように工夫を

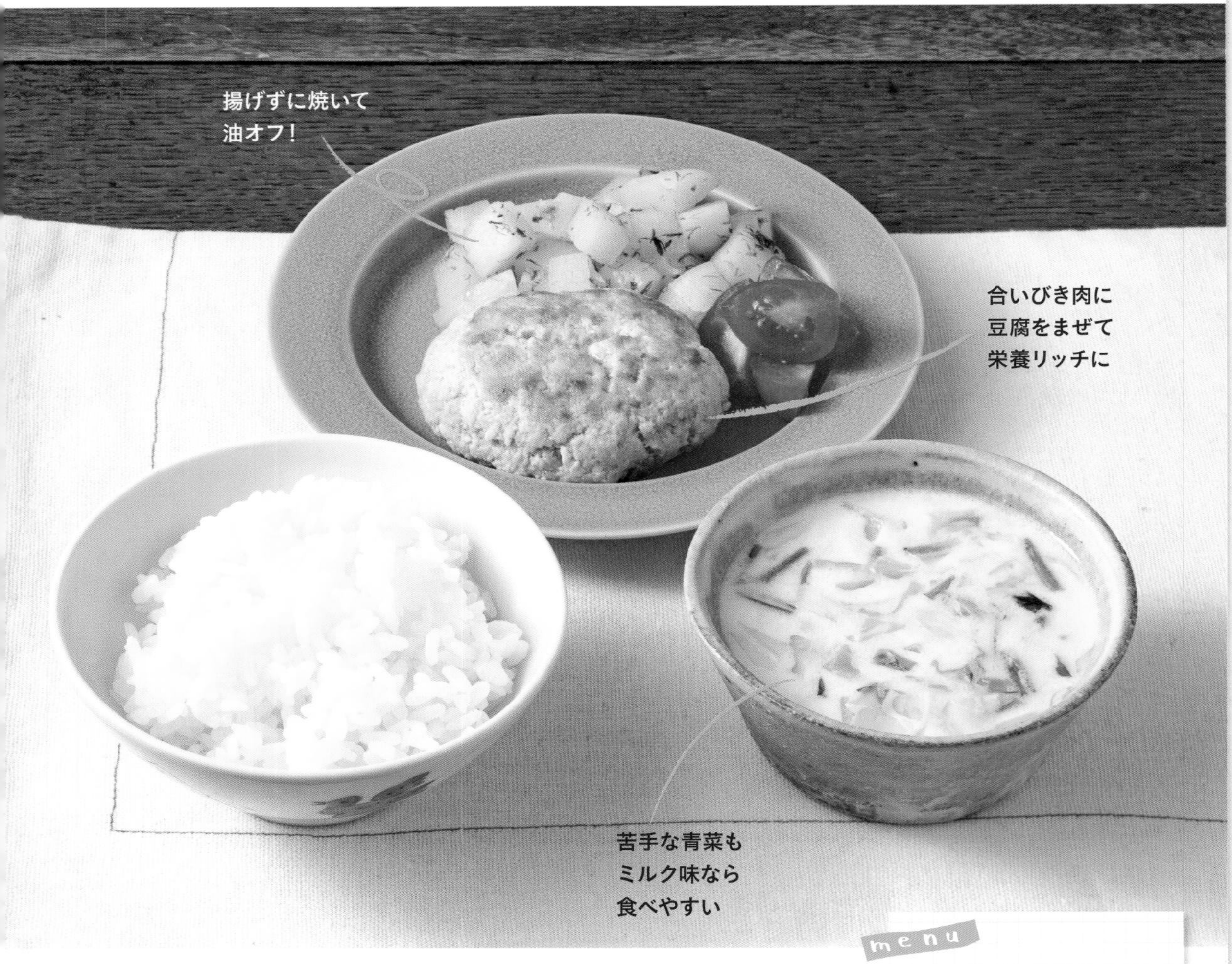

揚げずに焼いて
油オフ！
合いびき肉に
豆腐をまぜて
栄養リッチに
苦手な青菜も
ミルク味なら
食べやすい

Point
子どもの分は濃い味をつける前に取り分け

ハンバーグやスープは、大人が濃い味にする場合は、先に子ども分をとり分けましょう。ポテトも香ばしく焼けば、塩少々でおいしく仕上がります。

Point
なるべく朝・昼にとっていないたんぱく質源を

毎食に肉、魚、大豆製品、卵、乳製品（36ページ）のどれかをとりましょう。ここでは、朝・昼、おやつで食べていない肉と豆腐を使ったハンバーグに。

menu

- ごはん
- 豆腐入りハンバーグ
- ノンフライポテト
- ミニトマト
- 野菜のミルクスープ

幼児食の前半 ゆっちゃんの今日のごはん

@momohosokawa でも大人気！ 参考にするママ続出！
細川モモさんがリアルに作った幼児食・前半を紹介します。

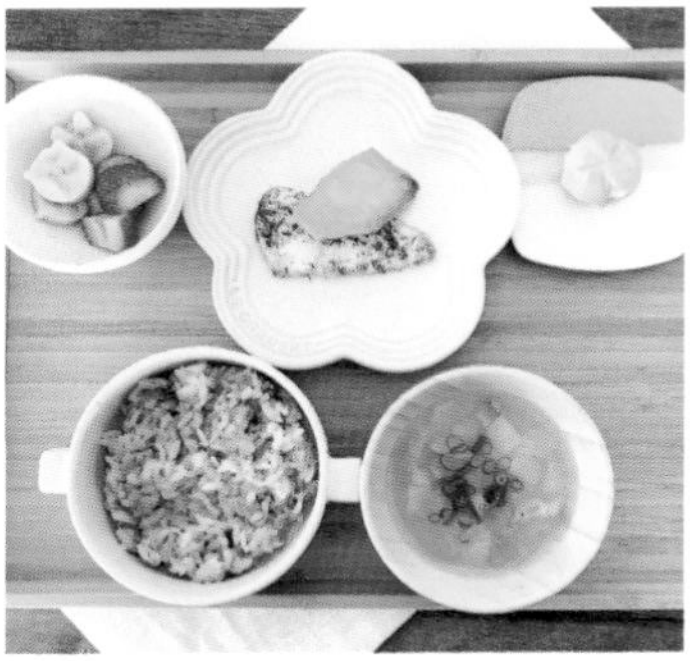

1才7カ月

□ 魚のソテー
□ さつまいもとチーズの茶巾
□ 納豆チャーハン
□ 根菜のみそ汁
□ バナナ&いちご

茶巾はおべんとうにも便利。離乳食用のフリージングトレーでストックしておき、常備菜に。

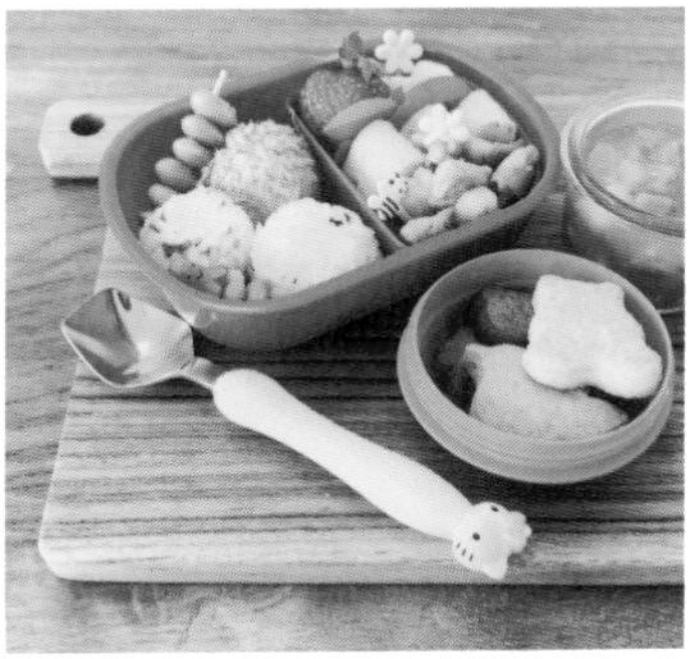

1才6カ月

□ 鶏肉のマーマレード煮
□ だし巻き卵
□ 里いもの煮っころがし
□ 枝豆
□ 3種のおにぎり
□ 根菜のみそ汁
□ いちご

三姉妹それぞれの家族とじぃじと、大家族でお花見を楽しんだ土曜日。手作りクッキーはじぃじに (^^)

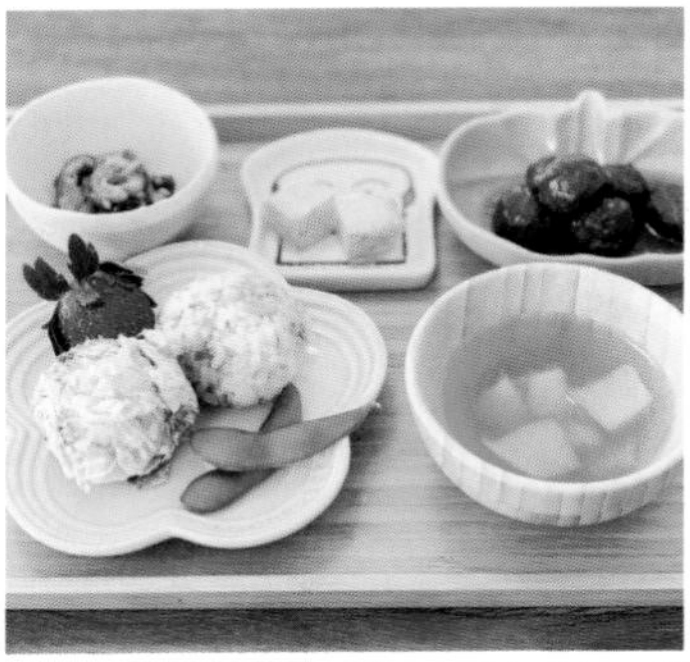

2才2カ月

□ ミートボール
□ チーズ入り卵焼き
□ きゅうりとツナとわかめのあえ物
□ 枝豆
□ おぼろこぶおにぎりとおかかおにぎり
□ 根菜のみそ汁
□ いちご

忙しい朝は、自分で食べてくれるおにぎりがラク。

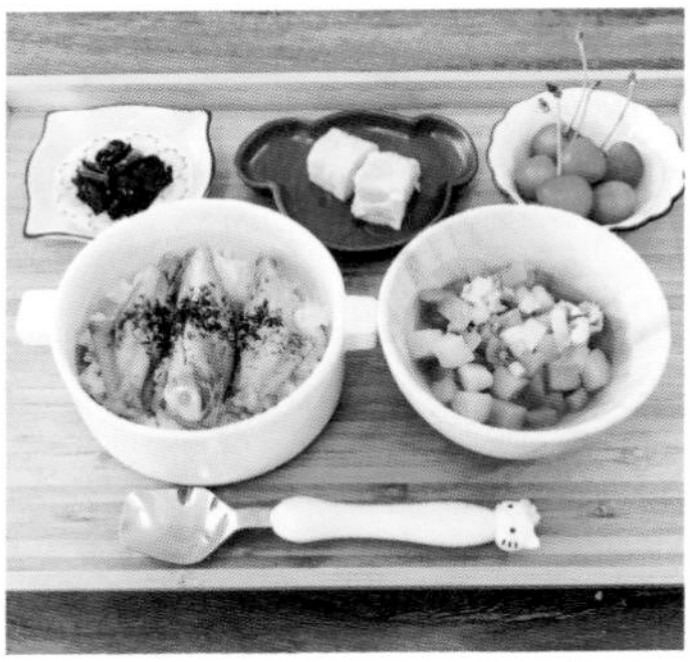

1才8カ月

□ 肉じゃが
□ 切り干し大根入り卵焼き
□ 小松菜のごまあえ
□ 鶏スペアリブの照り焼き丼
□ さくらんぼ

鶏スペアリブは、消化の悪い脂身をとり除く（3才ごろまで）と可食部は少なくなりますが、ゆっちゃんが大好きなレシピ♡

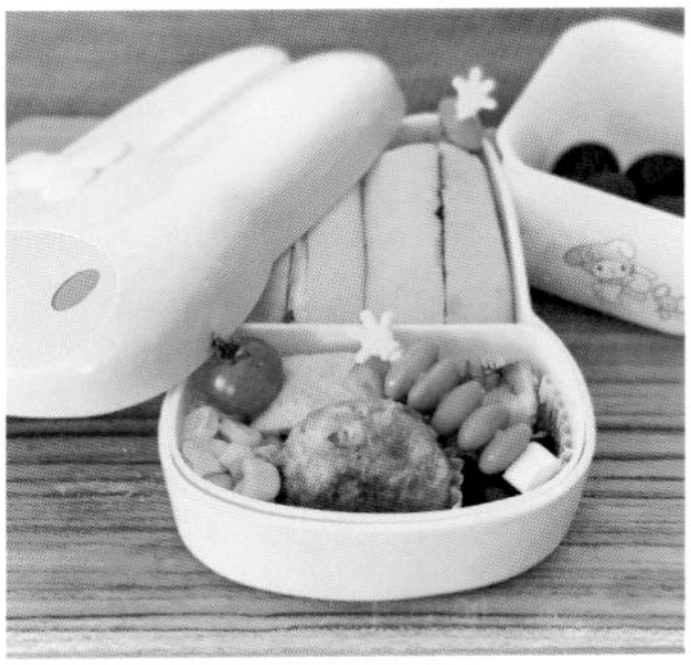

2才5カ月

□ 米粉のサンドイッチ（無添加ハムチーズ／黒ごま）
□ 一口ハンバーグ
□ 切り干し大根入り卵焼き
□ どんこしいたけのソテー
□ 枝豆チーズ
□ バターコーンいため
□ ミニトマト
□ ぶどう

おべんとう大好きなゆっちゃん。「パンがいい」とリクエストされたので、パンべんとうに。

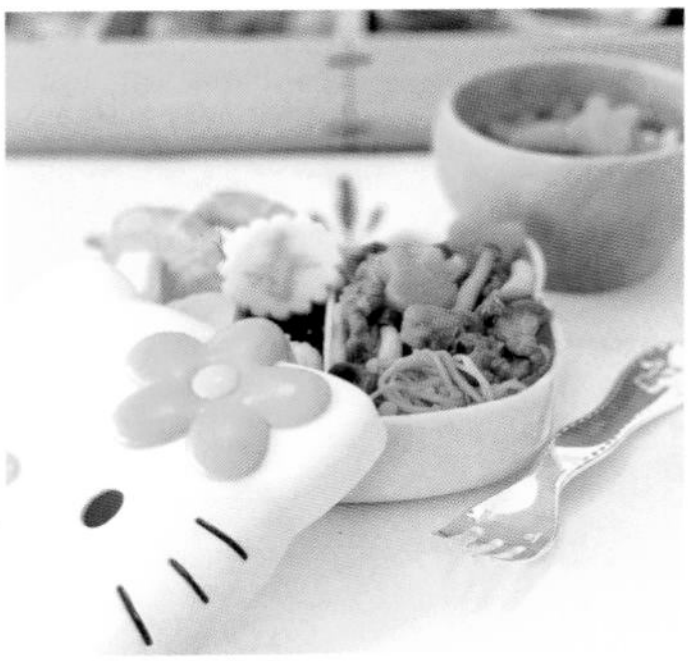

2才3カ月

□ 蒸しえび
□ かまぼこ
□ だし巻き卵
□ 黒豆
□ すき焼き丼
□ おぞう煮

子どもおせち献立。おぞう煮もおせち料理もパクパク食べました。

※枝豆はかみ砕く力や飲み込む力が弱い子どもが食べると、のどに詰まらせたり、気管に入ったりすることがあるので注意してください。

3才～5才の幼児食のポイント

お菓子の食べすぎに要注意！

活発に動くようになると必要な栄養素もふえる

5才
身長 108cm
体重 18kg

4才
身長 102cm
体重 16kg

3才
身長 95cm
体重 14kg

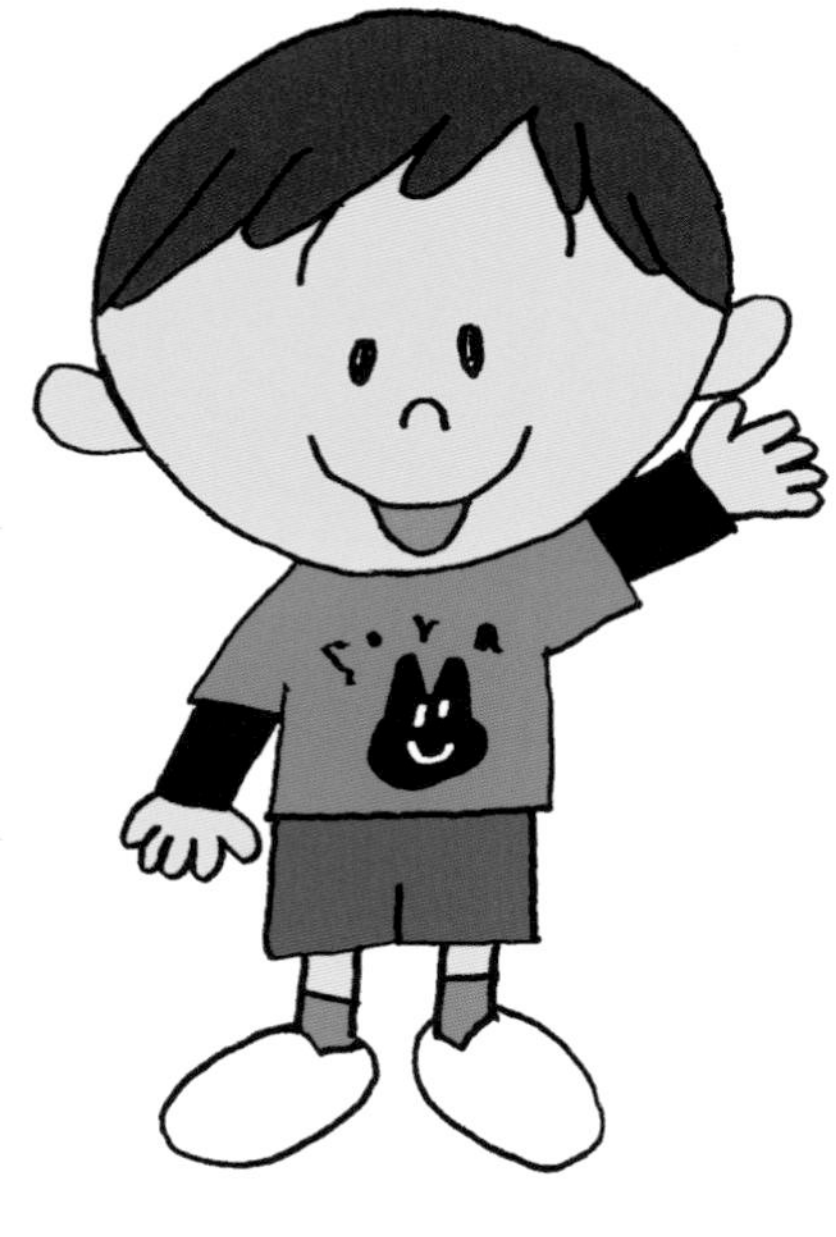

かむ力は？

乳歯で安定してかめるようになるけれど、6才で歯並びに変化が

6才ごろ
奥歯（第１大臼歯）が生える

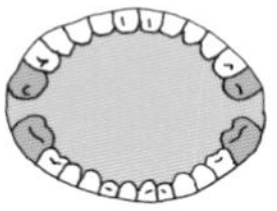

6才ごろ
下の前歯が永久歯に生えかわる

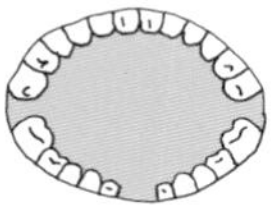

消化能力は？

大人に近づくものの8才までは薄味が理想的！

自分で食べる力は？

スプーン食べがスムーズになってから箸の練習を

栄養が偏らないように食事＋おやつを。言葉かけも大事！

３才ごろ乳歯が生えそろっても、大人よりはかむ力が弱く、内臓の機能も未熟です。かたさや味つけのステップアップは少しずつ。

友だちと遊ぶ機会がふえるとお菓子の量もふえますが、食べすぎないように親が注意して！　活動量がふえても、胃が小さくて一度にたくさん食べられないため、おやつは栄養を補うものを心がけてください。

言葉でコミュニケーションがとれるようになるので、「お魚を食べると頭がよくなるよ」など、栄養のことも楽しく伝えて、いろいろな食材にトライしましょう。

箸の練習は、早すぎると変な持ち方のクセがつきやすいです。クレヨンなどを鉛筆持ちできるようになる、３才以降でかまいません。

食事タイムに心がけたいこと

野菜をちぎったり、箸を並べたりする
お手伝いは“食”に関心を持つきっかけに。
食事中にもコミュニケーションをとりましょう。

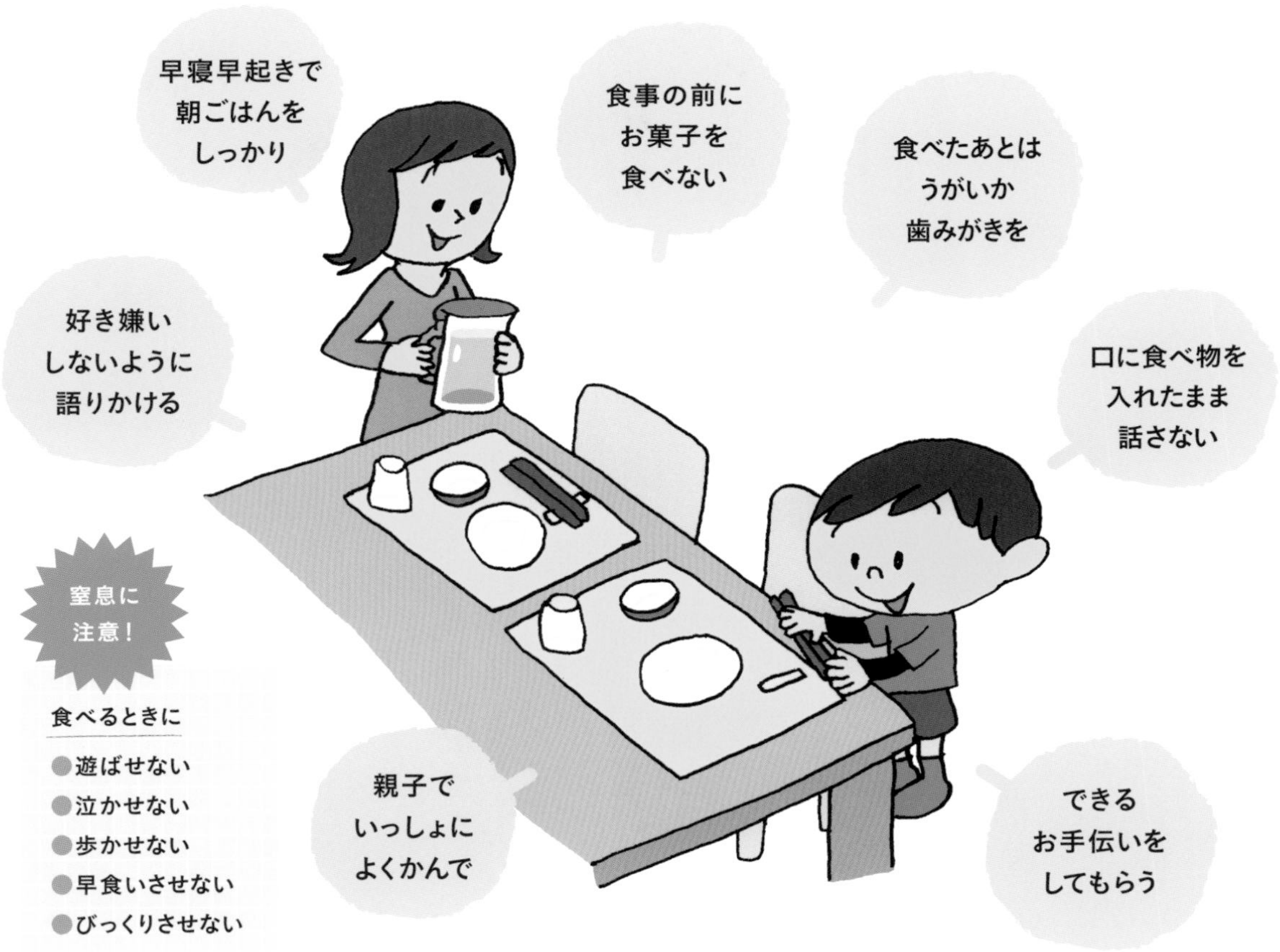
早寝早起きで
朝ごはんを
しっかり
食事の前に
お菓子を
食べない
食べたあとは
うがいか
歯みがきを
好き嫌い
しないように
語りかける
口に食べ物を
入れたまま
話さない
親子で
いっしょに
よくかんで
できる
お手伝いを
してもらう

窒息に注意！

食べるときに

- 遊ばせない
- 泣かせない
- 歩かせない
- 早食いさせない
- びっくりさせない

食べる練習！ 箸の持ち方

小学校の給食では箸を使うため、
入学までに練習してマスターしましょう。

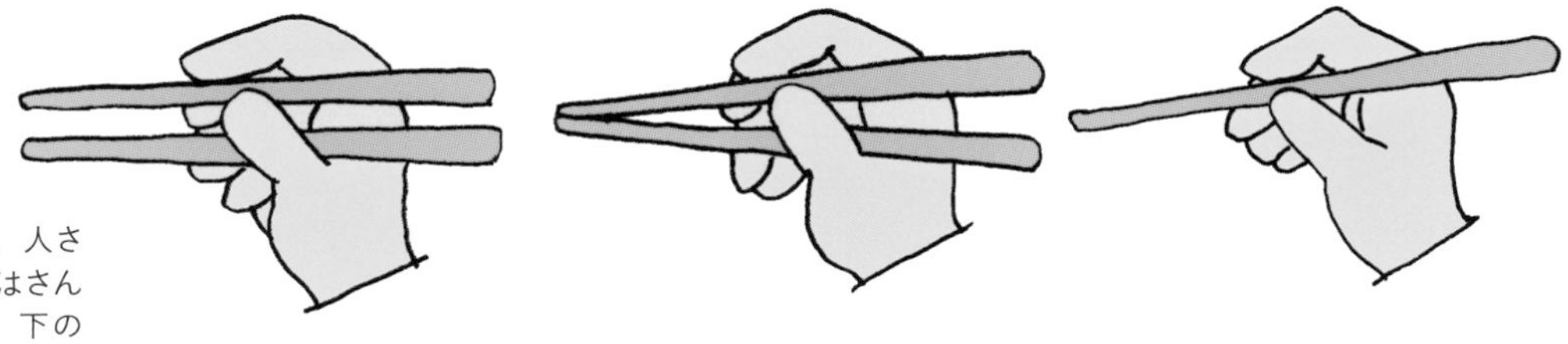

1 鉛筆のように1本持つ

2 もう1本は親指のつけ根と薬指の先ではさむ

3 上の箸だけを動かす

上の箸だけを、人さし指と中指ではさんで動かします。下の箸は固定したまま、動かしません。

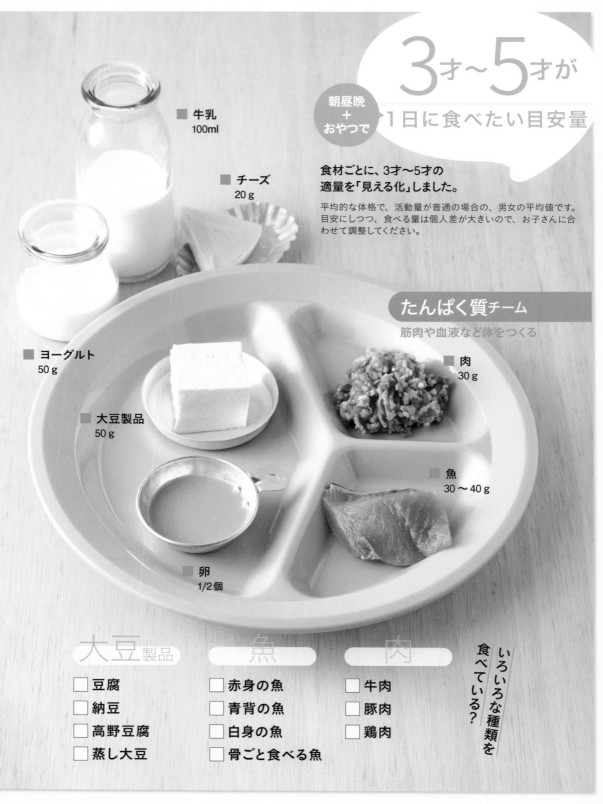

3才～5才が 1日に食べたい目安量

朝昼晩＋おやつで

食材ごとに、3才～5才の適量を「見える化」しました。

平均的な体格で、活動量が普通の場合の、男女の平均値です。目安にしつつ、食べる量は個人差が大きいので、お子さんに合わせて調整してください。

たんぱく質チーム

筋肉や血液など体をつくる

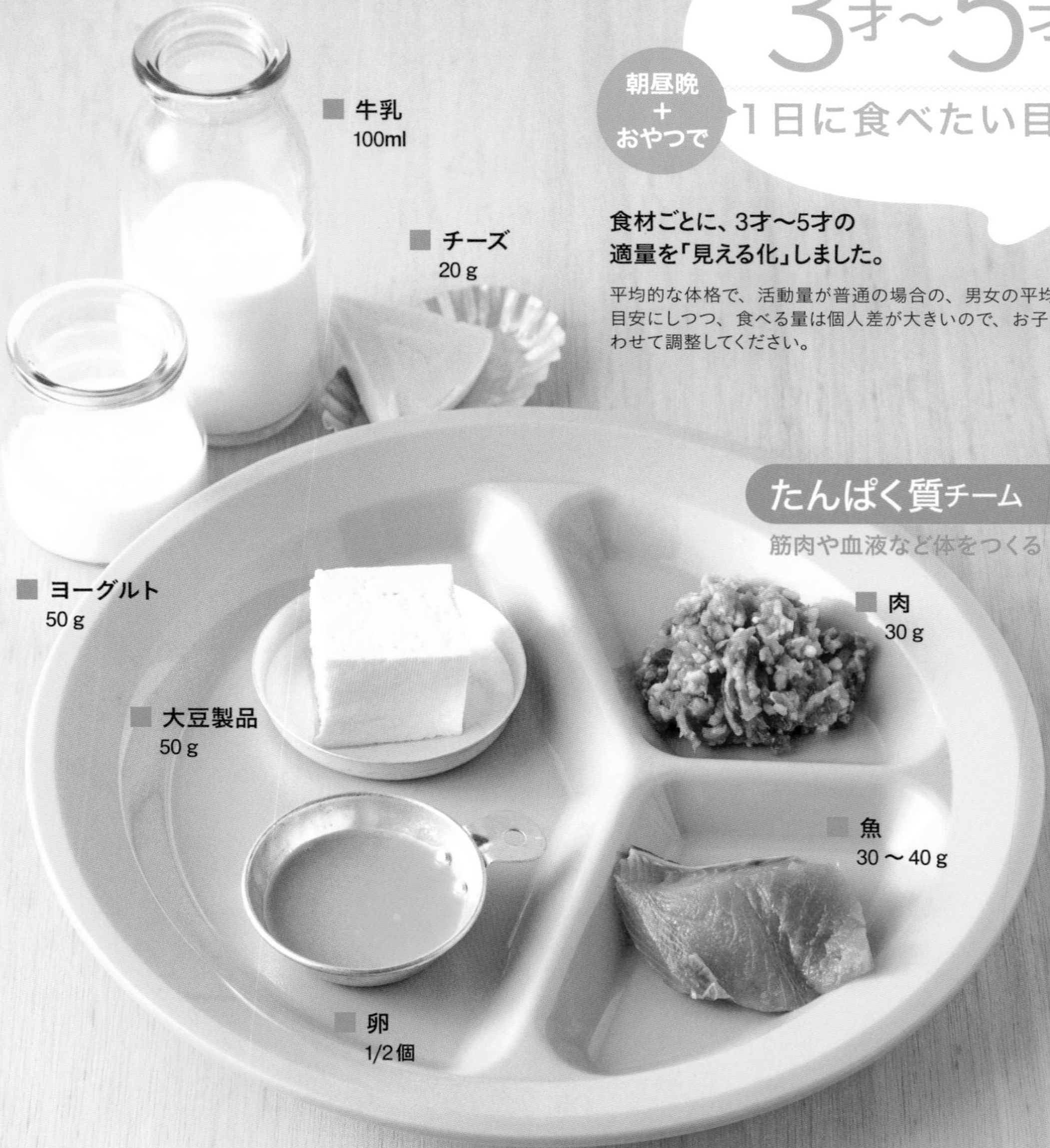

牛乳 100ml
チーズ 20 g
ヨーグルト 50 g
大豆製品 50 g
肉 30 g
魚 30 ～ 40 g
卵 1/2個

いろいろな種類を食べている？

大豆製品

- □ 豆腐
- □ 納豆
- □ 高野豆腐
- □ 蒸し大豆

魚

- □ 赤身の魚
- □ 青背の魚
- □ 白身の魚
- □ 骨ごと食べる魚

肉

- □ 牛肉
- □ 豚肉
- □ 鶏肉

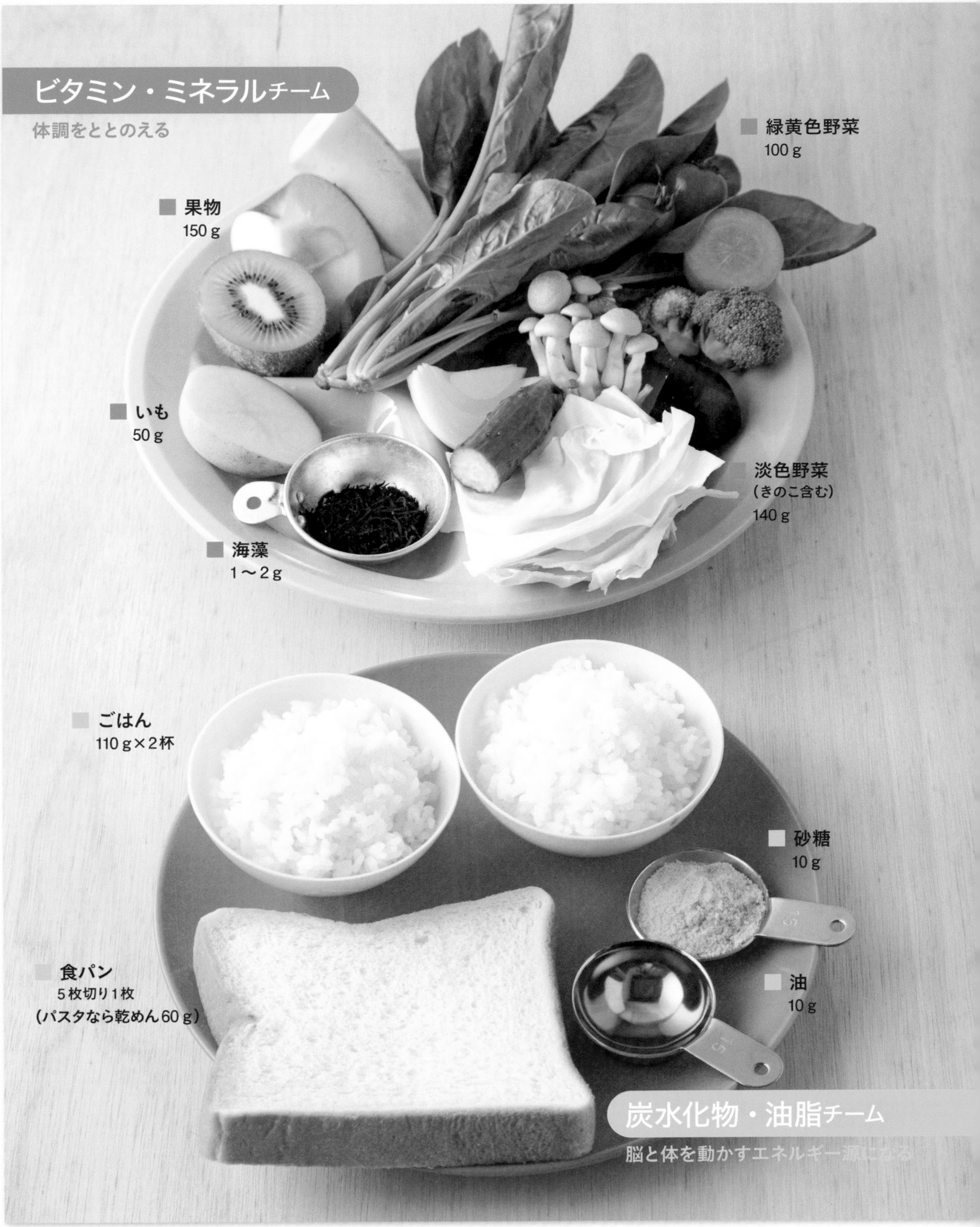
ビタミン・ミネラルチーム
体調をととのえる
緑黄色野菜
100 g
果物
150 g
いも
50 g
淡色野菜
（きのこ含む）
140 g
海藻
1〜2 g
ごはん
110 g×２杯
砂糖
10 g
食パン
５枚切り１枚
（パスタなら乾めん60 g）
油
10 g
炭水化物・油脂チーム
脳と体を動かすエネルギー源になる

1日分の食材を食べきる！ モデル献立

3才〜5才

breakfast

朝食

**パン食は水分が不足しがちなので
スープや果物で補いましょう**

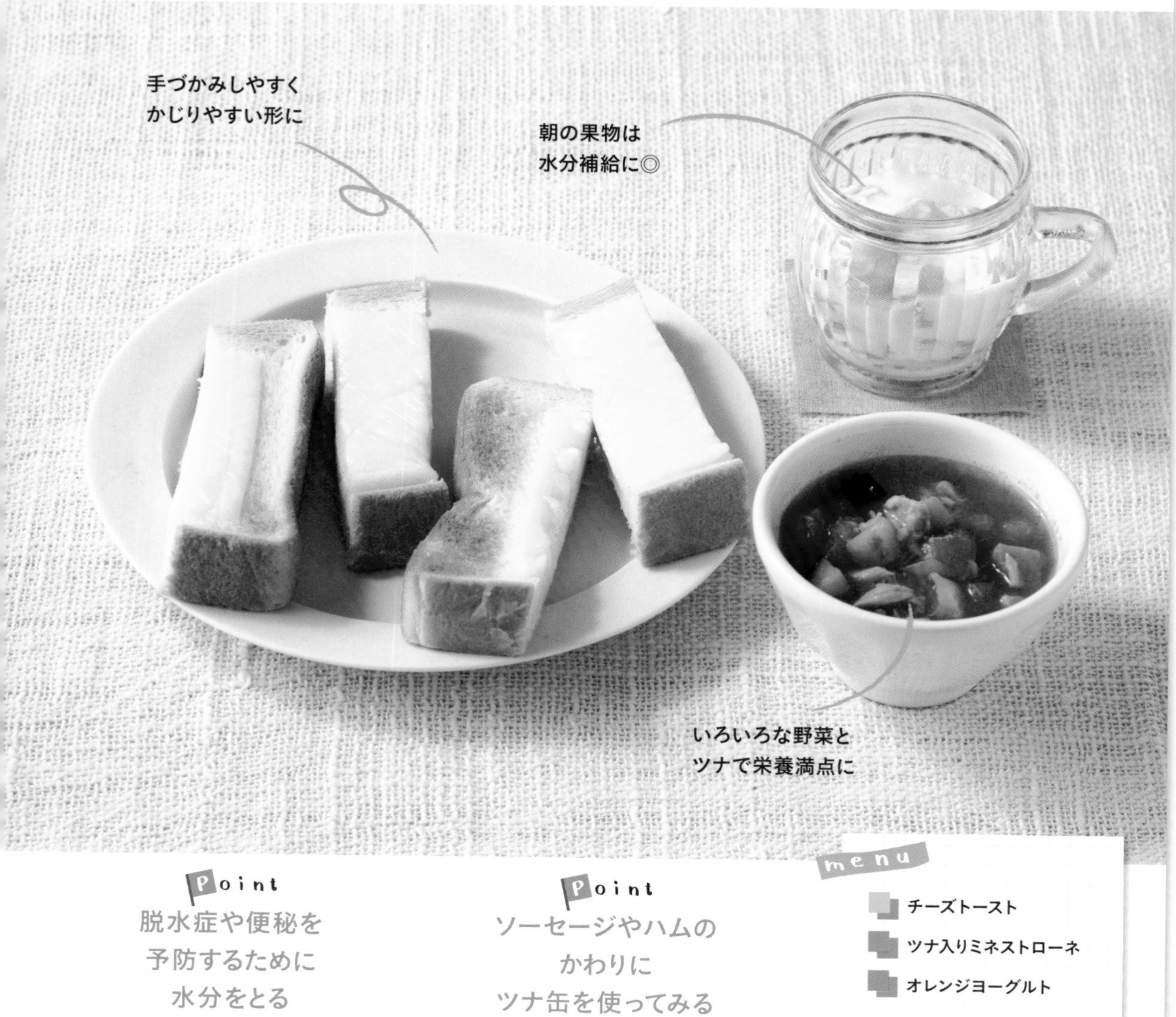

手づかみしやすく
かじりやすい形に
朝の果物は
水分補給に◎
いろいろな野菜と
ツナで栄養満点に

Point

脱水症や便秘を予防するために水分をとる

主食をパンにすると、ごはんのときより水分が少なくなることが注意点。野菜たっぷりのスープ、牛乳やヨーグルト、果物など、食事から水分をとれると◎。

Point

ソーセージやハムのかわりにツナ缶を使ってみる

ソーセージやハムなどの加工肉は、食品添加物のとりすぎが心配です。ツナ缶にかえると、たんぱく質に加え、魚のDHAや鉄も補給できます。

menu

- チーズトースト
- ツナ入りミネストローネ
- オレンジヨーグルト

■炭水化物・油脂チーム　■たんぱく質チーム　■ビタミン・ミネラルチーム

lunch

昼食

おべんとうは 主食3：主菜1：副菜2の割合で

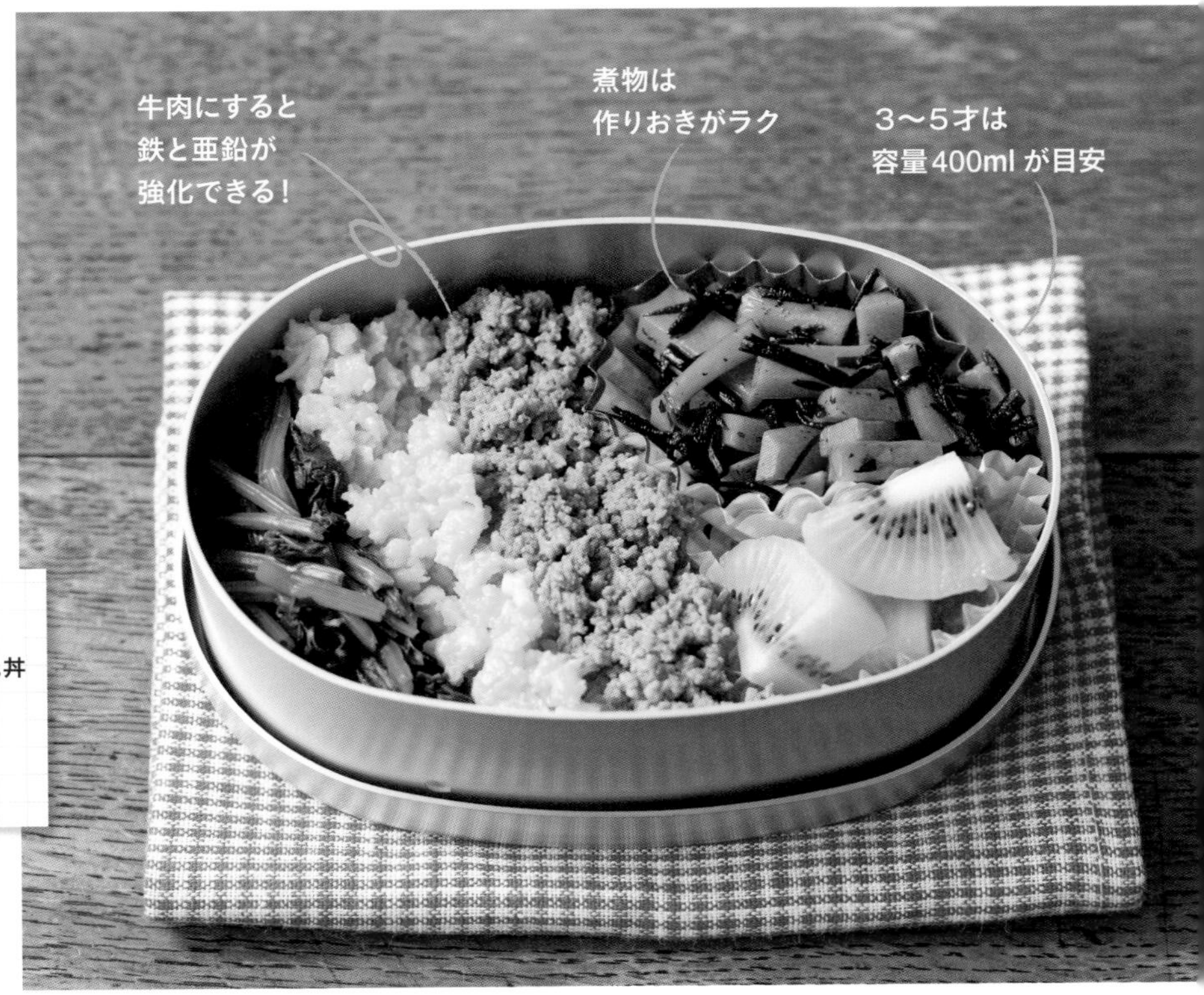
牛肉にすると
鉄と亜鉛が
強化できる！
煮物は
作りおきがラク
3〜5才は
容量400ml が目安

Point

最初のうちは 好きなおかずで 食べきれる量を

入園したてのころは、慣れない環境で食べることに緊張するもの。好きなおかずにして、「完食できた！」という自信を持たせてあげましょう。

menu

- 牛そぼろと卵と青菜の３色丼
- ひじきの煮物
- キウイ

おやつ

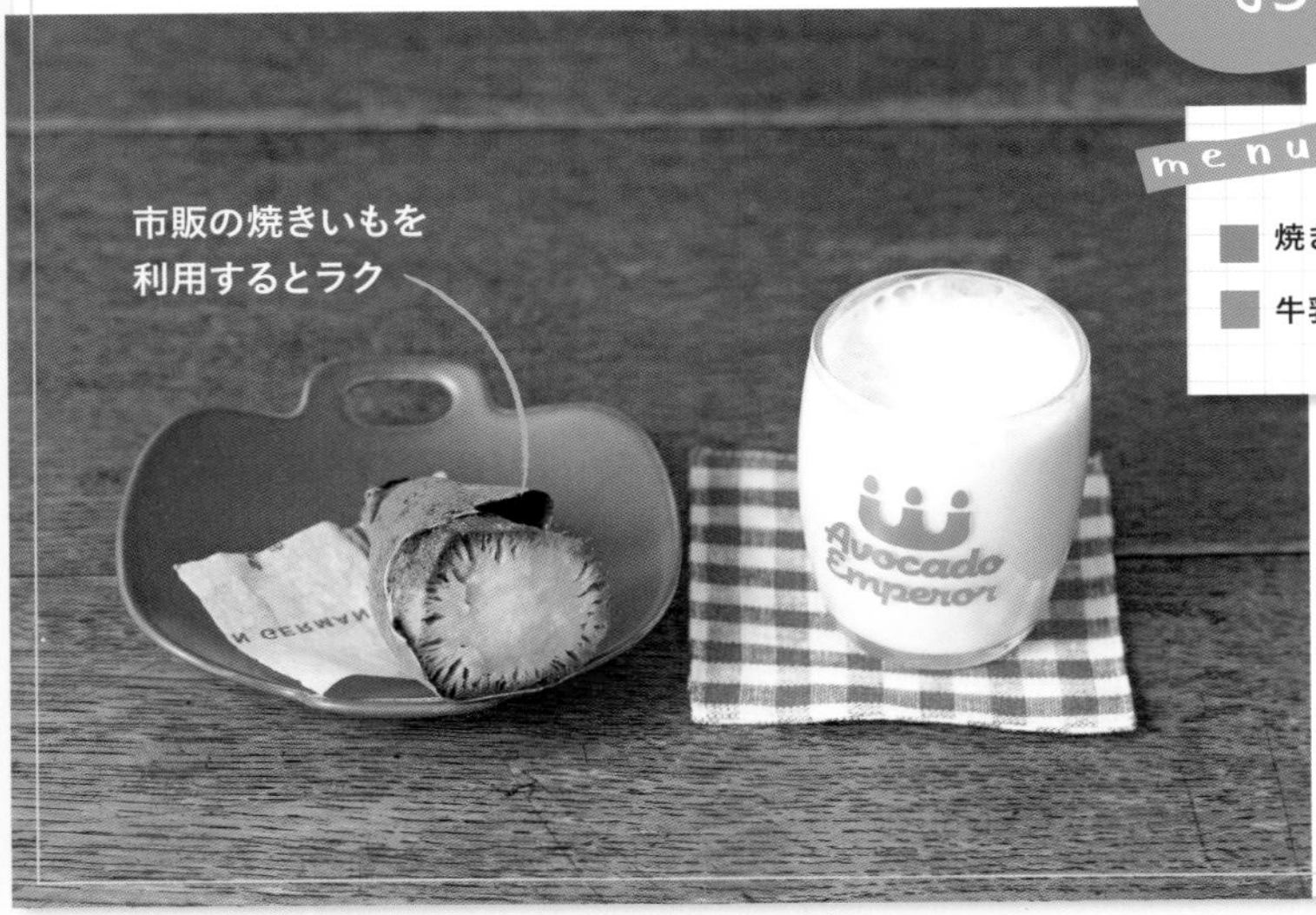
市販の焼きいもを
利用するとラク
Avocado Emperor

menu

- 焼きいも
- 牛乳

Point

いもはビタミンC 補給にもおすすめ

いも類はエネルギー補給になり、加熱しても壊れにくいビタミンCを多く含む点でも優秀！ 干しいもは携帯できて手軽なので、おすすめです。

dinner

夕食

大人といっしょに一汁三菜！
栄養素が豊かな和の献立に

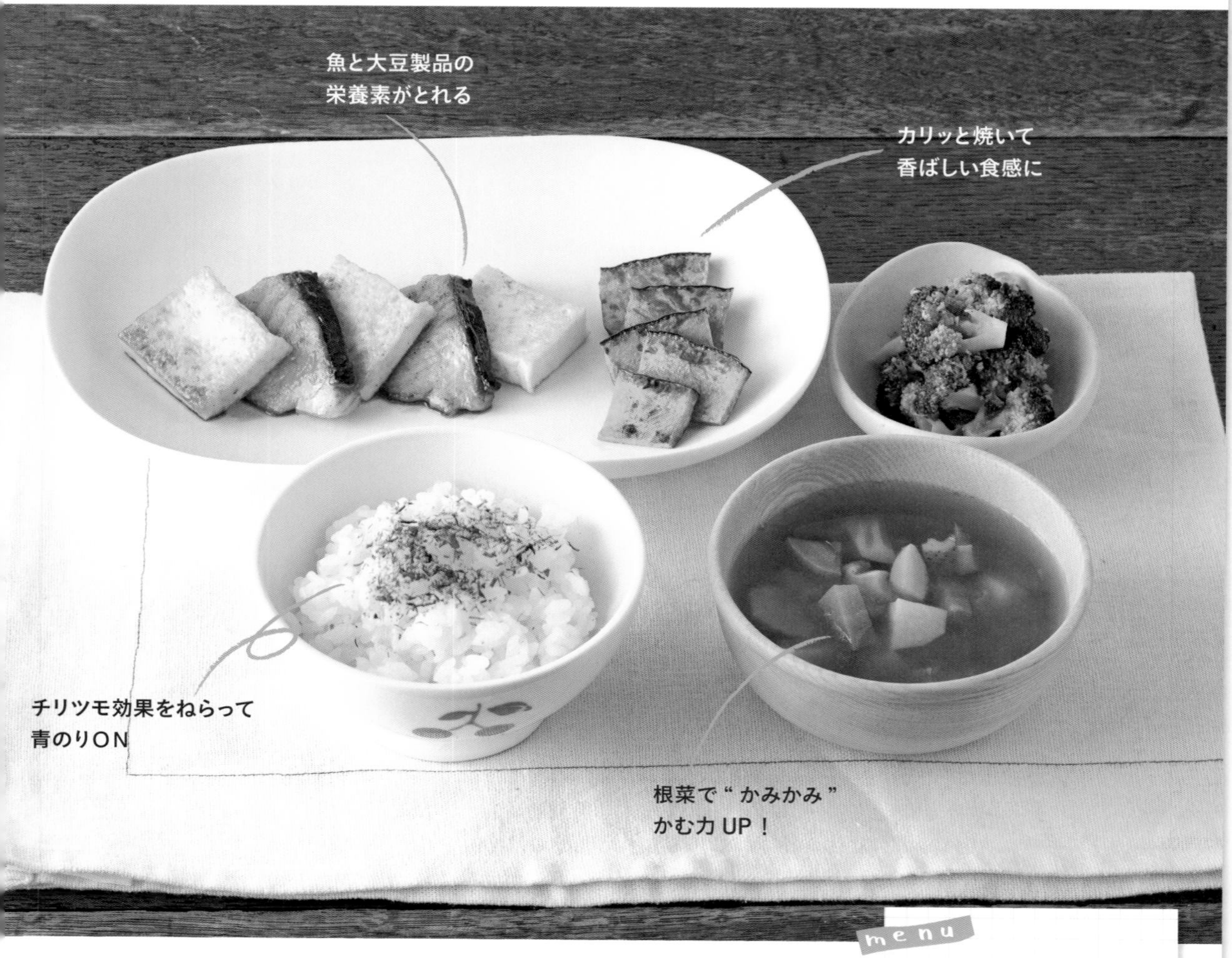
魚と大豆製品の
栄養素がとれる
カリッと焼いて
香ばしい食感に
チリツモ効果をねらって
青のりON
根菜で“ かみかみ ”
かむ力 UP！

Point

いろいろな形状で かみ方をかえ、調整力を育てる

やわらかめ、かため、カリッとしたものなど。形状や食感の違いを経験すると、食べ物に合わせてかみ方を変える調整力が身につきます。

Point

栄養価の高い 和の副菜を どんどん食卓へ

ごまあえ、おひたし、切り干し大根やひじきの煮物、わかめの酢の物などは、野菜と海藻をしっかりとれて、栄養素が豊富。ぜひとり入れて！

menu

- ごはん
- ぶりと豆腐の照り焼き
- かぼちゃの素焼き
- ブロッコリーのごまあえ
- 根菜ときのこのみそ汁

幼児食の後半

ゆっちゃんの今日のごはん

@momohosokawa でも大人気！ 参考にするママ続出！
細川モモさんがリアルに作った幼児食・後半を紹介します。

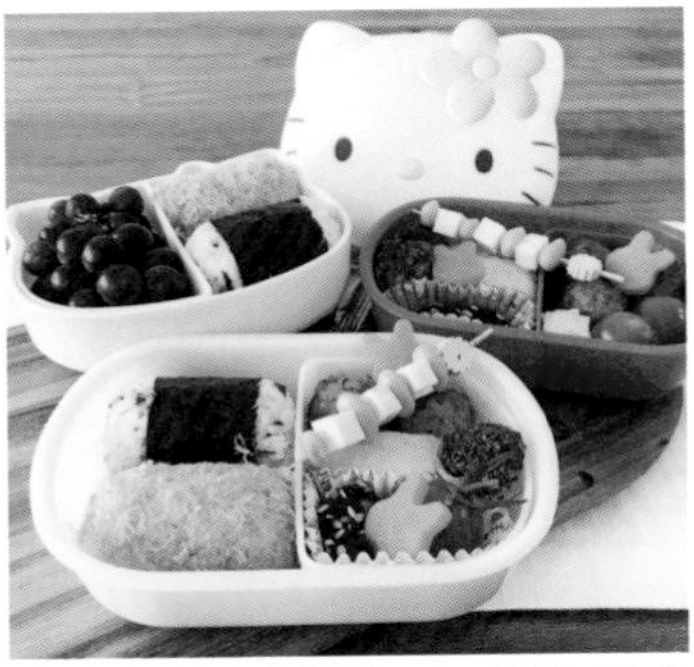

3才3カ月

- □ 肉だんご
- □ だし巻き卵
- □ 枝豆チーズ
- □ にんじんグラッセ
- □ ミニトマト
- □ ゆでブロッコリー
- □ とろろこぶおにぎりとわかめおにぎり
- □ ぶどう

同級生家族と動物園へ！　親子でおそろいのおべんとうです。

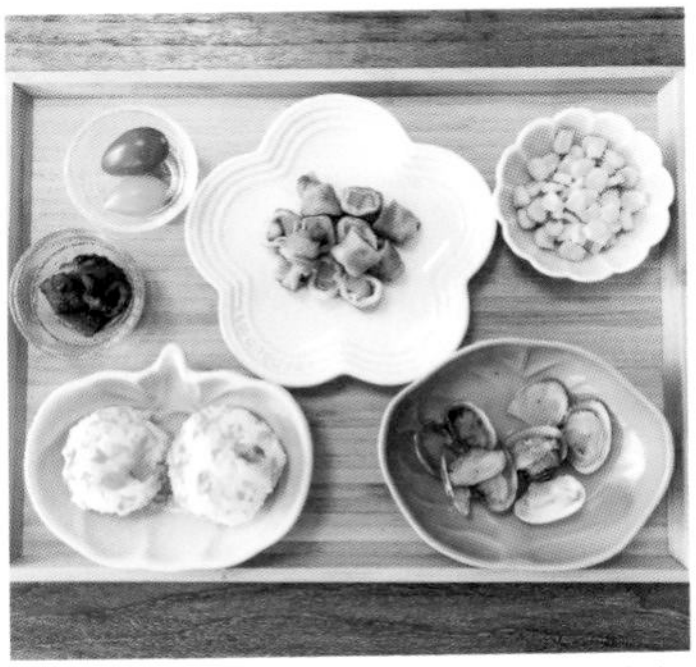

3才1カ月

- □ 野菜の豚肉巻き
- □ あさりのガーリックソテー
- □ バターコーンいため
- □ ミニトマト
- □ スナップえんどうのごまあえ
- □ 鮭のおにぎり

ゆっちゃんが大好きなあさり。冷凍保存できて、鉄分が豊富で、いろいろなレシピに使えるのでマスト食材！

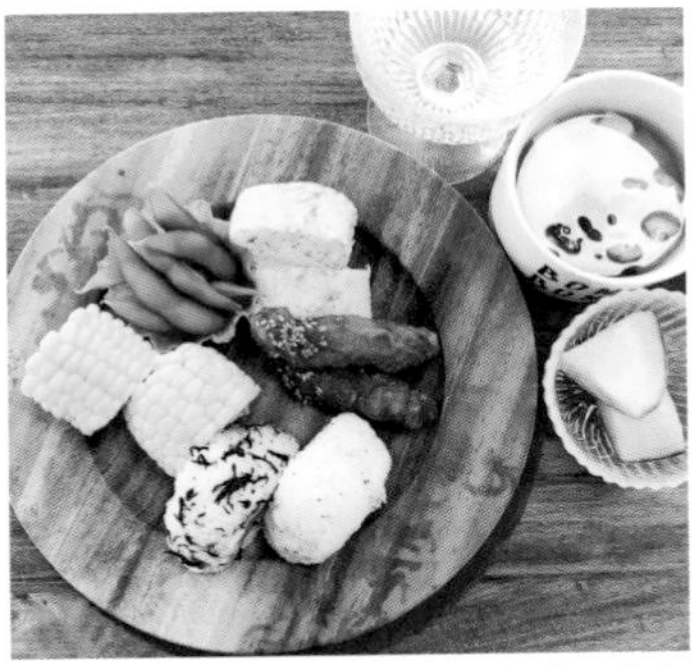

3才10カ月

- □ 鶏スペアリブの照り焼き
- □ 卵焼き
- □ とうもろこし
- □ 枝豆
- □ ひじきおにぎりとしらすおにぎり
- □ 豆腐とわかめのみそ汁
- □ メロン

手づかみで食べられるものを盛り合わせて、ワンプレート朝ごはん。洗い物も減るからラク！

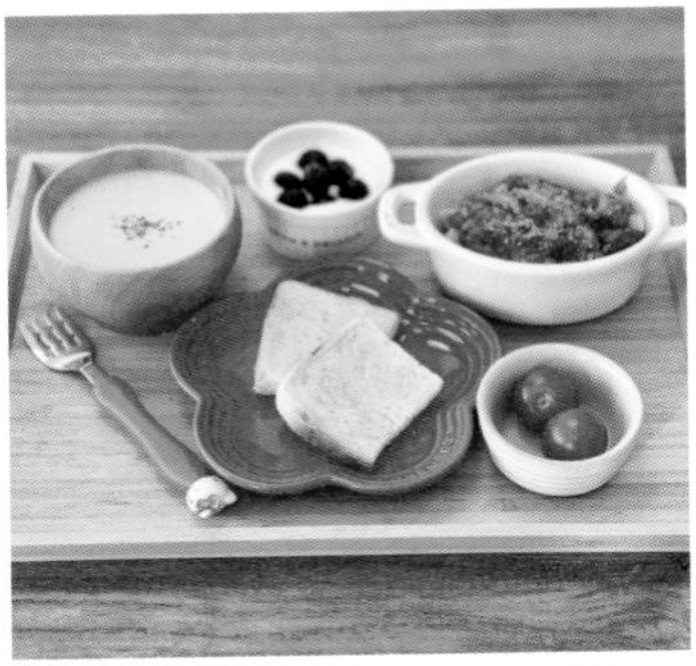

3才4カ月

- □ ポテトミートソース
- □ ミニトマト
- □ トランス脂肪酸フリーのパン
- □ コーンスープ
- □ ブルーベリーヨーグルト

作りおきしておいた野菜たっぷりミートソースを、蒸したポテトにかけて、簡単アレンジで朝ごはん。

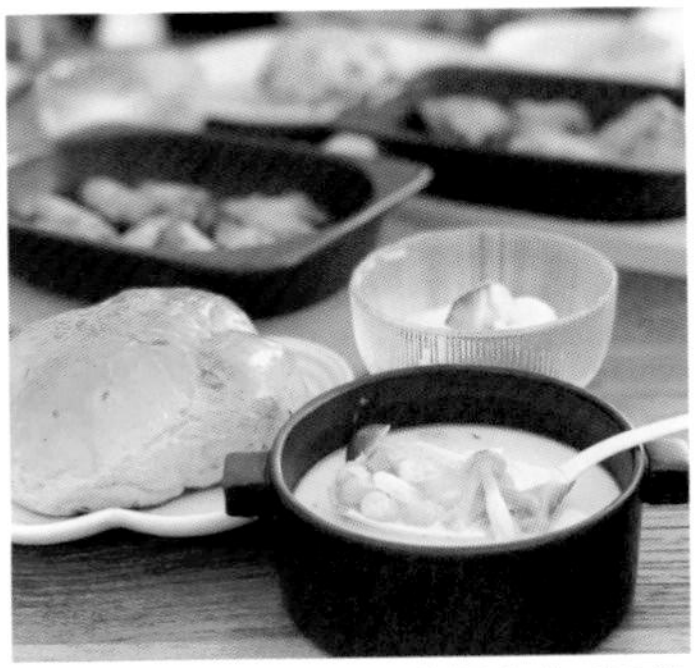

4才1カ月

- □ 野菜の豚肉巻きガーリックソテー
- □ くるみパン
- □ 野菜ときのこのシチュー
- □ いちごヨーグルト

寝ている間に下がった体温を上げる役割のある朝ごはん。ポカポカの体で行ってらっしゃい！

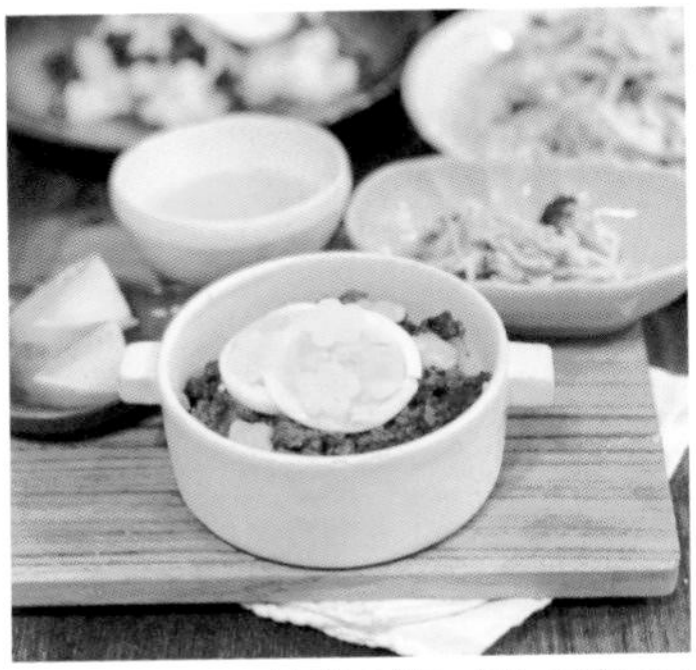

4才

- □ タコライス
- □ ブロッコリーとツナのサラダ
- □ パンプキンスープ
- □ りんご

ミートソースの材料の使い回しでタコライス。辛さを抜いて、ゆで卵でたんぱく質アップ&チーズでまろやかに。

幼児期の**前半**を見通してみよう！

1才・2才の発達の目安

ママにべったりだった赤ちゃん時代から「自分で！」と主張する、自我が強くなる時期へ。体と心がぐんぐん成長するのを見守り、根気強くサポートしましょう。

※発達の時期は目安であり、個人差があります。

1才

からだ

- 少しの間、ひとりで立つ
- クレヨンなどでなぐり描きをする
- つかまらずにひとりで歩く
- 2つの積み木を積む
- 小走りする
- 手をつなげば、階段の上り下りができる
- 靴をぬぐ
- ボールを上手投げする

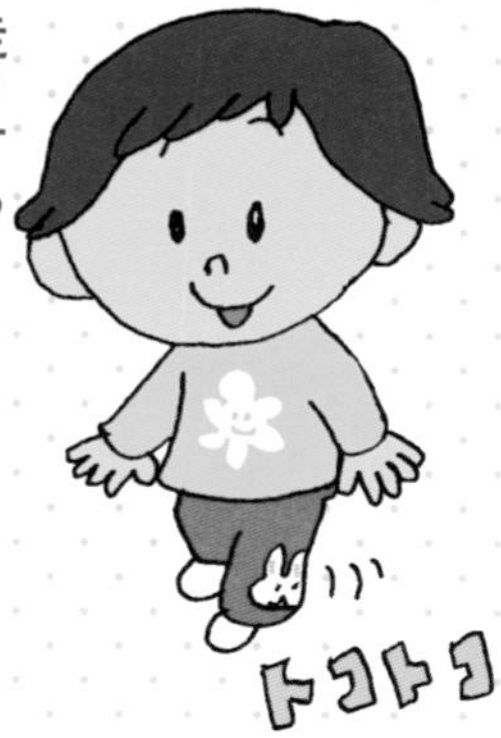

こころ

- 理解できる言葉の数が急速にふえる
- 「それ、ちょうだい」などの簡単な指示がわかる
- 「ママ」「パパ」の意味がわかり、使い分ける
- 自分と他者の区別がつき始める
- 絵を見て「ワンワンは？」と聞くと、指さしする
- 自己主張が強くなり、「イヤ！」がふえる

たべる

- スプーンも使おうとするが、手づかみが多い
- 手でこねたり、落としたり、遊び食べをする
- 奥歯が生え始める
- スプーンで食べ物をすくって口に入れることに、ときどき成功する
- こぼすこともあるが、両手でコップを持って飲める
- 食べ物をフォークで刺して口に運ぶ

2才

- 両足でジャンプする
- グルグル曲線や円などを描く
- はさみで切る
- 階段を大人のように左右交互に足を出して上る
- クレヨンなどを鉛筆持ちにして使う

鉛筆を親指、人さし指、中指の3本の指で握れるようになると、スプーンも同じ持ち方ができるようになります。

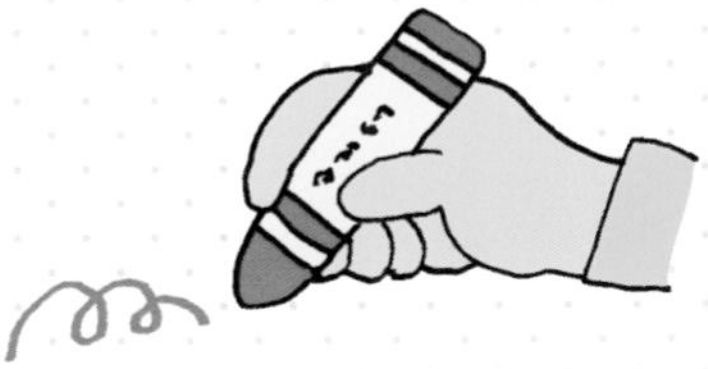

- 靴をはく
- 積み木で建物をつくる

- 「ワンワン、いた」などの2語文が出る
- 「自分のもの」にこだわる
- 「自分で！」と言って自分でやりたがり、できないと怒る

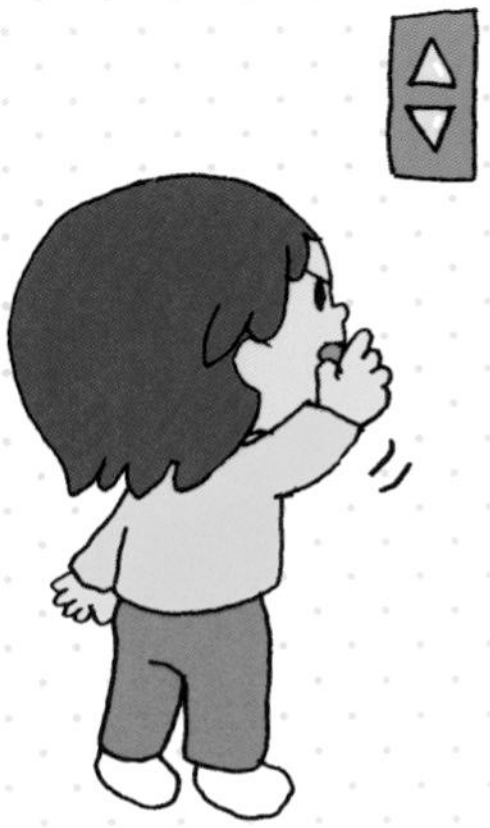

脳の神経回路が発達途上なので、かんしゃくを起こすことも。落ち着かせて興奮をしずめ、やさしく言い聞かせましょう。

- 片言で自分の名前を言う
- 言葉の数がふえ、簡単な会話が成り立つ
- 言い聞かせれば、ある程度はがまんできる

3才前後には、ダメな理由を理解して〝がまん〟することを少しずつ覚えていきます。

- たいていのものをほとんどスプーンで食べる

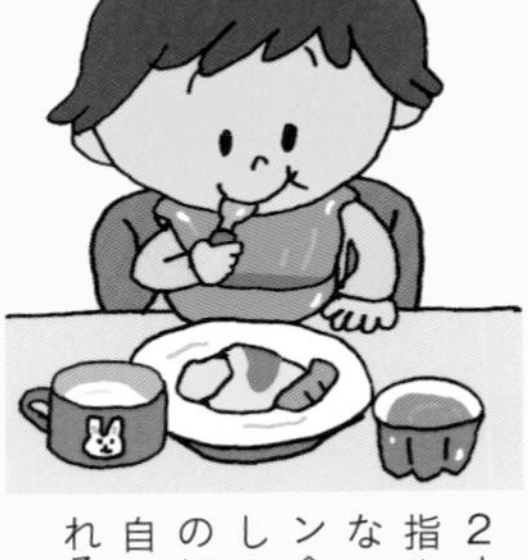

2才代には、指先が器用になり、スプーン食べが上達します。1食のほとんどを自分で食べられるように。

- コップを片手で持って飲むことができる
- 片手でスプーンを持ち、もう一方の手で食器を押さえて食べる

子どもは片手だけで食べてしまいがちなので、もう一方の手を器に添えることを教えましょう。

- スプーンは逆手持ちから鉛筆持ちになり、安定してくる
- ぶくぶくうがいをする

口の中をすすぐ「ぶくぶくうがい」は3才、上を向いてのどをすすぐ「ガラガラうがい」は4才ごろからできるように。

3才

※発達の時期は目安であり、個人差があります。

幼児期の後半を見通してみよう！ 3才・4才・5才の発達の目安

自分中心から、友だちや周囲にも関心が広がっていく時期。言葉の発達もめざましいので、生活や社会のルールを少しずつ教えていきましょう。

3才　→　4才

からだ

● **手を洗ってふく**

せっけんで手を洗うやり方を教えてあげれば、ひとりでできるように。踏み台を用意してあげて（使用後は危ないので片づける）。

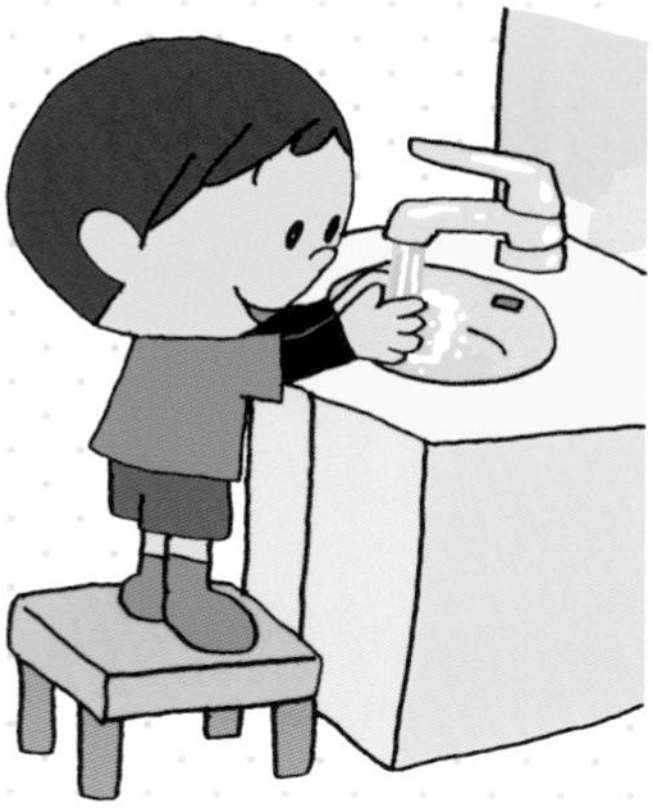

● **三輪車をこぐ**

● **片足ケンケンができる**

● **でんぐり返しをする**

● **のりをつけて紙をはる**

● **大きなボタンを留める**

こころ

● **因果関係に気づき、「なぜ」「どうして」と聞く**

知能が発達し、ものごとの意味や理由を知りたがるように。質問攻めにも、大人はきちんと向き合いましょう。

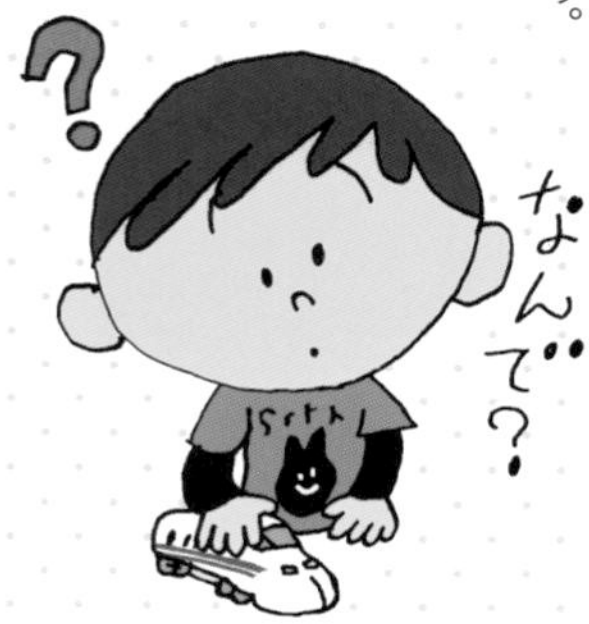

● **お手伝いをしたがる**

● **「見て！ 見て！」と言い、人に認めてもらいたがる**

● **好きな友だちや遊びがはっきりしてくる**

● **ままごと遊びをする**

● **赤、青、黄、緑の色がわかる**

たべる

● **乳歯が20本生えそろう**

● **食べにくいものは手を使うが、ひとりで食べ終えられる**

2才までにくらべて、食事の時間がぐっと平和に！ 座って会話を楽しみながら食べられるようになります。

● **箸を使っても、正しい持ち方をする子は少ない**

● **犬食いのようになることが多い**

● **食事中、歩き回らずに座って食べるようになる**

5才

- おふろで自分の体を洗う
- トイレの始末ができる
- スキップをする

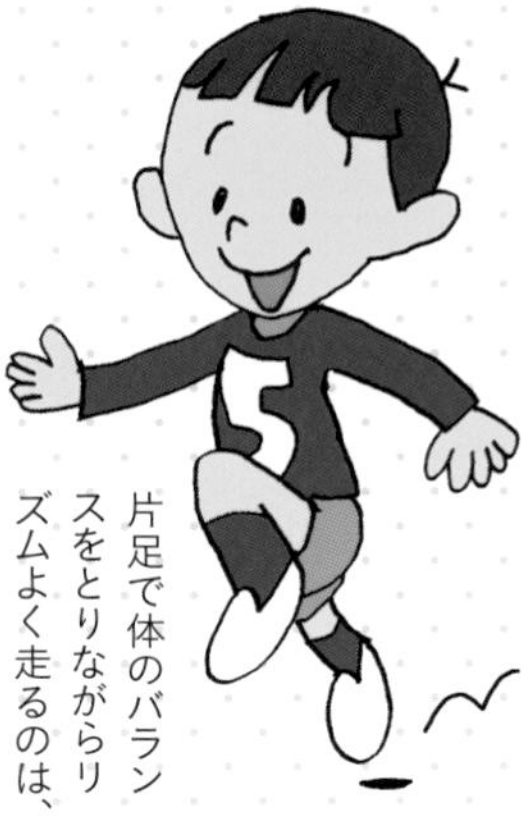

片足で体のバランスをとりながらリズムよく走るのは、難易度の高い運動。4〜5才ごろに練習してみましょう。

6才

- はさみで形を切り抜く
- 思い浮かべたものを絵に描く
- 補助つき二輪車に乗る
- 折り紙で飛行機などを作る

5才

- 集団で遊び始める
- 順番や約束がわかり、守れるようになる
- 一番になりたがり、負けると泣き騒ぐことがある
- 自分の体験したことを感想を述べながら大人に話す

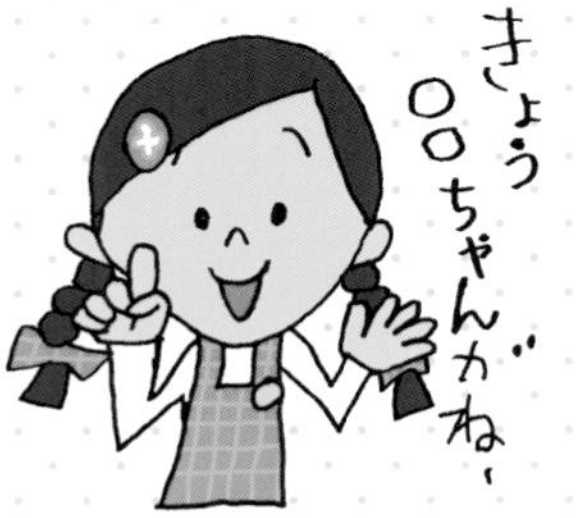

言語能力や記憶力が発達し、体験したことや自分の考えを文にして、相手に伝えることができるようになります。

6才

- 「かわいい」「かっこいい」にあこがれる
- 子どもだけで話し合いができるようになる
- 人の役に立つことを喜ぶ
- ひらがながほぼ読める

5才

- 箸の正しい持ち方を覚えていく（5〜6才まで）

箸は手の長さ＋3㎝くらいのものを。最初は軽くてつかみやすいもの（丸めたティッシュなど）で練習してみて。

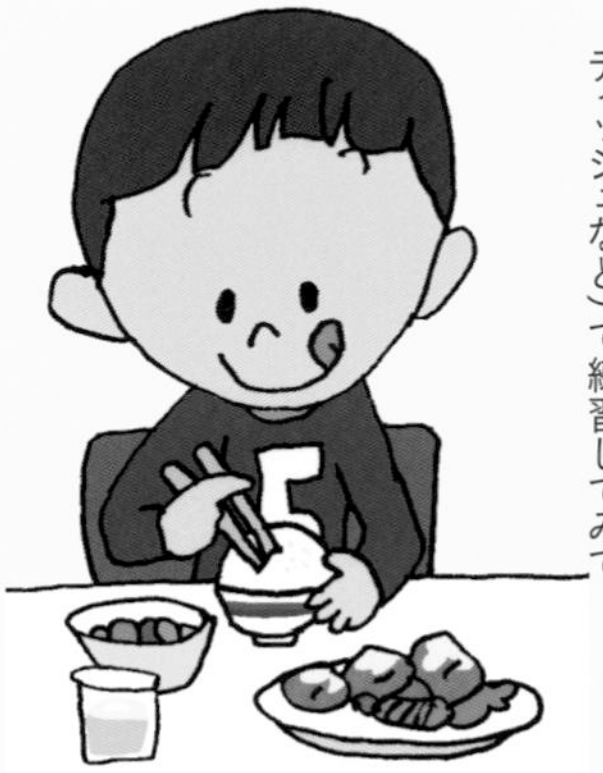

- 食器を持って食べる
- ひとりでこぼさずに食べるようになる

6才

- ビュッフェなどで大スプーンやトングを使って大皿からひとり分を盛る
- 栄養のことがわかりだし、嫌いなものでも自分から食べようとする

1週間つづけてみよう！

10品目のバランスチェック

10品目のうち、その日に食べた食材に○をつけます。
1週間つづけたら、食材ごとに○の数を合計してみましょう。
○の数が少ない＝不足させやすい食材です。
栄養バランスの偏りを防ぐために活用してみてください。

※ごはんやパンなどの主食は、別にとることが前提です。

朝昼晩+おやつのどこかで食べたら○をつける

		1日目	2日目	3日目	4日目	5日目	6日目	7日目	合計
たんぱく質チーム	肉								
	魚介								
	卵 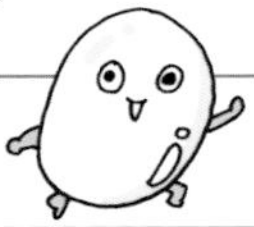								
	大豆製品								
	乳製品								
ビタミン・ミネラルチーム	緑黄色野菜								
	果物 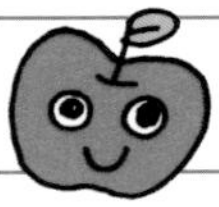								
	いも								
	きのこ								
	海藻 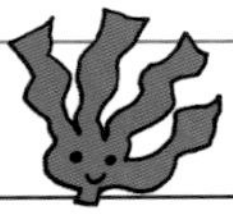								

「バランス食」に勝る「健康食」はなし！ 栄養バランスよく食べるほうが、筋肉量が多くなるので基礎体力がつき、病気にもかかりにくくなります。とはいえ、好きなものを食べることがふえ、苦手なものは不足しがち。ときどき食材の偏りをチェックし、修正しましょう。

食材の○の数
週5個以上　すばらしいですね！
週3～4個　よくがんばっています
週1～2個　もう少しがんばりましょう

ラブテリ トーキョー&ニューヨークのホームページから、チェック表（2weeks meal check）を無料でダウンロードできます！

PART 2

細川モモが熱く語る！

幼児期の栄養

食事には大切な役割があります。

それは、エネルギーを補給するだけでなく、

“成長に必要な栄養素をしっかりとる”こと。

将来にわたって影響する、幼児期に知っておきたい

栄養についての話です。

モモ熱1

1才から5才までに身長は30cm以上伸びて、脳の重さは1.5倍になる！

5大たんぱく質源で成長アシスト

おすすめの5大たんぱく質源

朝昼晩の食事で必ず、いずれか1つはとり入れましょう。

1 肉

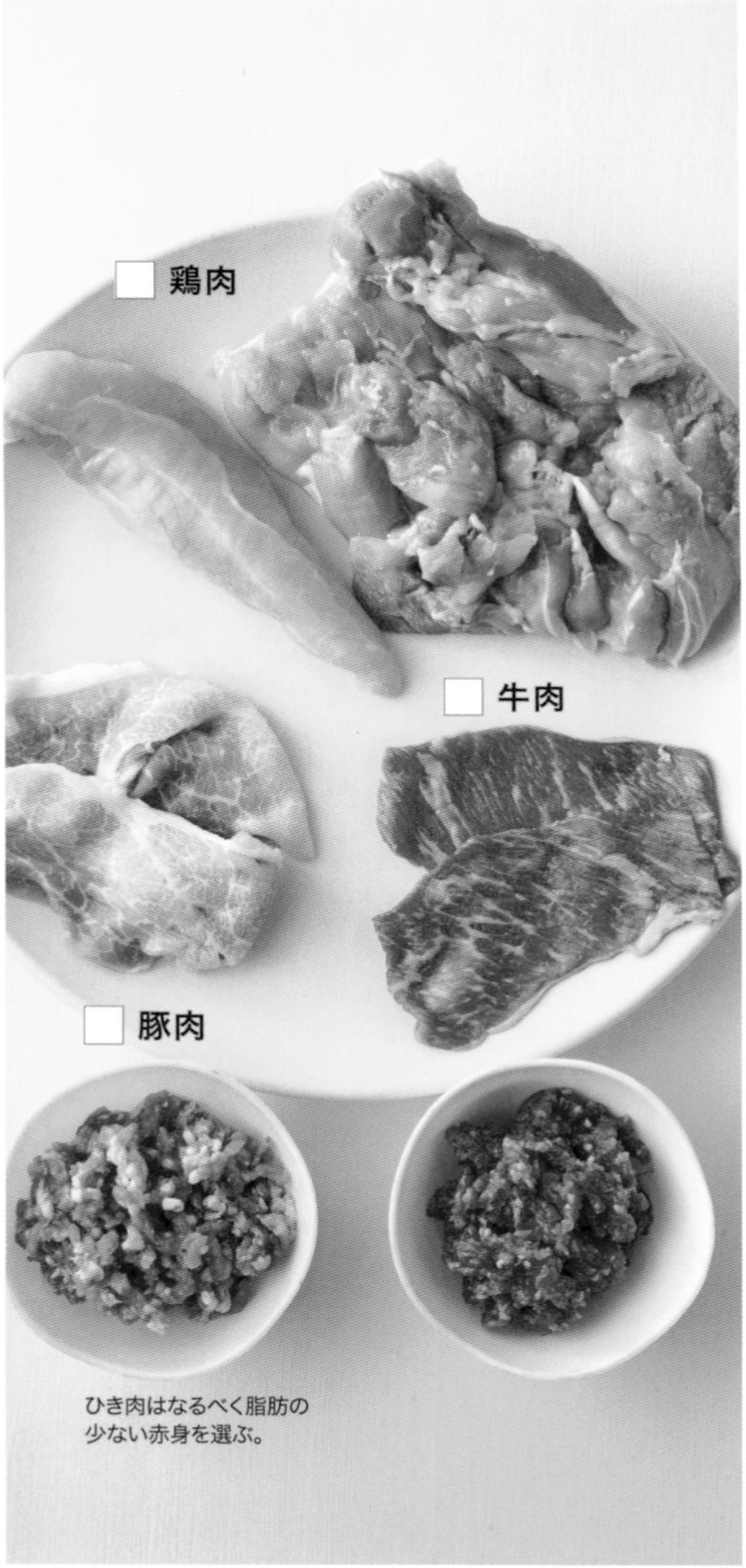

鶏肉
牛肉
豚肉
ひき肉はなるべく脂肪の少ない赤身を選ぶ。

2 魚

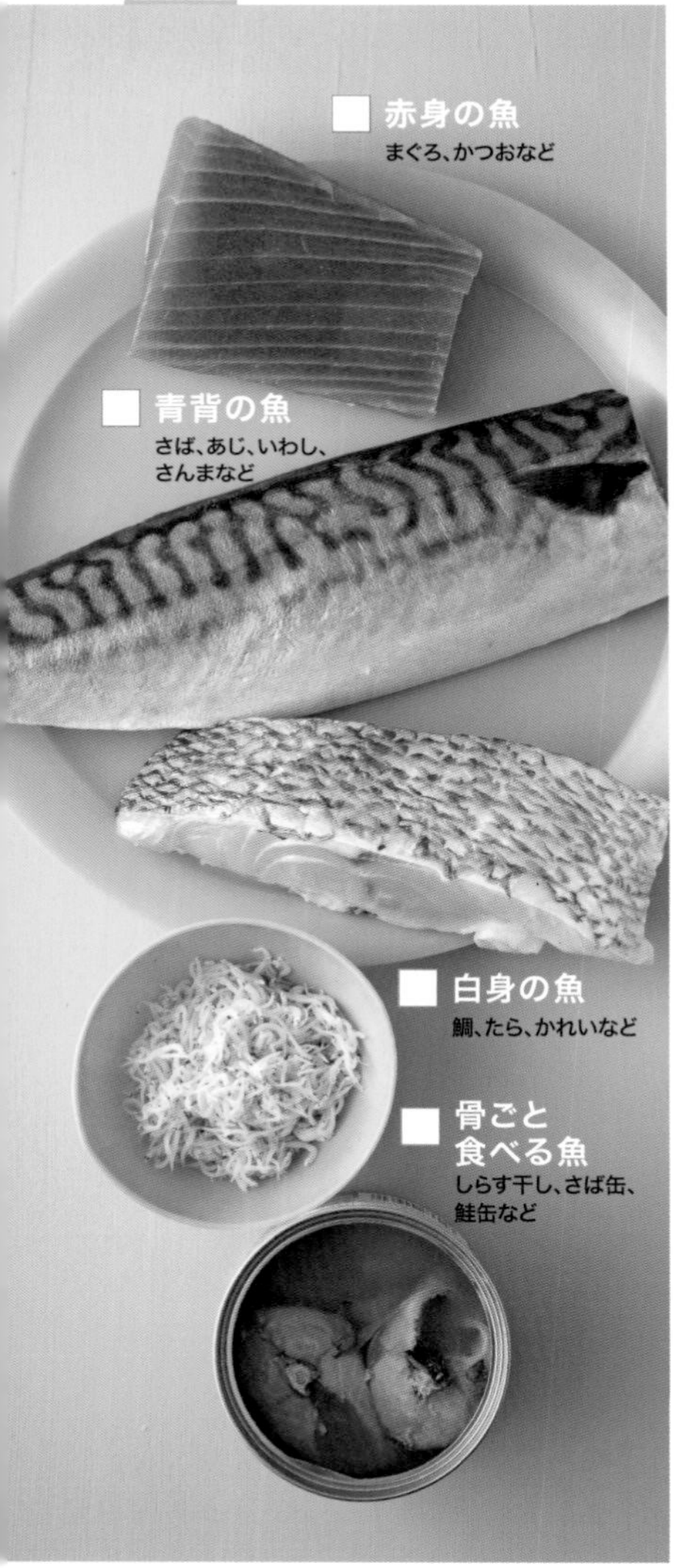

赤身の魚
まぐろ、かつおなど
青背の魚
さば、あじ、いわし、さんまなど
白身の魚
鯛、たら、かれいなど
骨ごと食べる魚
しらす干し、さば缶、鮭缶など

毎食に1つは必ず！

幼児期に
いつもストックして

5 乳製品

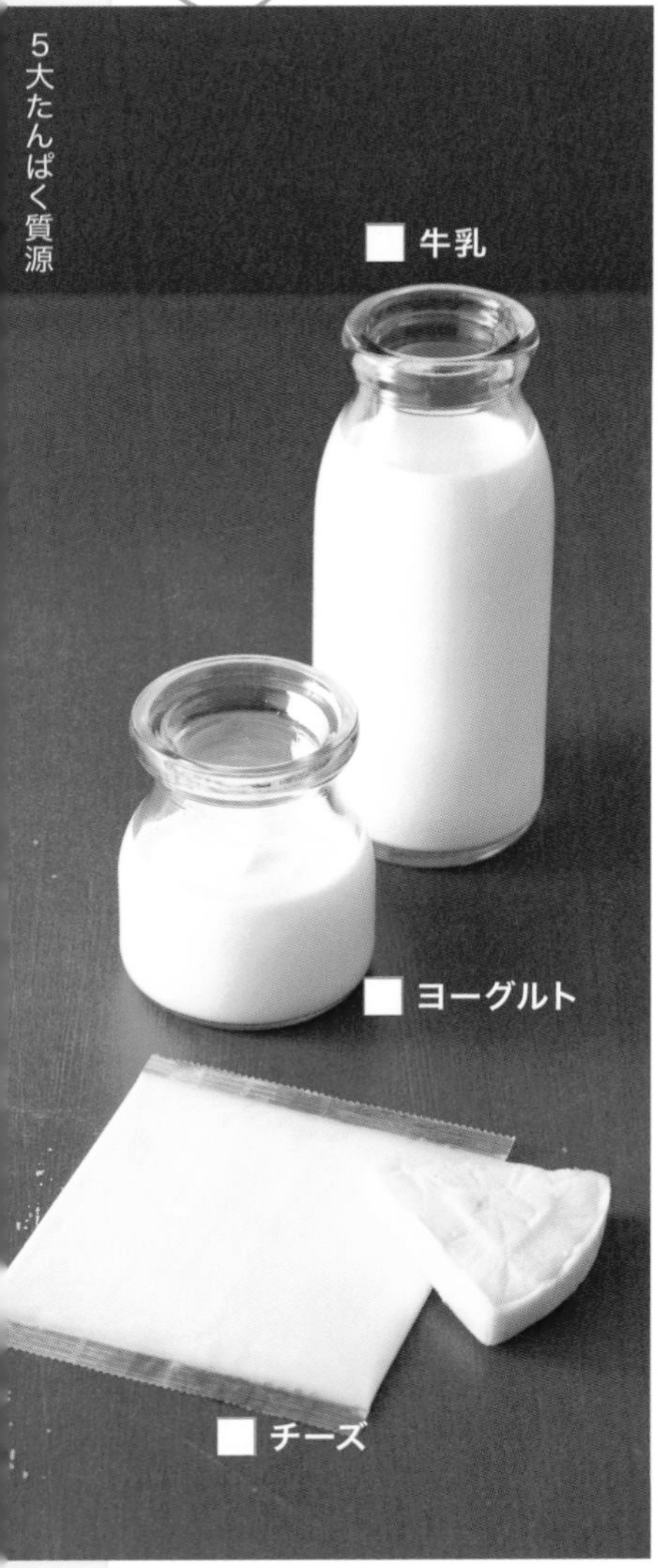
5大たんぱく質源
□ 牛乳
□ ヨーグルト
□ チーズ

4 卵

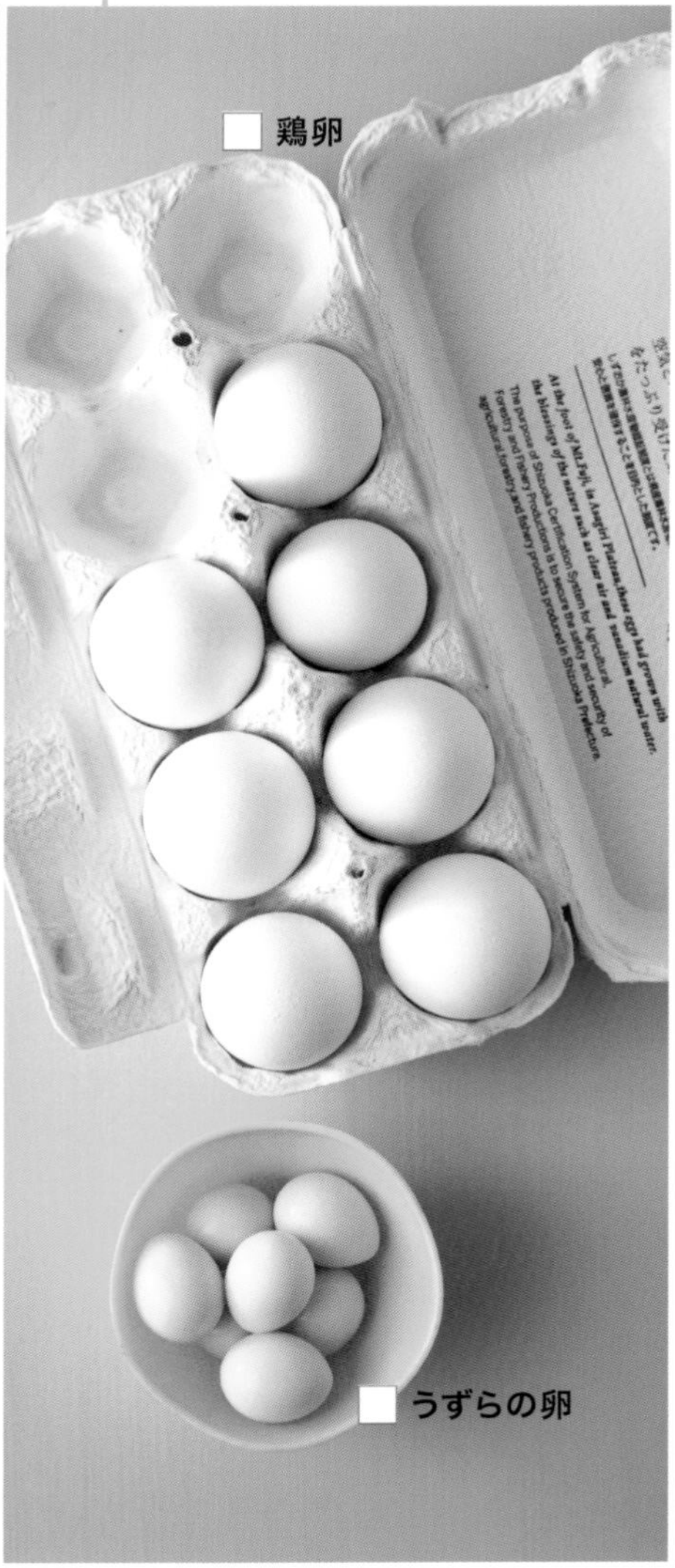
□ 鶏卵
□ うずらの卵

3 大豆製品

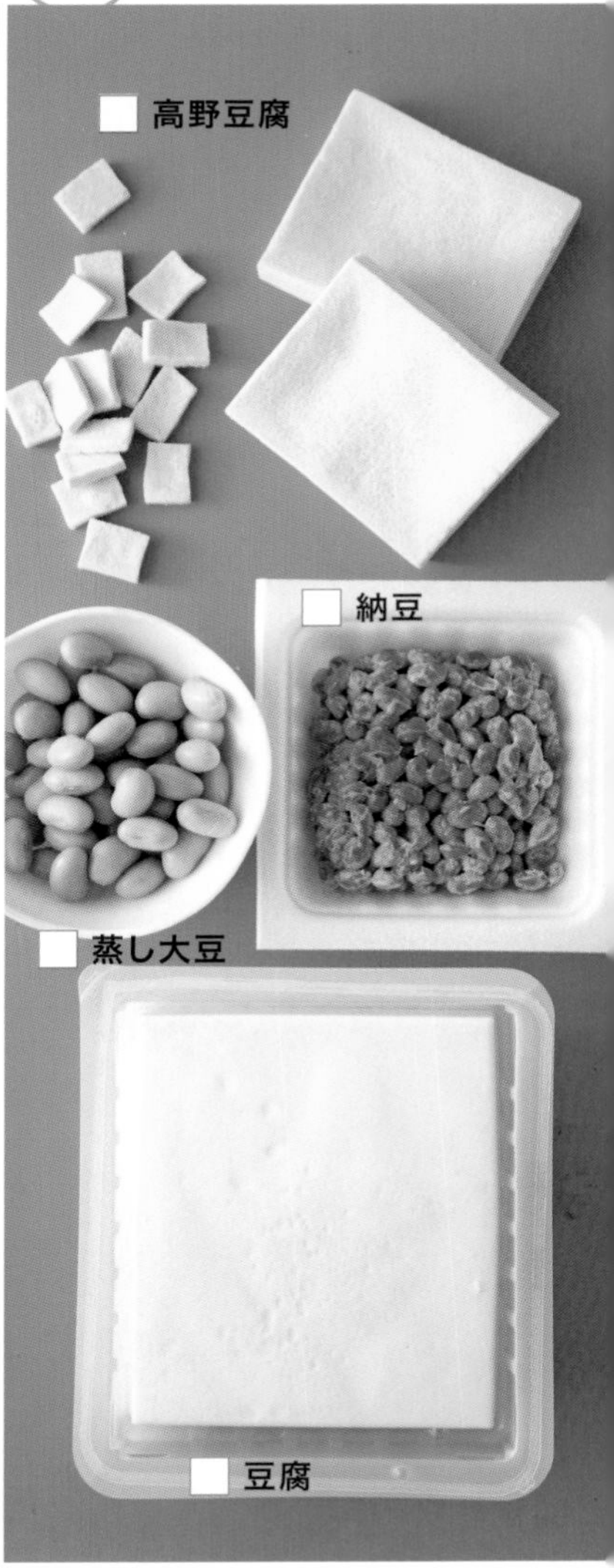
□ 高野豆腐
□ 納豆
□ 蒸し大豆
□ 豆腐

※牛乳でおなかがゆるむ場合は、乳糖が分解されているヨーグルトをおすすめします。

モモ熱1

成長期を支える〝鉄筋〟になるのは「たんぱく質」

野菜を食べると、「体にいいことをしている」と思う人は多いですよね。忙しい朝でも、グリーンスムージーや野菜ジュースだけは飲む、など。

でも、野菜を食べておけば、栄養は大丈夫なのでしょうか？　野菜は、栄養の救いの神？

正確に言うと、成長期に死守すべきは「たんぱく質」です。野菜はお通じをよくし、体調をととのえるために必要ですが、野菜で身長が伸びたり体重がふえたりはしませんし、筋肉もつきません。建物でいう鉄筋のように、体の支柱を強くし、伸ばすことができるのは「たんぱく質」です。

もし、栄養のことを覚えるのはめんどう！という人がいたら、「5大たんぱく質源だけは覚えて」と言いたいです。36〜37ページの食材を、いつも冷蔵庫にストックしましょう。

これらはたんぱく質源であると同時に、成長期に必要な栄養素の大部分も含んでいます。

たとえば、鉄をとるなら赤身の肉・魚は効率がよく、亜鉛といえばかきや牛肉であり、DHAをとるなら魚（※）、カルシウムをとるなら乳製品が手っとり早いというように。だから、成長期の食事では、朝昼晩でたんぱく質食材を抜かないことが大前提です。

※くるみや亜麻仁油、えごま油などに含まれるα-リノレン酸も体内で一部がDHAに変換されますが、変換率は低く、変換するために必要な酵素を持っていない人もいるといわれています。

point 1 たんぱく質をとる

朝昼晩でなるべく均等にとる

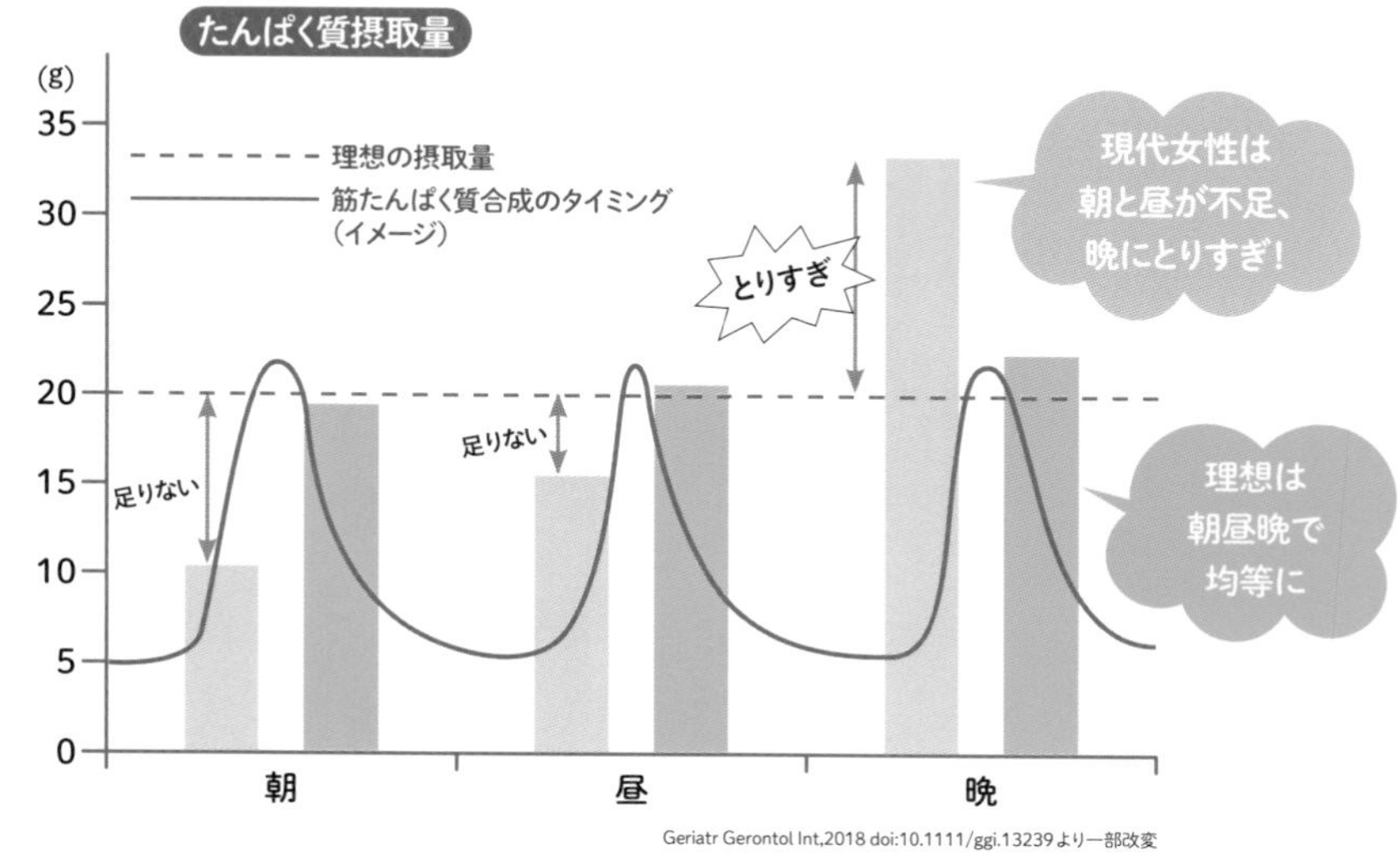

Geriatr Gerontol Int,2018 doi:10.1111/ggi.13239より一部改変

筋肉をつくるためには、たんぱく質を朝昼晩で均等にとることが理想的ですが、全国の30～64才の女性6190人の食事を調査した結果、朝は少量で、昼、晩と多くなっていく傾向がわかりました。

栄養素が偏らないよう、たんぱく質5きょうだいに平等に愛を注ぐ

子どもは体を大きくするために、エネルギーや栄養素の必要量が体重1kgあたり大人のおよそ倍になります。だから、大人以上に1食1食の内容が大事。

たとえば、朝は菓子パンだけ、昼はうどんだったけれど、晩に肉をいっぱい食べたからいいよね！と思うかもしれません。

でも、筋肉や骨は、毎分毎秒「つくって壊して」が行われているので、リアルタイムでたんぱく質を補わないと、供給が追いつきません。子どものすこやかな発育発達を支えるためには、朝昼晩、おやつも含めて、できるだけ均等に、たんぱく質食材を与えたいのです。

そして、いくら好物だからといって、朝昼晩で納豆、納豆、納豆とつづかないように気をつけたいところ。5大たんぱく質源にはそれぞれに強みがあり、どれも成長期に必要な栄養素と考えると、ほかにはかえがたいのです。1つに偏ると、栄養素も偏ってしまいます。

私も「朝昼晩の毎食に、違う種類のたんぱく質食材を食べさせること」を必ず実践しています。

1日に5種を全部ではなくても、朝昼晩の3回で、メインになるたんぱく質食材をかえる。「今日は魚がなかったから、明日は食べよう」など、1週間で5種をすべてとれるように、調整するのが理想的です。

たんぱく質5きょうだいに、平等に愛を注ぎましょう！

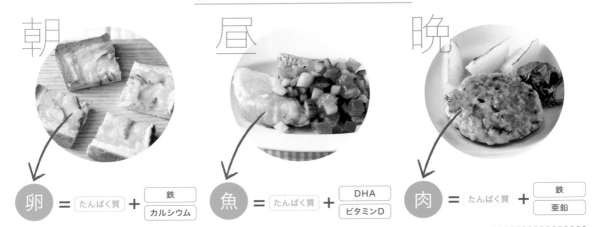

point 2 たんぱく質をとる

朝昼晩でメインをかえる

朝

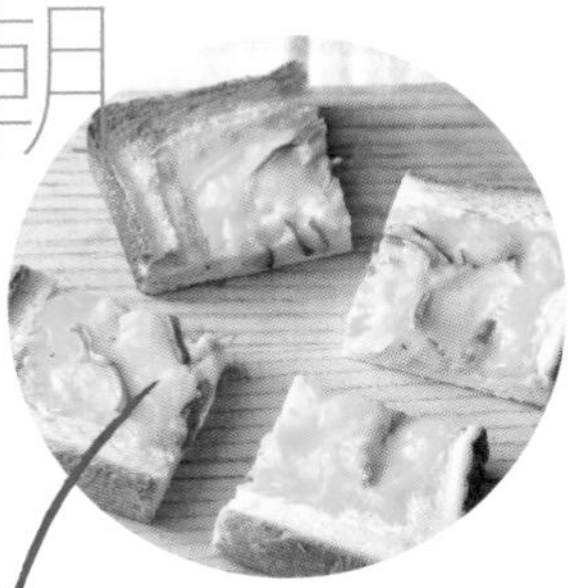

卵 = たんぱく質 + 鉄 カルシウム

昼

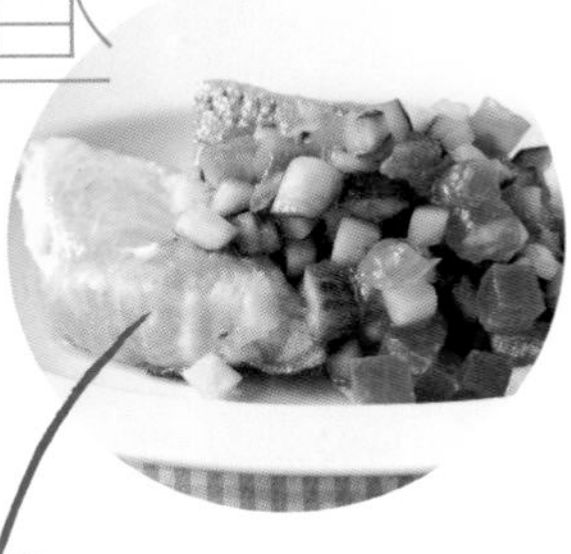

魚 = たんぱく質 + DHA ビタミンD

晩

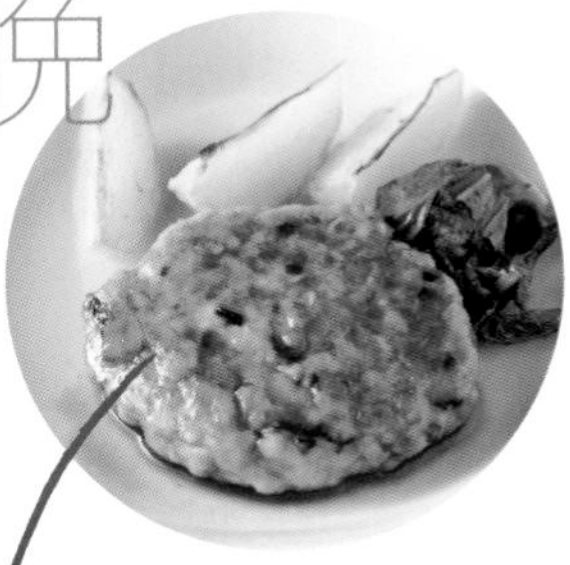

肉 = たんぱく質 + 鉄 亜鉛

たんぱく質食材の種類をかえると栄養素が偏らない！

モモ熱2

赤身の肉・魚、あさりで鉄強化

親が鉄食材について知っていれば、「鉄欠乏性貧血」は防げる！

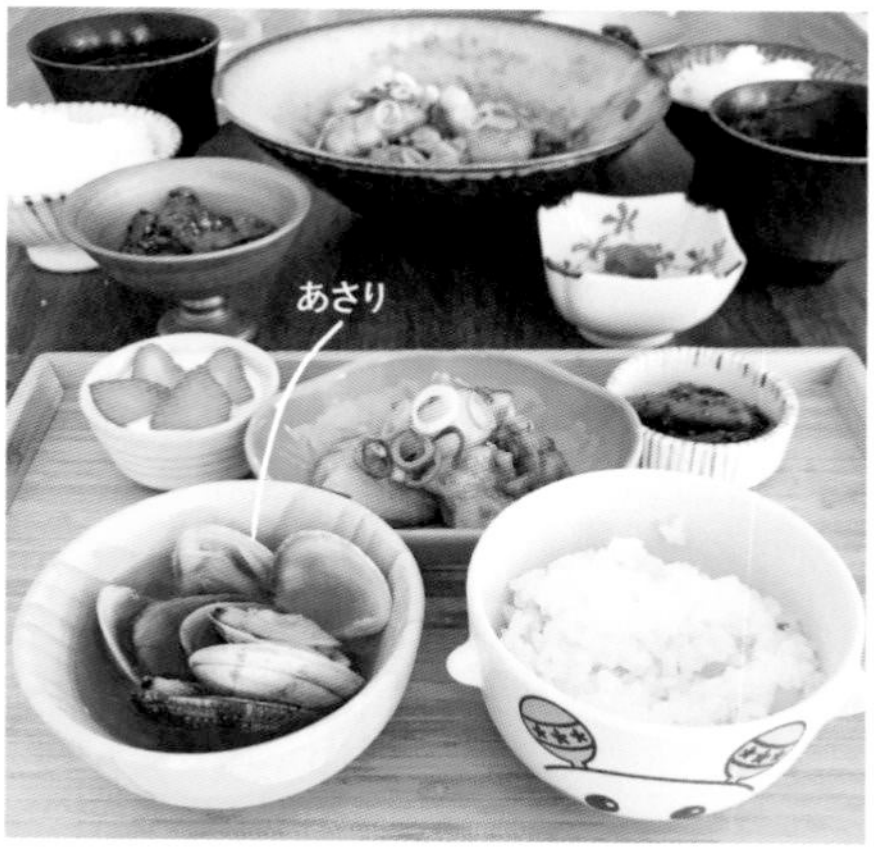
あさり

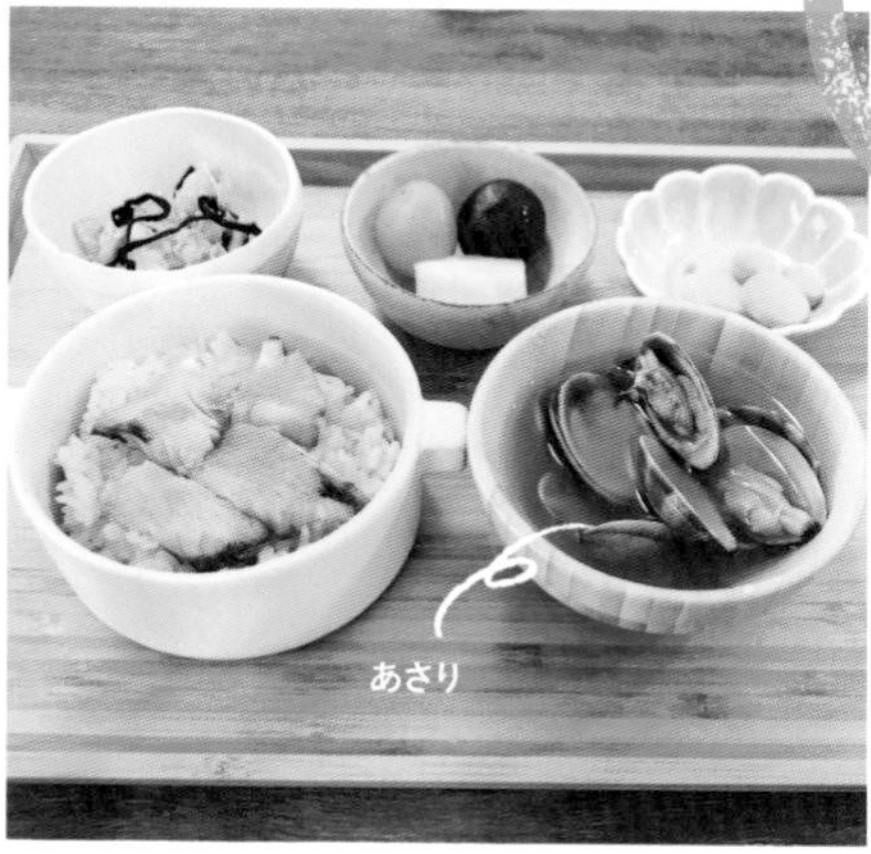
あさり

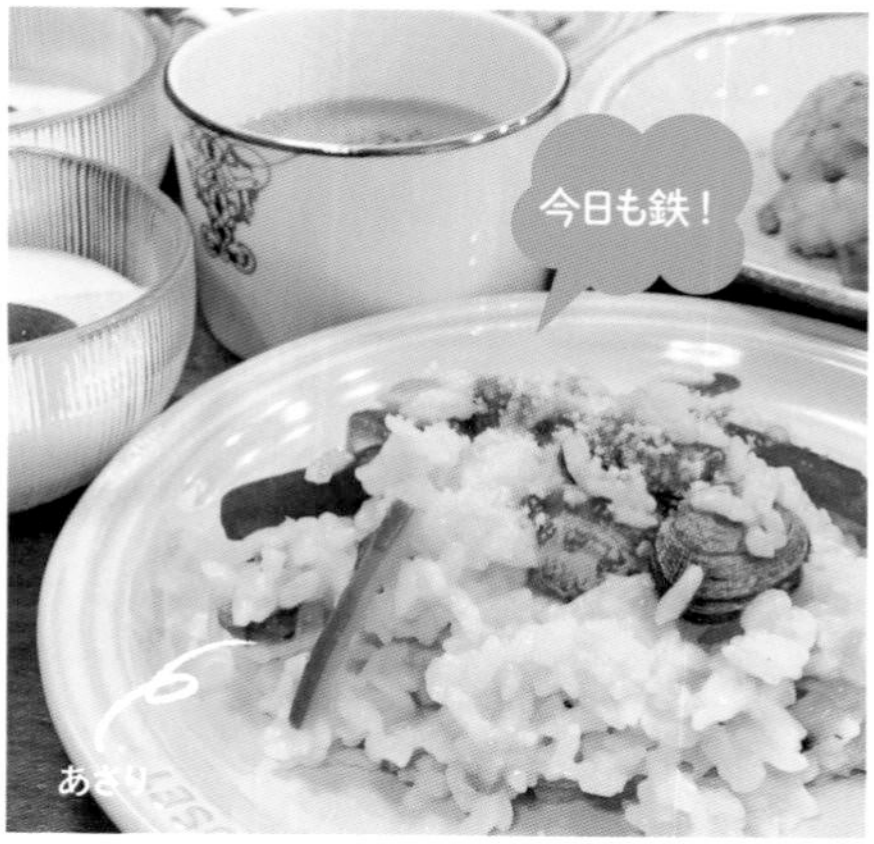
今日も鉄！
あさり

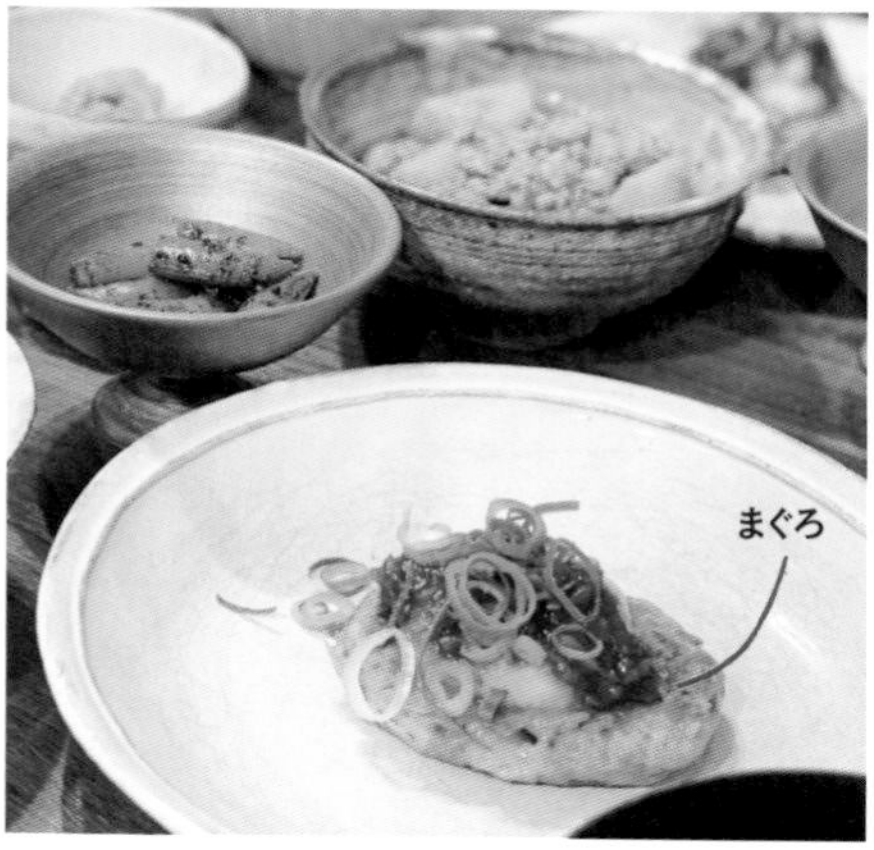
まぐろ

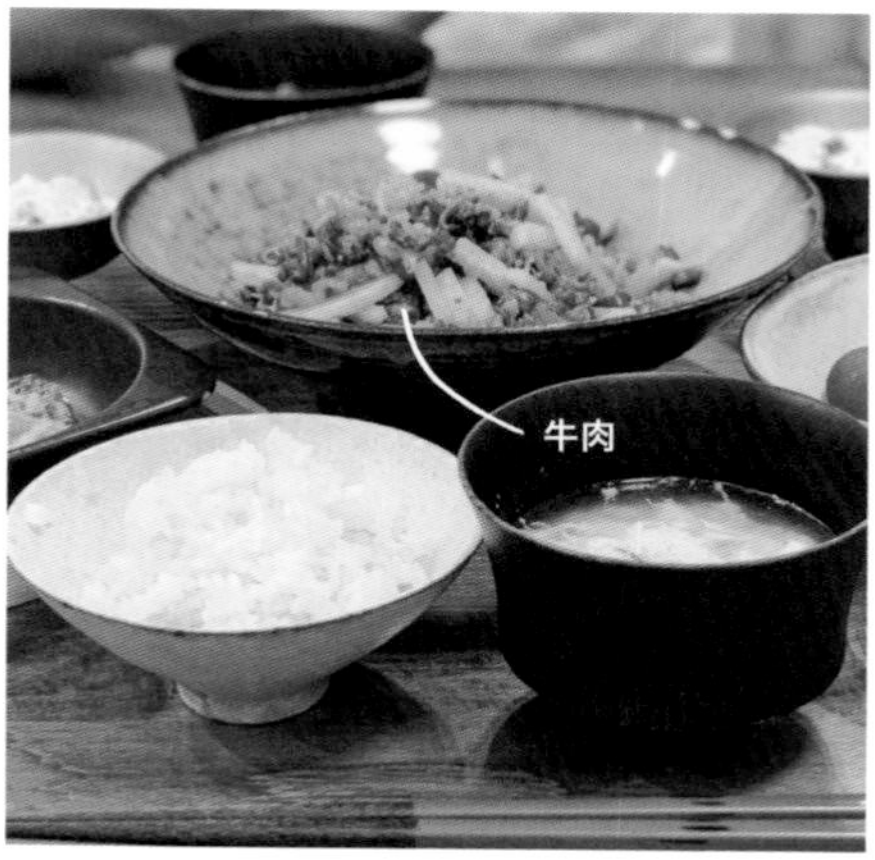
牛肉

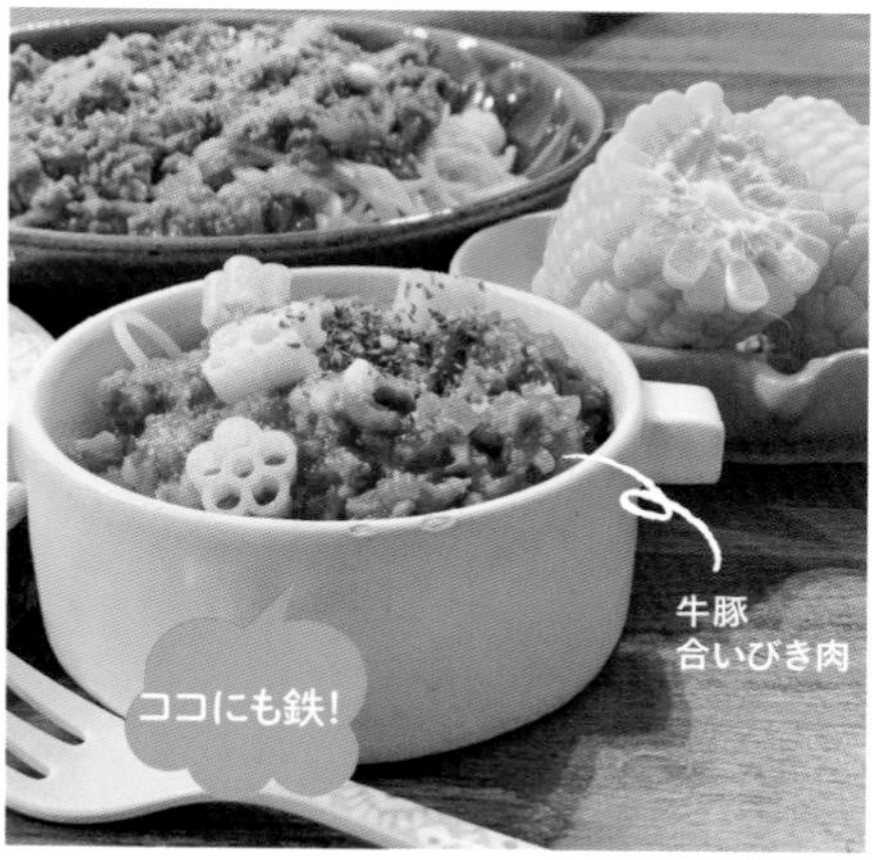
牛豚
合いびき肉
ココにも鉄！

たった1つの栄養素の不足が子どもの成長に大打撃！

私が代表理事を務めるラブテリ トーキョー&ニューヨークでは、ベビー&キッズのための「こども貧血共同研究」を聖路加国際大学と行っています。「ゆびさきクリップ」でヘモグロビン値を測定できるので、採血も痛みもなし。ゆくゆくは全国規模の実施を目指します。

なぜ、ヘモグロビンの測定を推進したいのか。それは、なるべく早い段階で、お子さんの鉄欠乏に気づいてほしいからです。

血液中の赤血球の色素であるヘモグロビンは、酸素の運送屋さん。鉄が不足して「鉄欠乏性貧血」になると、ヘモグロビンがつくられなくなり、脳と体に酸素を運ぶ能力が低下してしまいます。

全身の酸素の量が不足すると、どうなるのでしょう？ 集中力が落ちて認知力が下がり、発語が遅れ、イライラして情緒は不安定に。疲れやすくなり、身長・体重は伸び悩み、運動能力も下がる。鉄というたった1つの栄養素の欠乏が、乳幼児の発育発達には大打撃なのです！

鉄は吸収率が低いので、栄養士でも満たすことがむずかしい栄養素です。だからこそ、親の知識が大切。貧血研究のプレ調査では、貧血リスクの低いお子さんは、親の鉄に関する理解度が高い、という結果でした。

赤身の肉・魚、あさりなど、効率よく鉄をとれる「強化食材」を意識して料理に使い、青菜や大豆製品などの「チリツモ食材」もコツコツとり入れましょう。

鉄の吸収率

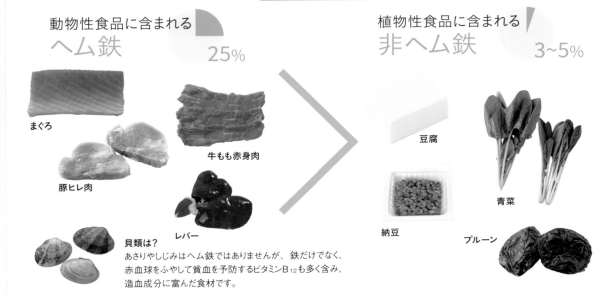

動物性食品に含まれる
ヘム鉄

植物性食品に含まれる
非ヘム鉄

貝類は？
あさりやしじみはヘム鉄ではありませんが、鉄だけでなく、赤血球をふやして貧血を予防するビタミンB12も多く含み、造血成分に富んだ食材です。

モモ熱2

小食や偏食の子、運動量の多い男の子は要注意！

早産だったのでおなかにいるときにママから鉄をじゅうぶんに受けとっていない、低出生体重児、貧血ママの完全母乳、離乳期に小食だった、などのケースでは、鉄不足のリスクが高くなります。

ただ、よく食べるから貧血ではないかというと、そうとは限りません。ごはんやパンなど、炭水化物ばかりでたんぱく質をとっていない、という場合には、鉄はとれていません。

また、体格のいい男の子だと、そのぶん必要な鉄の量も多くなりますし、運動量が多いと発汗量がふえ、汗とともに鉄も出ていってしまいます。栄養の乏しいスナック菓子などを食べている活発な男の子を見ると、「鉄は平気かな？」と心配に。

沖縄県の乳幼児健診の結果（下表）でも、男の子のほうが、7カ月以降にヘモグロビン値が急降下していますね。

2〜5才の子どもの約4割が鉄不足（※）で、隠れ貧血も含めればそれ以上。この現状を考えて、「うちの子、鉄不足かも？」と疑っておきましょう。

鉄を充足させるのがむずかしければ、料理にフォローアップミルクを使うという手も！ 災害時の栄養源にもなるので、ローリングストックとして1箱買いおきし、期限内に使い切るのも一つの方法かと思います。

※指先ヘモグロビン測定による簡易測定（推定値）調査の結果。

離乳食開始時期別　赤ちゃんのヘモグロビン値

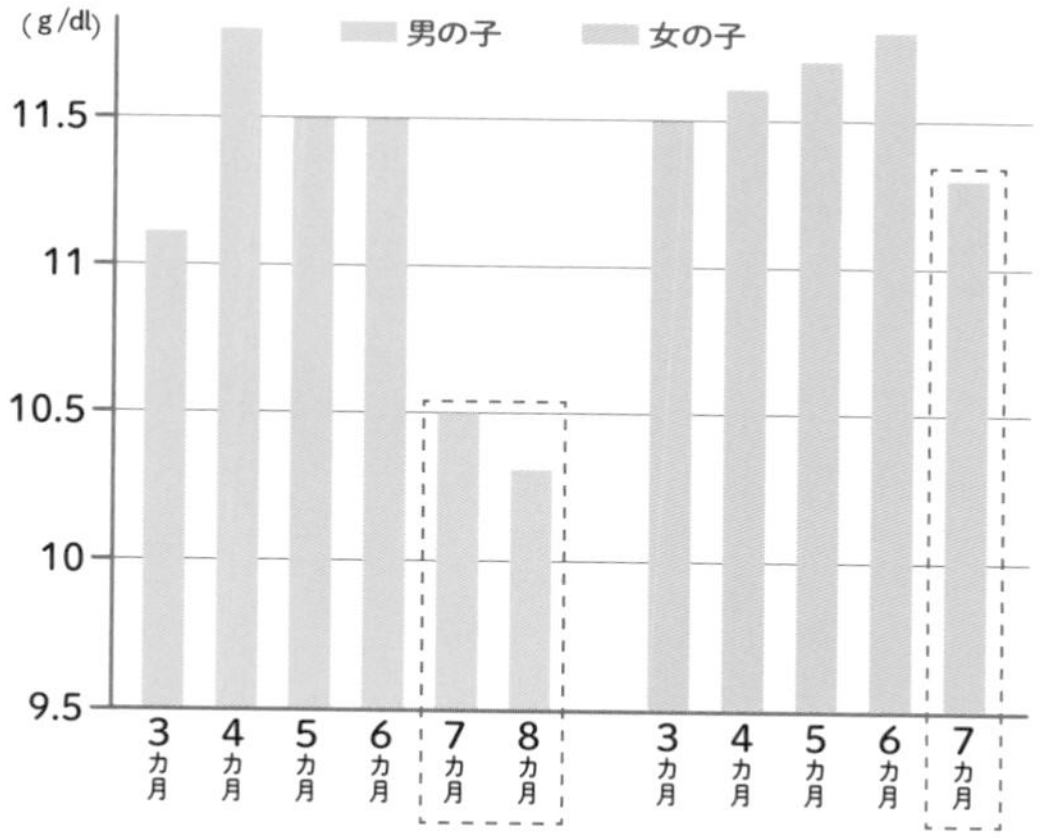

ヘモグロビン値が11g / dl以下で貧血。生後6カ月ほどで、おなかにいるときにお母さんからもらった鉄が枯渇します。体格のいい男の子のほうが、7〜8カ月で欠乏しやすいことがわかります。

沖縄県竹富町乳幼児健診結果（男児56名、女児52名。測定295±58日齢）堤ちはる他。「乳汁栄養法と血中ヘモグロビン濃度に関する縦断的研究」小児保健研究 第64巻第4号. 602-611. 2005を基にグラフ作成

チェックしてみよう！

うちの子、鉄不足ではない？

- □ 早産だった
- □ 低出生体重児だった
- □ ママが貧血で、完全母乳だった
- □ ママが貧血と診断された
- □ 離乳食を始めたのが遅い
- □ 小食であまり量を食べない
- □ 肉、魚などのたんぱく質をあまり食べない
- □ 顔色やまぶたの裏が白い

当てはまる項目が多いほど、貧血のリスクが高くなります。

心配な子は強化しよう！

鉄不足解消のためにできること

□ 鉄添加食品を活用する

鉄やカルシウム、葉酸などを添加した食品の種類がふえています。じょうずに使ってみましょう。

- **ヨーグルト**
- **牛乳**
- **乳酸菌飲料**
- **シリアル**

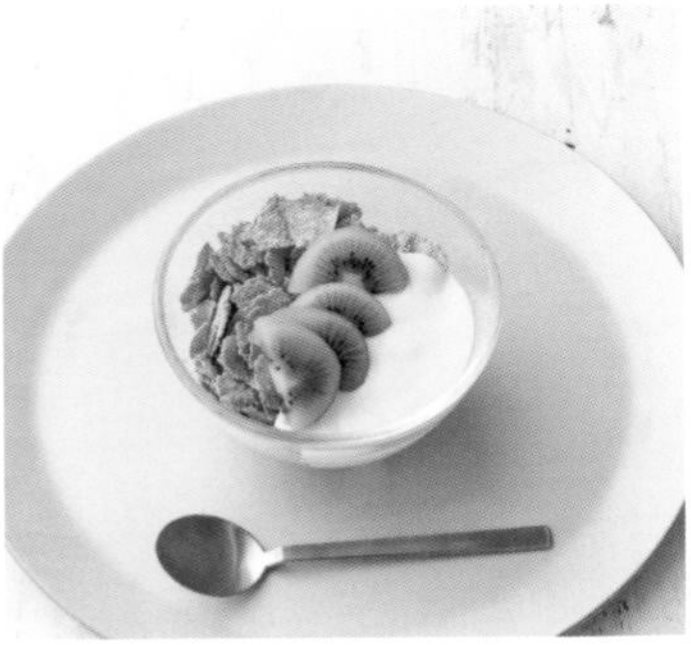

牛乳貧血って知っている？

牛乳はカルシウム源にはなるけれど鉄の補給はできない！

卒乳後、母乳やミルクのかわりに牛乳をよく飲むお子さんは多いですよね。もちろん、牛乳はたんぱく質やカルシウム補給に最適なのですが、鉄をほとんど含んでいません。牛乳でおなかがいっぱいになってしまい、食事や飲み物で鉄の豊富な食材をとれていなければ、貧血になりかねないので注意が必要です。もし牛乳の量を減らすことがむずかしければ、鉄が添加された牛乳を選んでみるのもおすすめです。

□ 料理やおやつにフォローアップミルクをプラスする

フォローアップミルクは、一般的には生後9カ月から3才までとされていますが、小食や偏食で鉄不足が心配される場合には、それ以降に活用してもOK。料理やおやつの材料として、牛乳や豆乳のかわりに使うのもおすすめです。

- **p.78　シチューのもと**
- **p.83　トマトクリーム煮込み**
- **p.84　おかずコーンスープ**
- **p.127　スムージー**

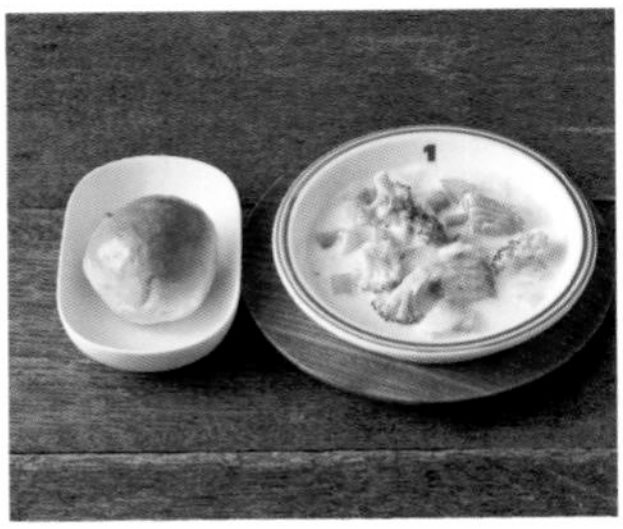

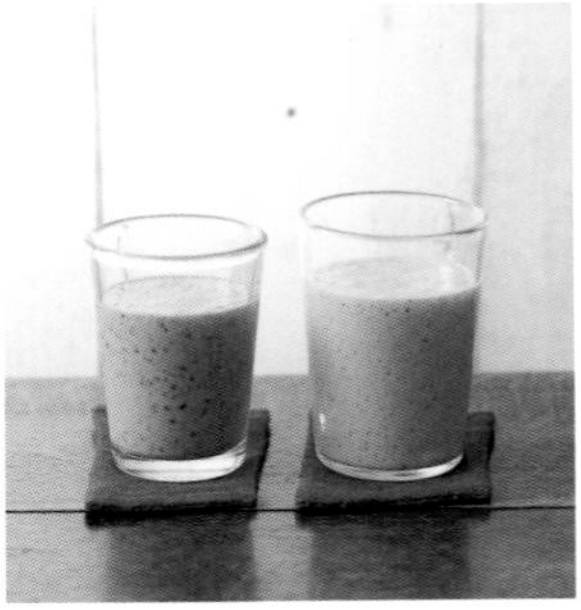

モモ熱3

修復のミネラル・亜鉛を味方に

「肌荒れ」「かぜをひきやすい」などの悩みを解消して強い子に！

亜鉛のチカラ

味覚を育む

つるつる肌、
つやつや髪をつくる

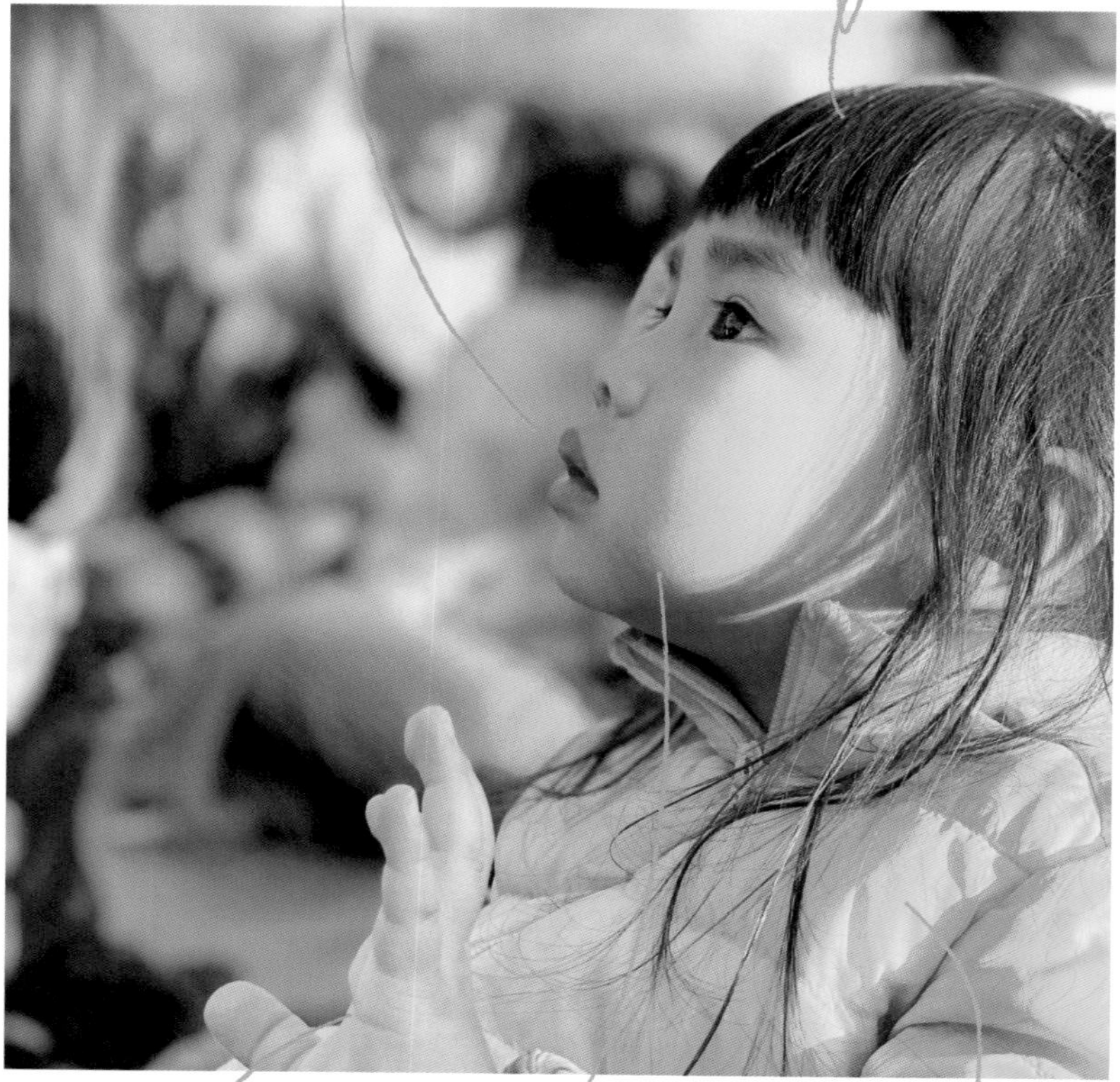

骨や血をつくり、
背を伸ばす

傷や口内炎の
治りを早める

かぜや感染症に
かかりにくくする

亜鉛は肌の守護神！ 肌荒れに悩んでいたらチャージしよう

寒くなって空気が乾燥すると、肌がカサカサになりやすいですよね。子どもが「ママかゆい」と肌トラブルを訴えることがふえるのも、この時期。

そんなときに、しっかりとりたいのが「亜鉛」です。

体の中の亜鉛は約20％が肌にあり、衣類やマスクなどが肌にふれたとき、接触面が炎症を起こさないように鎮静化してくれる、肌の守護神みたいな存在。

傷の修復に不可欠なので「修復のミネラル」ともいわれます。もしも湿疹、かぶれ、口内炎、虫刺されが治らない、などのトラブルがあったら、亜鉛不足かも？ 日本は先進国で唯一、1～3割の大人が亜鉛不足なので、ママも人ごとではありません。

また、亜鉛は細胞が新生するときに働くので、髪を丈夫に豊かにする、身長を伸ばすなど、成長にもかかわっています。

舌にある味蕾《みらい》（味覚を担う器官）の新陳代謝にも欠かせないため、亜鉛が不足すると、味が正しく感じられなくなってしまうこともあります。

亜鉛をダントツに含むのは、かき。次に牛肉、うなぎ……。ズバリ高級食材！ 不足させやすいのも納得です。

とはいえ、米、納豆、卵、プロセスチーズなど（46～47ページ）、手軽な食材にも多く含まれます。あなどれないのが主食の米。パン食をごはん食にするだけでも亜鉛がとれます。

チェックしてみよう！

うちの子、亜鉛不足ではない？

- □ 肉、魚などのたんぱく質をあまり食べない
- □ 鉄欠乏性貧血である
- □ 加工食品をよく食べる
- □ 運動量が多い（汗をよくかく）
- □ かぶれやすい
- □ 傷が残りやすい
- □ 粉をふくほど乾燥肌
- □ つめに白い斑点がある

スポーツ貧血って知っている？

スポーツ男子は発汗による亜鉛欠乏に注意

スポーツが引き起こす貧血を「スポーツ貧血」といい、鉄欠乏性貧血のほかに、亜鉛欠乏性貧血があります。サッカーチームに所属するなど、スポーツをする習慣のある子は、多量の発汗による栄養素の損失が心配です。運動のあとは、おやつや食事で栄養素を補うことが大事！ 特に鉄や亜鉛不足による貧血に気をつけて、スポーツをしながらも体が成長できるように支えてあげましょう。

ガッツリ 亜鉛

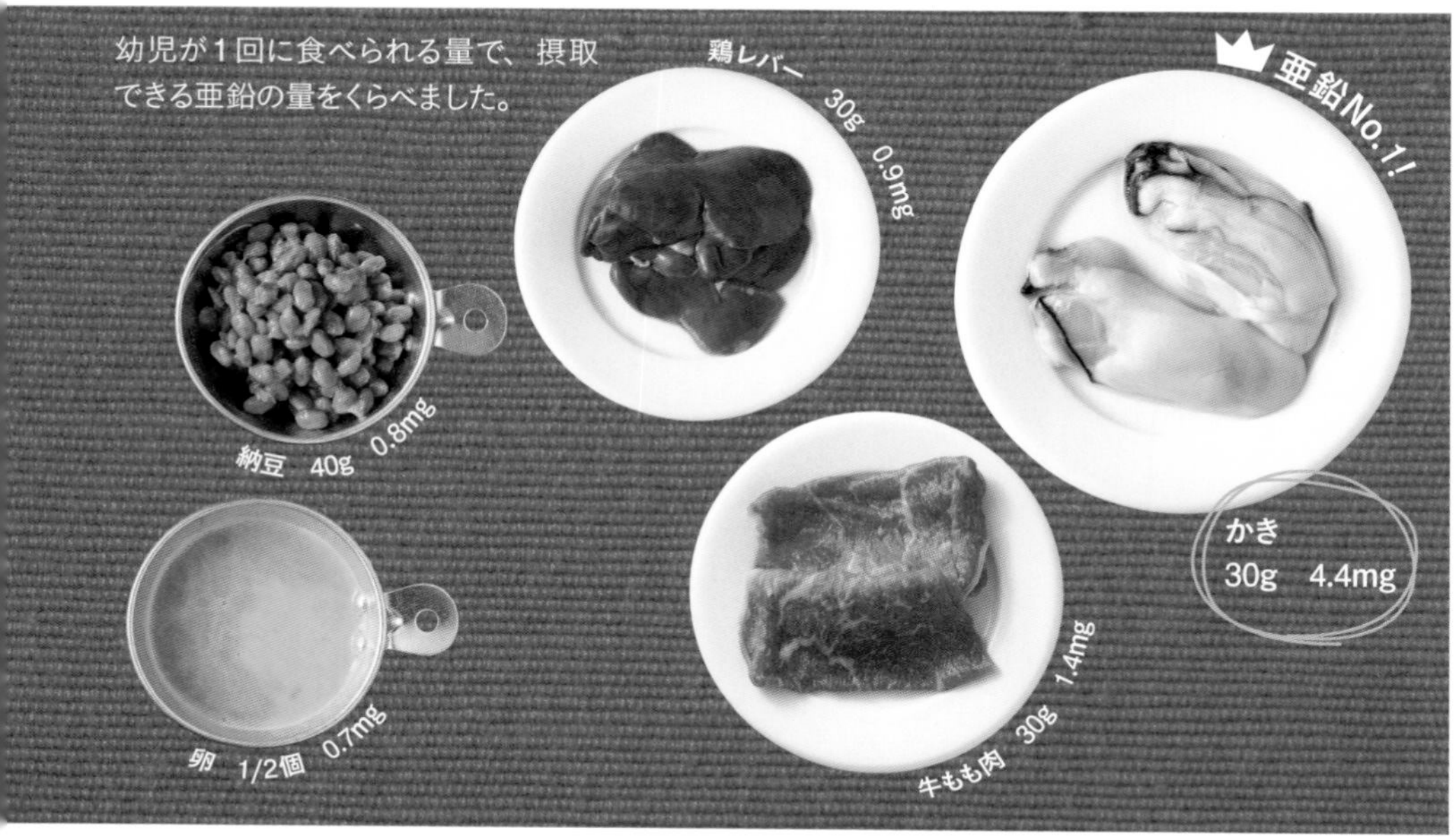
幼児が1回に食べられる量で、摂取できる亜鉛の量をくらべました。
鶏レバー 30g 0.9mg
亜鉛No.1!
かき 30g 4.4mg
納豆 40g 0.8mg
牛もも肉 30g 1.4mg
卵 1/2個 0.7mg

鉄と亜鉛は運動量がふえると欠乏しやすい

亜鉛がとれる食材のラインアップを見て、何か気づきましたか？ そう、牛肉、貝類、卵、大豆製品など、鉄を多く含む食材とほぼ同じです。

成人女性では「鉄欠乏性貧血に該当した人のうち3割が、亜鉛欠乏性貧血を併発している」という報告も。貧血が鉄剤では回復せず、亜鉛剤を併用することで改善するというケースです。

鉄と亜鉛はどちらも、たんぱく質不足（＝インプットが少ない）と、運動過多（＝アウトプットが多い）が原因で欠乏します。そのため、貧血ぎみの子は亜鉛も足りていない、と考えたほうがよさそうです。

幼児のころは、安定して走れるようになる3才以降、4才、5才とみるみる運動量がふえていきます。特に、サッカーや野球など、スポーツを始めた男の子の運動量は、右肩上がり。

みなさん、運動は大事だと思っていますが、過度な運動は子どもの成長を妨げることもあります。スポーツ貧血や、骨折、身長が伸びないなどのトラブルが起こらないよう、スポーツをしたぶんの栄養はしっかり補給しましょう！

スポーツ後のおやつはドーナツやスナック菓子ではなく、たんぱく質のとれる鮭おにぎりや卵サンドにしましょう。加工食品はリン酸塩など、亜鉛の吸収を阻害する添加物を含むため、とりすぎは禁物です。

コツコツ 亜鉛

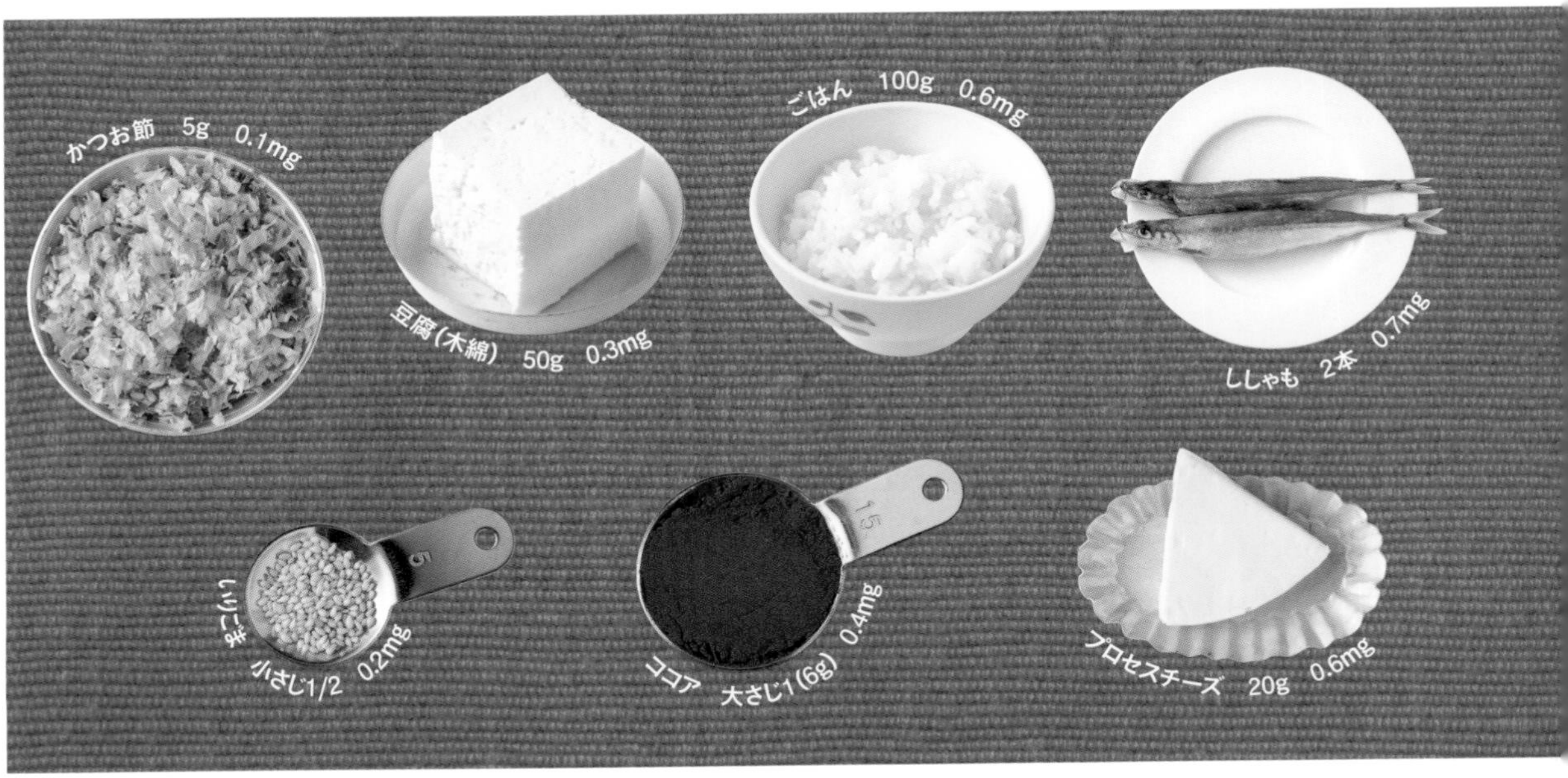
かつお節　5g　0.1mg
豆腐(木綿)　50g　0.3mg
ごはん　100g　0.6mg
ししゃも　2本　0.7mg
いりごま　小さじ1/2　0.2mg
ココア　大さじ1(6g)　0.4mg
プロセスチーズ　20g　0.6mg

スポーツした日のおやつをチェンジ！

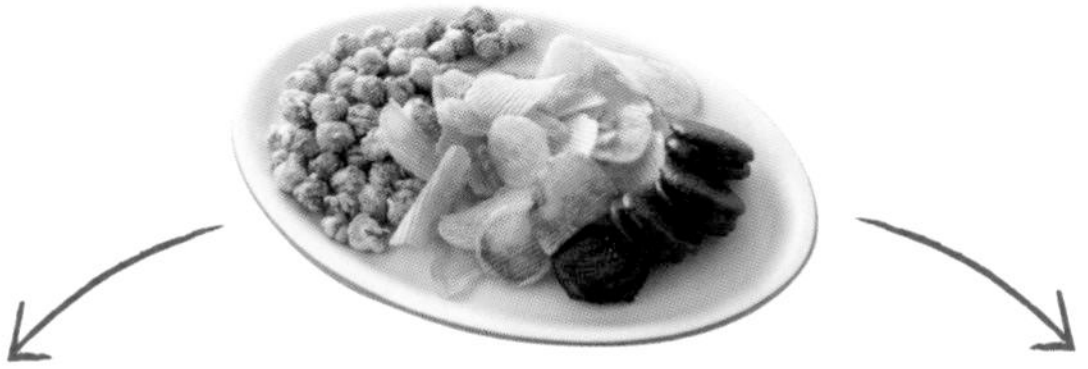

たんぱく質入り
おにぎり

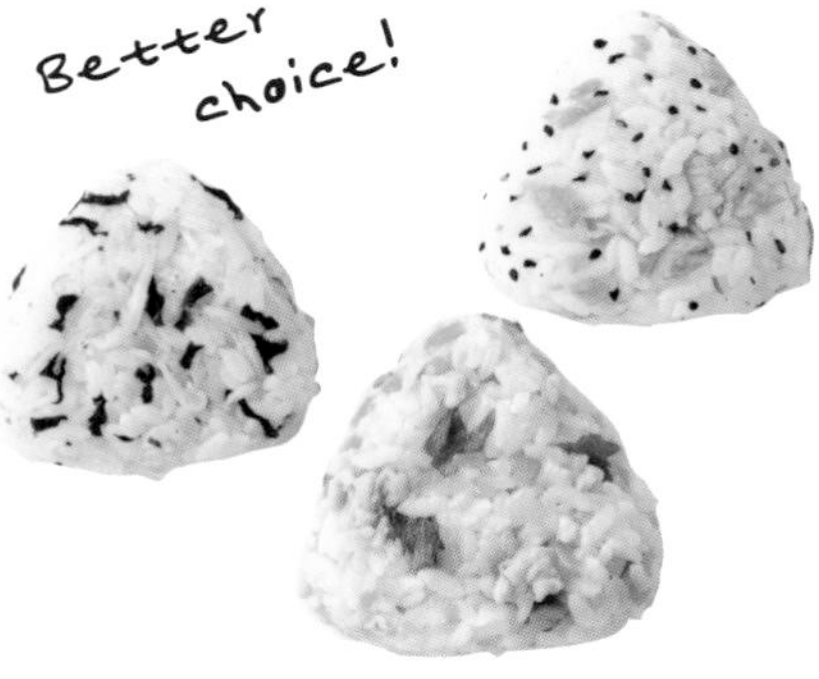
Better
choice!

たんぱく質入り
サンドイッチ

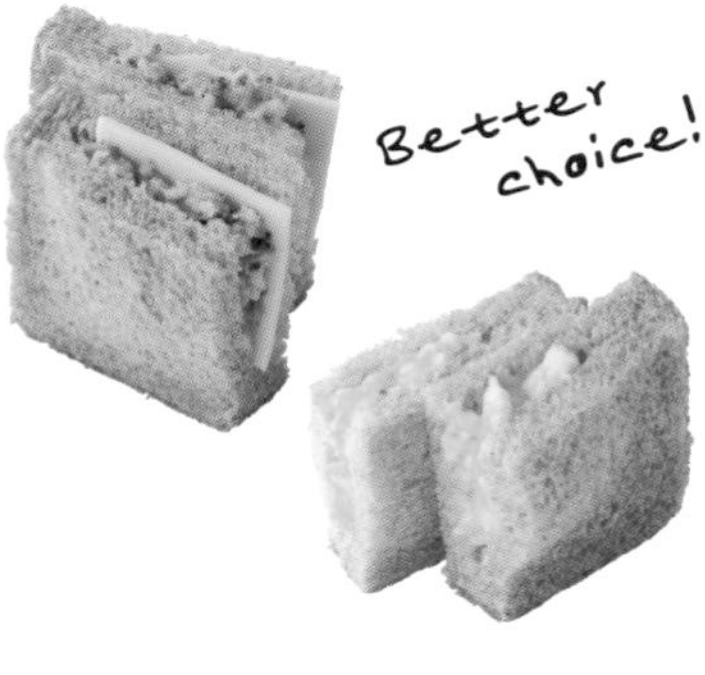
Better
choice!

ごはんだけのおにぎりに、肉そぼろや鮭フレークをまぜたり、それをのりで巻いたりすれば、栄養価はぐんとアップ！　サンドイッチはジャムではなく卵やツナなど、たんぱく質食材をはさみましょう。

モモ熱4

日光浴をしない＋魚を食べない親子には不足しています！ビタミンDで免疫力を高める

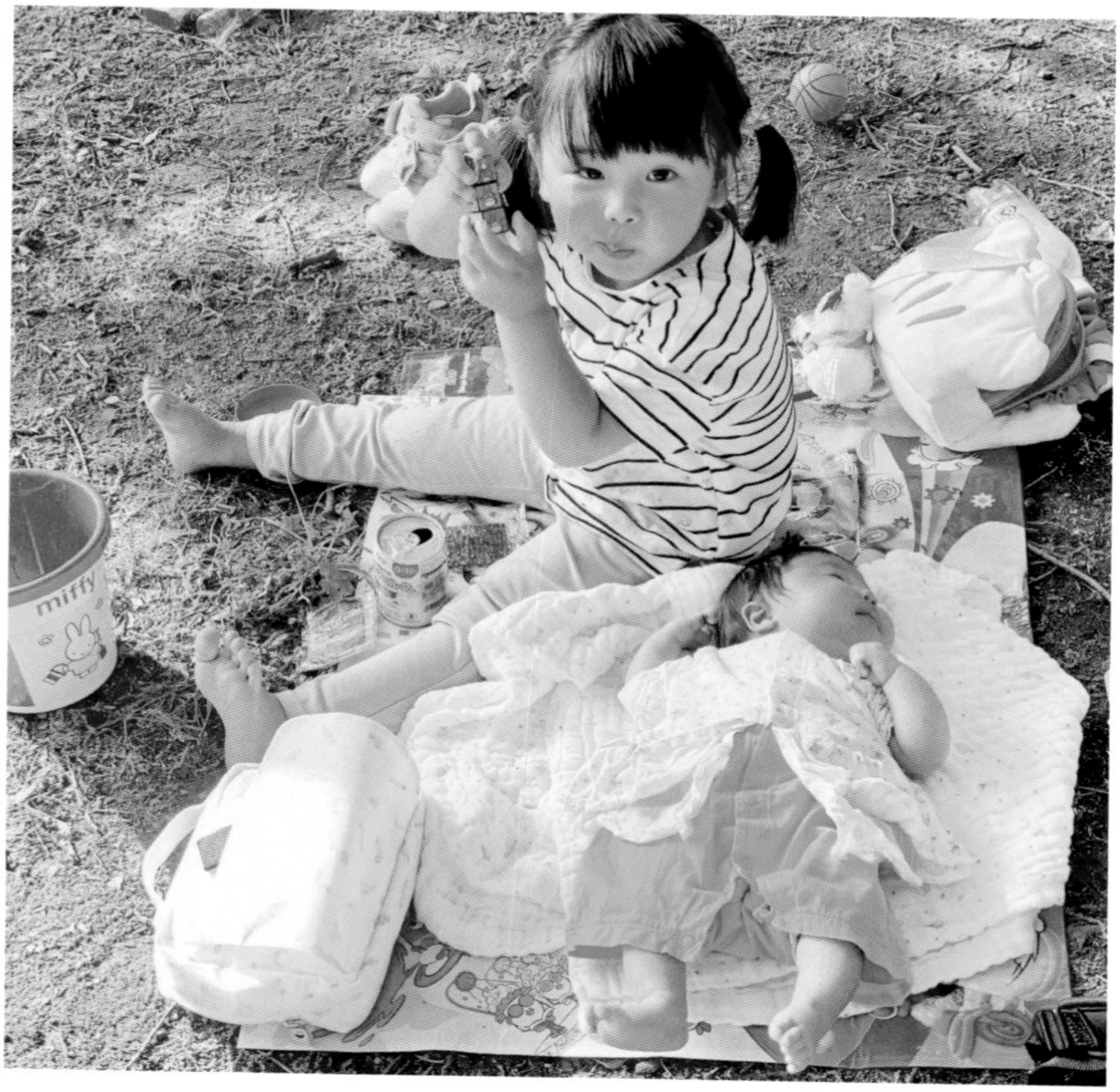

ひなたぼっこでビタミンDを産生中。

「日本人の食事摂取基準」の目安量は日光浴をしている前提です

ビタミンDの1日の摂取目安量 2020年版

1~2才 2.0μg ➡ 3.0μg に引き上げ

3~5才 2.5μg ➡ 3.5μg に引き上げ

諸外国にくらべて日本のビタミンD摂取目安量が少なかったのは、日光浴をしている前提の数値だったため。しかし、食事摂取基準2020年版（厚生労働省）からは、日照時間の変動やUVケアを考慮して、数値が引き上げられました。

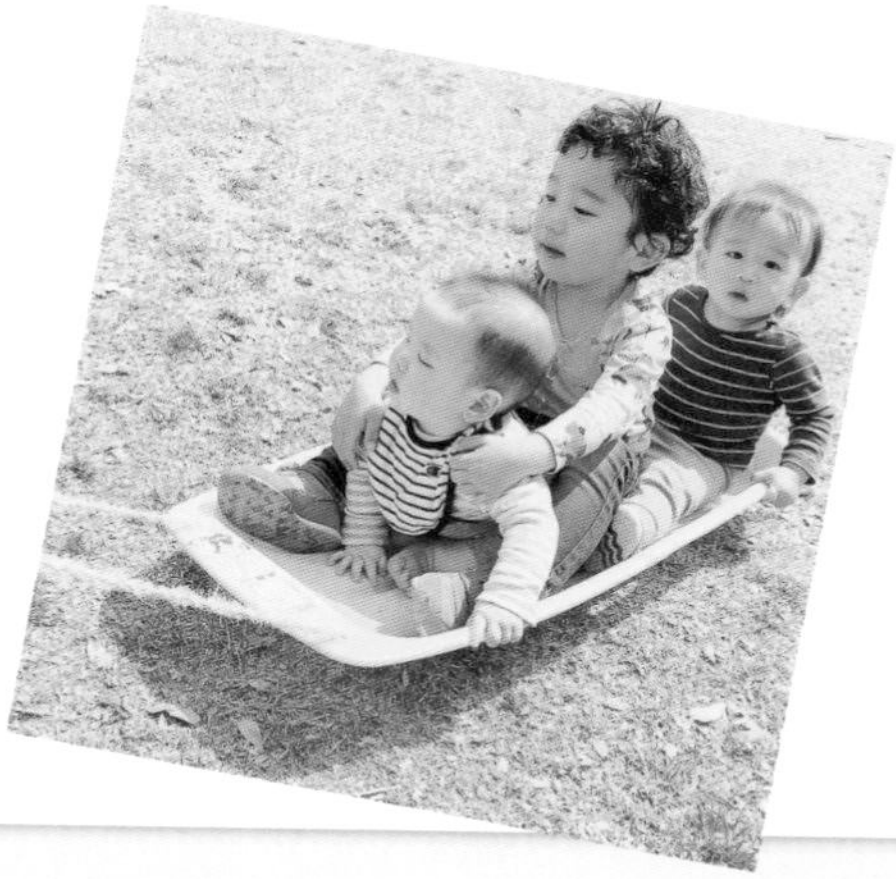

全身の細胞で ホルモンのように働く 重要なビタミン

日光を浴びることで体内でもつくられ、「サンシャインビタミン」といわれる、ビタミンD。いろいろなビタミンの一つでしょ、と軽んじてはいけません。子どもの骨や歯を強くするために重要な役割をし、細菌やウイルスへの抵抗力を高め、感染症に対する免疫の働きを支える、大切なビタミンです。

近年、ビタミンD不足がインフルエンザなど感染症、認知症、がん、うつ病、不妊症などと関連することがわかってきました。

つまり、欠乏させることの弊害は想像以上！　日本では特に乳幼児、妊婦、ママ世代、シニア世代が不足させています。

実は、血液中のビタミンDの濃度は、生まれたときから個人差があります。ママの妊娠後期が冬だった春生まれの子は、ビタミンDが欠乏しやすく、頭蓋ろう（頭蓋骨がやわらかい状態）の発生リスクが高くなっています（京都府・下表）。5月生まれは30％以上、3～4人に1人は骨が弱く生まれているという事実は驚きです。

7～9才の子どもを対象にした調査（※）では、19％がむし歯のリスクが高まる、エナメル質形成不全でした。これも妊娠中からのビタミンD不足との関連が明らかになっています。

「お散歩やひなたぼっこが日課だから大丈夫？」と聞かれれば、「日焼け止めを塗っていない」が条件。UVクリームで紫外線予防を徹底していると、ビタミンDの産生は期待できません。

※日本小児歯科学会臨床研究推進委員会が行った調査（2015年10月～2016年1月）。

妊娠後期が冬の「春生まれ」は、ビタミンDが欠乏しやすい!?

ビタミンD欠乏症の指標となる頭蓋ろうの発生率を、1120人の新生児を対象に調べた、京都府の研究では、妊娠後期が日照時間の短い冬にあたる4～5月生まれの子に頭蓋ろうが多く、11月生まれが最も少ないという結果に。妊娠週数や、出生体重、母親の年齢や出産回数とは、明らかな相関はありませんでした。

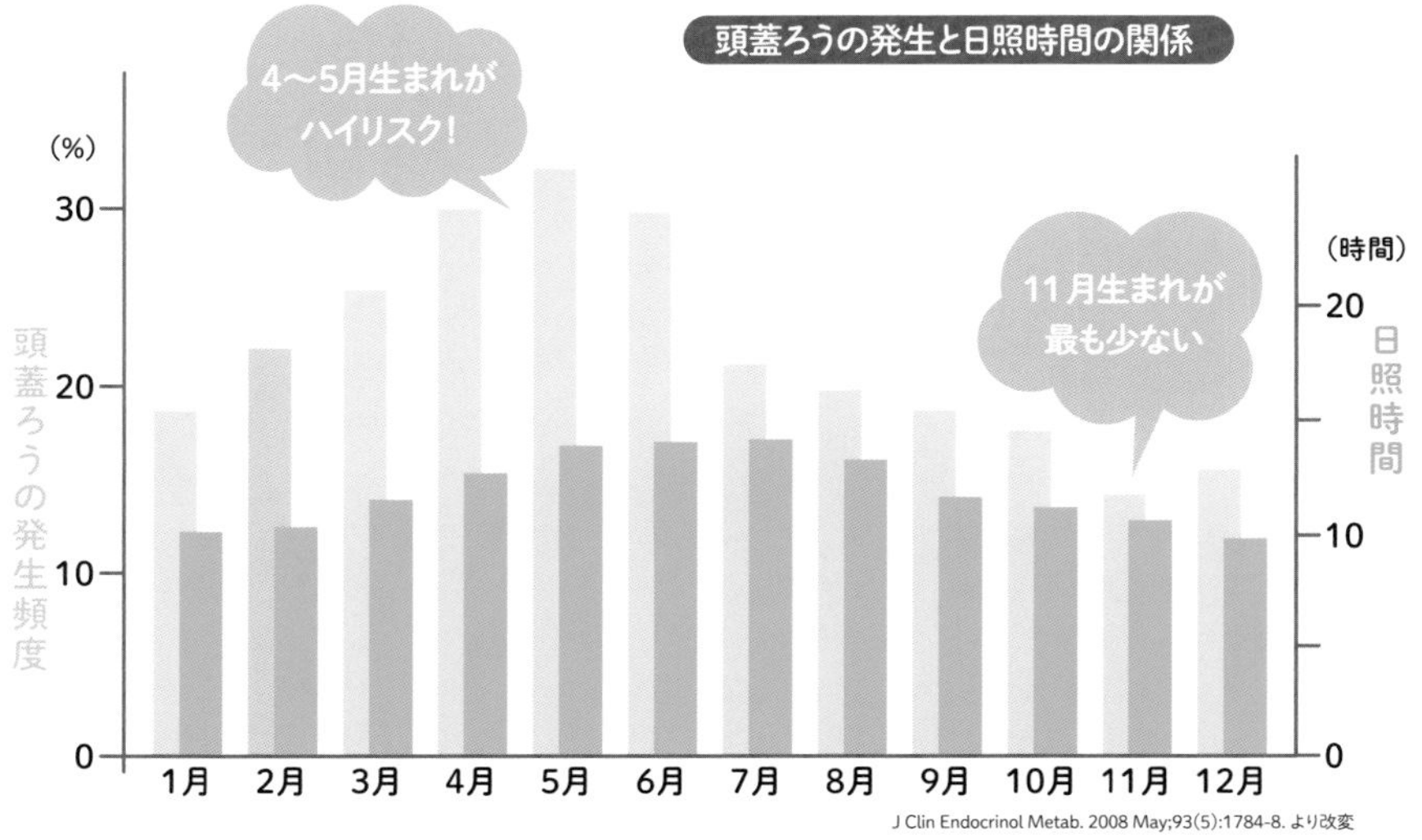

J Clin Endocrinol Metab. 2008 May;93(5):1784-8. より改変

モモ熱4

ビタミンD補強のために もっと魚を食べよう！ オイルも手軽です

美肌信仰のママが、子どもにも紫外線は悪いものだと教え、UVクリームを塗って日陰で遊ばせていたら……心配です。

海水浴などで紫外線を浴びすぎると害があることも事実ですが、適度な日光浴なしにビタミンDを充足させ、骨を強くすることはむずかしいです。私は、夏でも短いお出かけなら日焼け止めを使わず、サイト（※）で目安の日光浴時間を確認します。

また、日光浴したくても日照時間の少ない地域もあり、どんよりした天気がつづくことも。

そこで心がけたいのが、食事でのビタミンD摂取です。

ビタミンDはもともと含まれる食材が少なく、とれるのは魚、卵、きのこの主に3つ。魚は鮭、さば・あじなどの青背の魚、しらす干し、まぐろなど、どれもビタミンDが豊富です。

ごはんに鮭フレークやしらす干しをのせるだけなら手軽ですよね。きのこであれば、天日干ししいたけがおすすめです。

特に日照時間の少ない地域（東北や北陸、山陰地方）の人は、肝油ドロップやビタミンDオイルの使用を考えてみても。

ジュースや牛乳にビタミンDが添加されている国もありますし、日本でも昔は給食で肝油ドロップが配られていました。

私はスムージー＋Dオイル。ピッとたらすだけで、簡単です！小児科医も推奨しています。

※国立環境研究所「ビタミンD生成・紅斑紫外線量情報」モバイル用簡易サイト。

ビタミンDを多く含む食材をとる

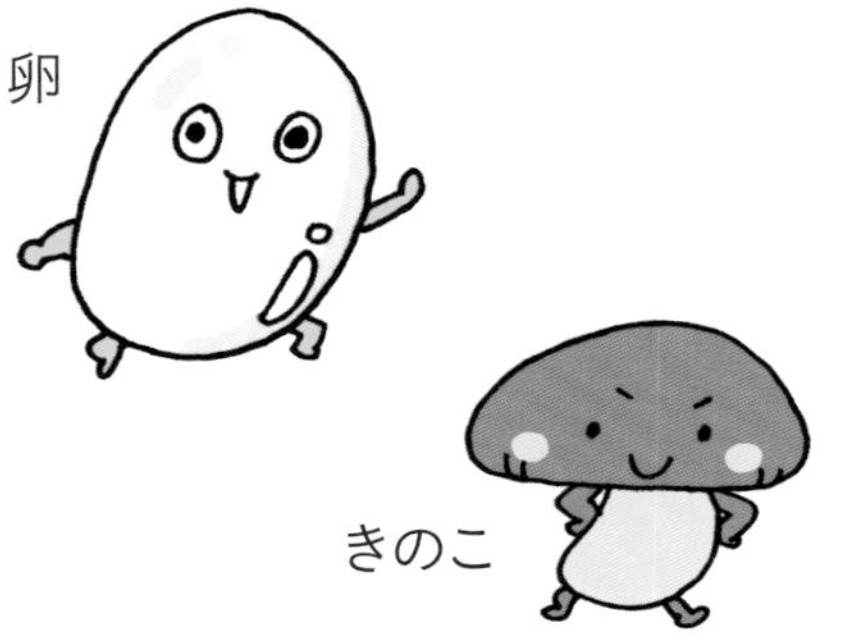
卵
きのこ

魚とくらべれば、1回にとれるビタミンDの量はかなり少ないものの、きのこや卵にも含まれます。コツコツとりましょう。

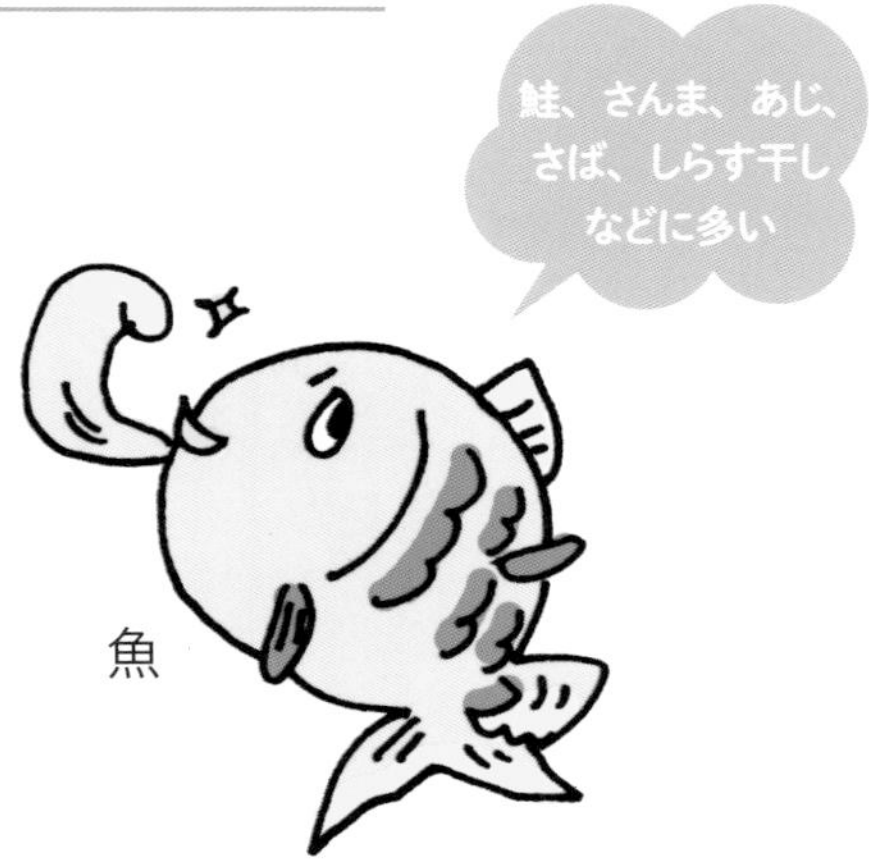
鮭、さんま、あじ、さば、しらす干しなどに多い
魚

魚はビタミンDを豊富に含む、数少ない食材。血液中のビタミンD濃度を上げようと思ったら、手っとり早いのは魚です！

心配な子は強化しよう！

ビタミンD不足解消のためにできること

□ 市販のビタミンDオイルやシロップを使う

オイルやシロップは、スムージーなどに1～2滴たらすだけで、手軽にビタミンDを補給できます。ベビー用品店やネットショップなどで購入を。

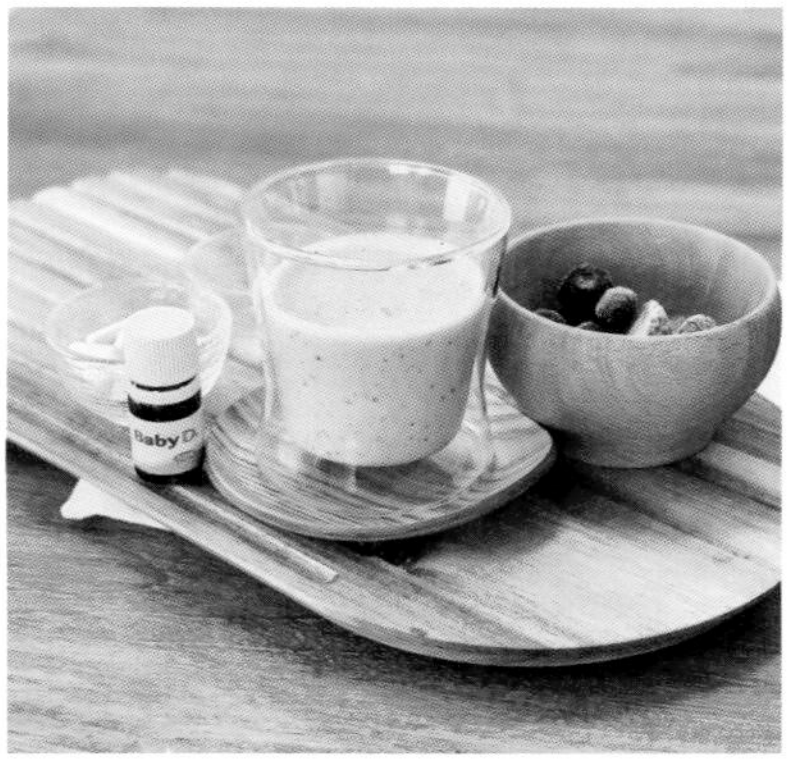

ビタミンD不足に注意！

日照時間の少ない県ランキング

都道府県と日照時間（年間）		
1位	秋田県	1526時間
2位	青森県	1642時間
3位	新潟県	1698時間
4位	北海道	1741時間
5位	山形県	1765時間
6位	岩手県	1778時間
7位	富山県	1799時間
8位	鳥取県	1825時間
9位	福井県	1844時間
10位	島根県	1851時間

総務省統計局　社会・人口統計体系／統計でみる都道府県のすがた2020（観測年：2018）より

□ 天日干ししいたけを使う

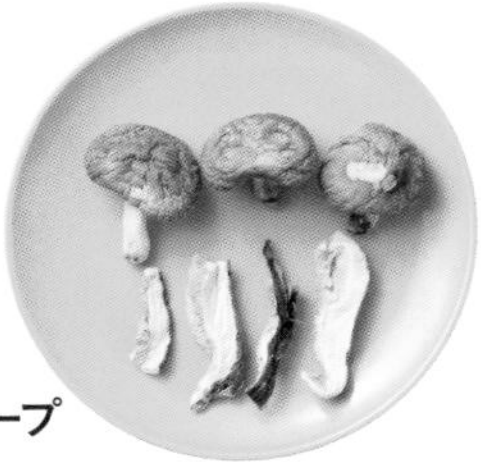

● p.81　即席★中華スープ
● p.89　豚ひき肉とさつまいものほっこりごはん

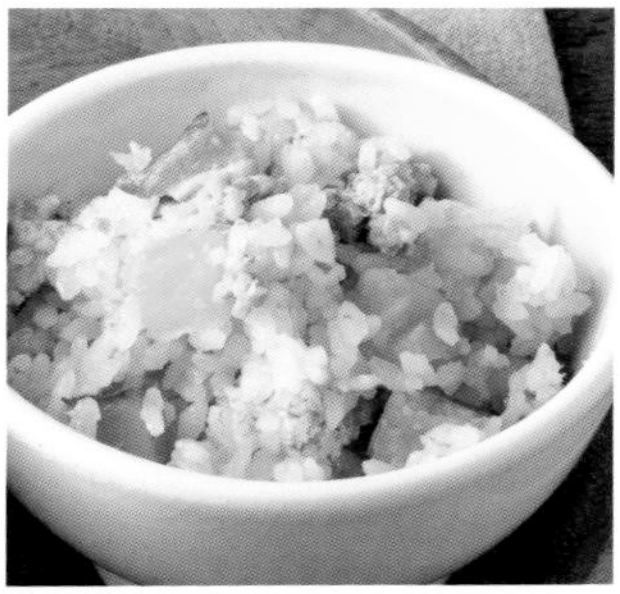

● p.108　八宝菜風うまみいため
● p.109　いり豆腐

天日干ししいたけは、紫外線に当たることでビタミンDがふえ、生や機械干しの3倍以上に！「水でもどすのはめんどう」であれば、手で砕いてスープや炊き込みごはんに加えるだけでOK。便利なスライスタイプも売っています。

□ 肝油ドロップで効率よく補給する

カルシウムやビタミンA・C・Dなどを添加した肝油ドロップや、キャンディー、グミなどは、1粒で効率よく栄養素を補えます。ただし過剰にならないように、目安量を守りましょう。

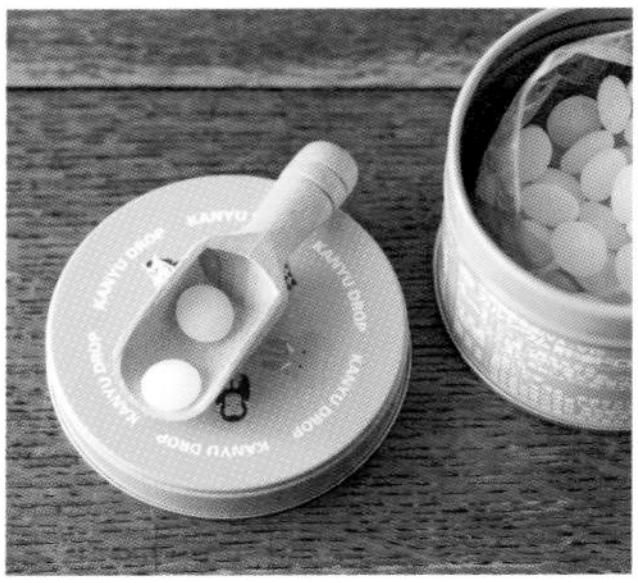

モモ熱5

3～7才は裸足育児で〝足裏アーチ〟をつくろう！

カルシウムで基盤の足づくりを

骨育の柱は栄養＋運動！どちらも大事!!

100年の人生を支える「骨」。身長を伸ばし、将来の骨折や骨粗しょう症を防ぐためにも、親としてはできる限りの〝骨育〟をしてあげたいですよね。

では、子どもの骨を育むために重要なことって？ 1つ目はもちろん、「栄養」です。

骨密度を高めるために、毎日補充しなければいけないカルシウムですが、残念ながら日本人の摂取量の充足率は毎年落第点。

カルシウムが豊富な食材は、骨ごと食べられる小魚や魚缶、桜えび、乳製品、海藻、大豆製品などです。ごはんにしらす干しをのせ、卵焼きに桜えび、みそ汁にわかめを入れ、おやつにヨーグルトをどうぞ！

また、骨＝カルシウムと思っている人も多いのですが、骨をつくるにはさまざまな栄養素が必要です（55ページ）。

モモ熱4で語っていますが、ビタミンDを不足させるとカルシウムの吸収率が低下し、骨が弱くなってしまいます。身長を伸ばすには、鉄筋であるたんぱく質の充足も欠かせません。

いずれの栄養素も含まれる食材は似ていて、和食にすると自然と補えます。スクスクと育つ骨を、栄養バランスのよい食事

ほぼすべての年代で不足しているカルシウム

日本人の各年代におけるカルシウム摂取量の充足率

卒乳後の1才代から、小学校入学までの幼児期に、カルシウムが不足しがち。小学校の給食で牛乳を飲む間は、一時的にカルシウムの充足率がふえるものの、中学生になるとまた減ってしまいます。

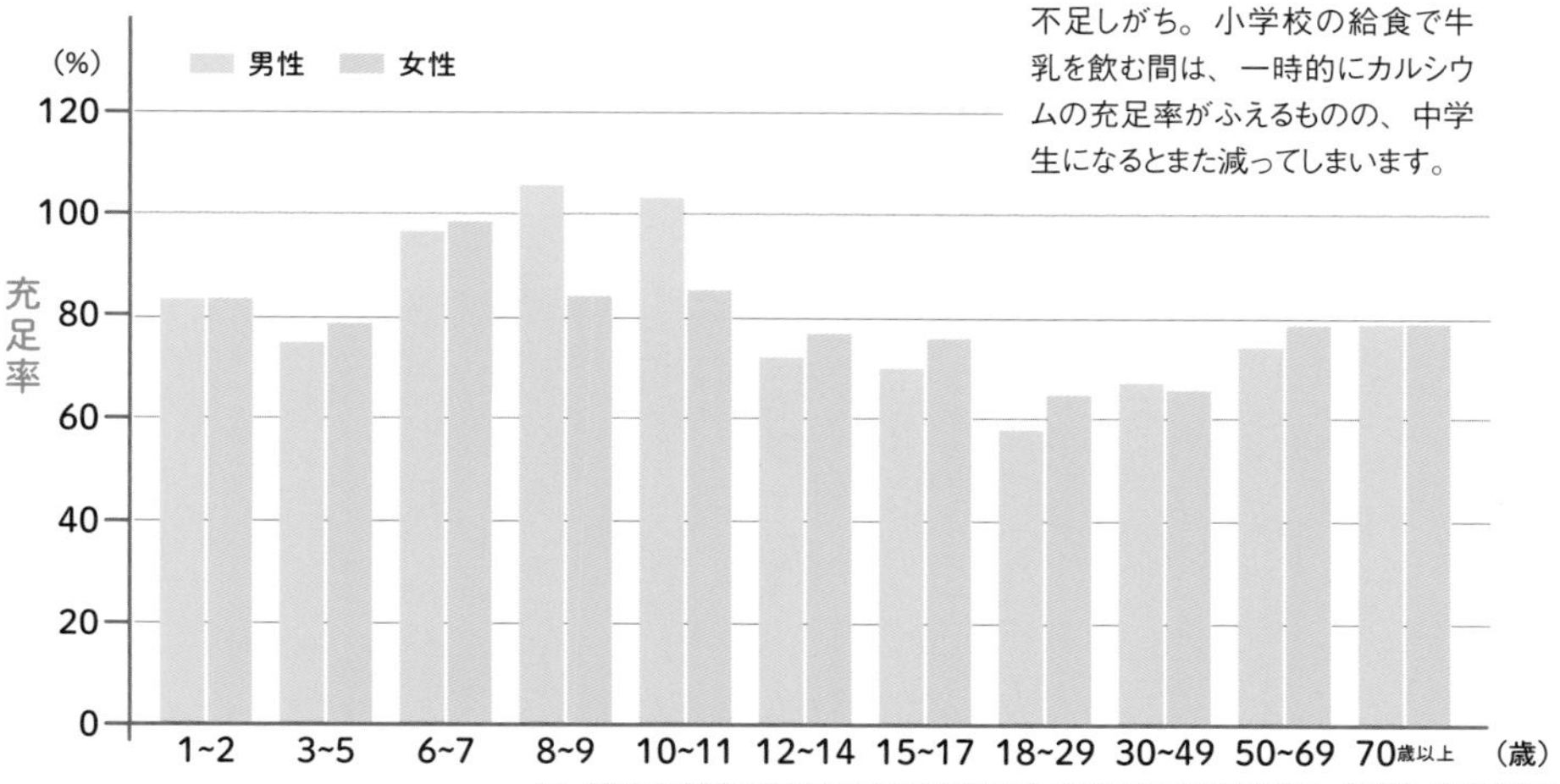

出典：推奨量／厚生労働省「日本人の食事摂取基準（2015年）」、摂取量／厚生労働省「平成24年　国民健康・栄養調査報告」

でサポートしましょう。

子どもの骨を育むために重要な2つ目は「運動」です。カルシウム代謝は骨に負荷をかけることで促進されるので、骨を強くするには運動が必須です。

暑い日も寒い日も公園へ。
活動量をふやすことや歩かせることを意識しています。

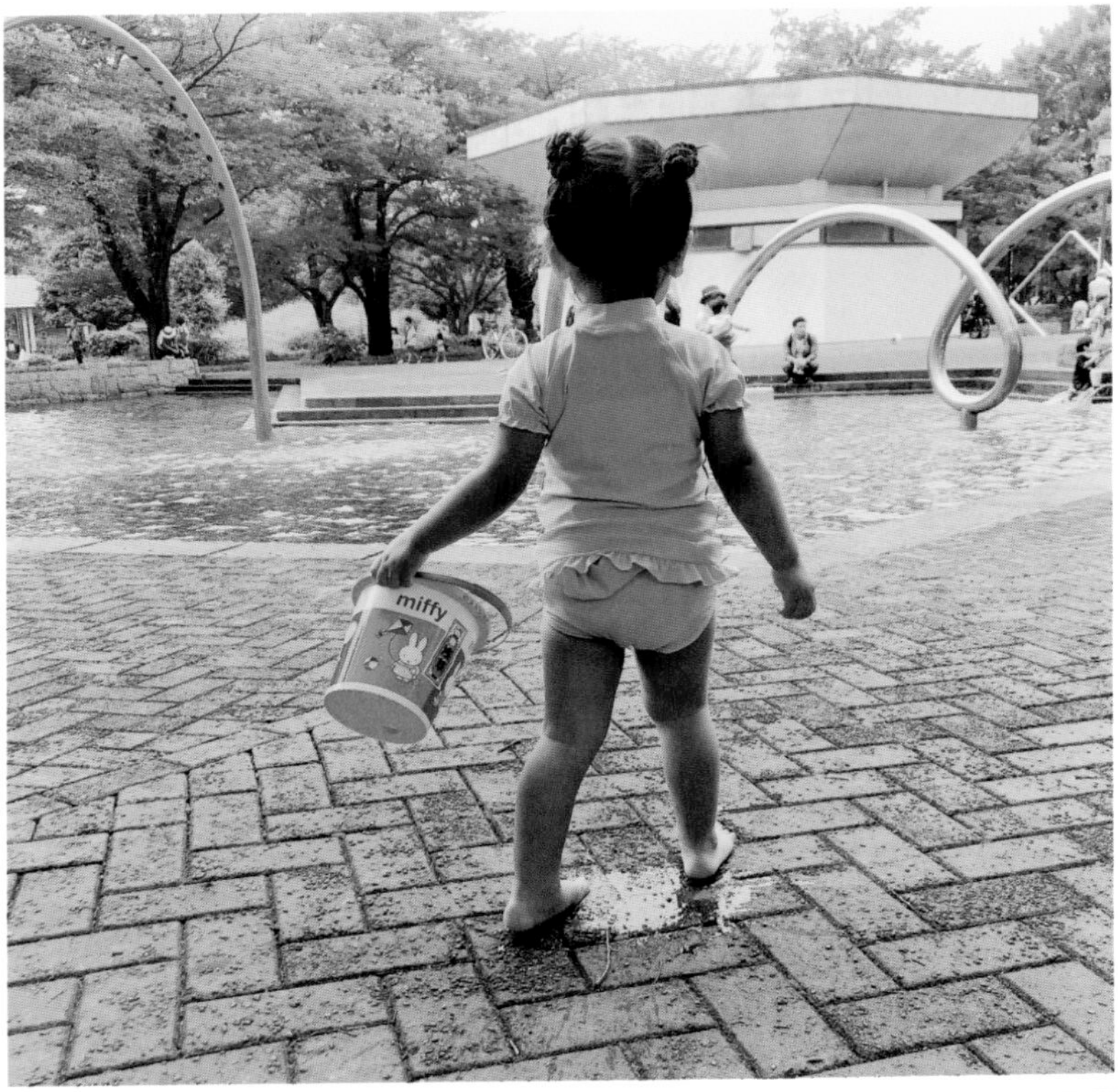

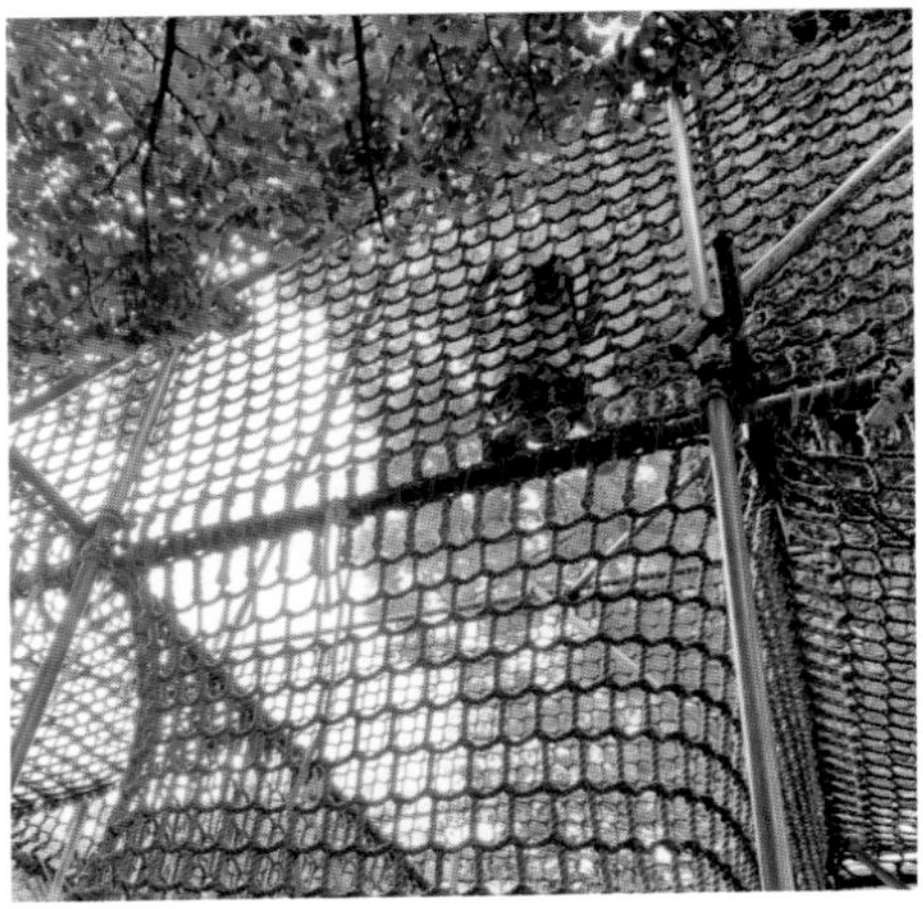

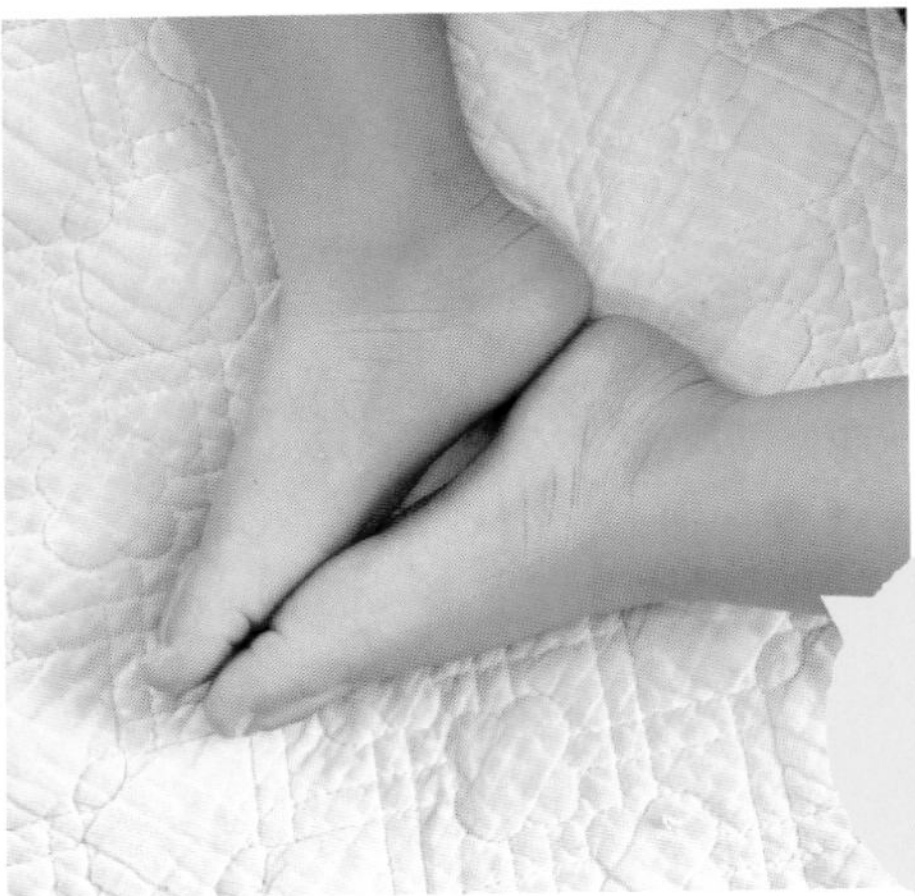

足裏アーチ育成中！

靴下を脱げるところでは脱ぎ、ターザンロープのある公園リストを作成して通いつづけた結果、足裏アーチができてきました。

モモ熱5

汚れても、今はがまん！土踏まず形成のために裸足にさせる

2才ごろまでは足裏全体がつく歩き方ですが、3才以降は、かかとからつま先に重心を移す歩き方を習得していきます。

そして3～7才が、体を支えるクッションの役目を果たす〝足裏アーチ〟（土踏まず）形成のピーク。

今、土踏まずがない扁平足《へんぺいそく》の子が、小学校に上がる時点で半数ほどいる、という話を聞きます。けが防止のために子どもの足を守りすぎることが要因かもしれません。

わが家では、将来の扁平足、腰痛、膝痛、外反母趾《ぼし》に悩まされないですむように、3～7才のころは、基盤の足づくりに全力を注いでいます。

裸足で走ることで土踏まずの形成率が高まり、脳の働きが活発になって認知能力が向上したという報告もあり、白い目で見られようとも、裸足育児！

靴も靴下も、脱げるところでは脱ぎ、ターザンロープのある公園リストを作成して通いつづけた結果、3才から少しずつ足裏アーチができてきました。

裸足育児は、夏は暑いし、冬は寒い。安全性の考慮もあり、親は大変。「危ない」「汚れる」「靴をはいて」と言いたいのを今はこらえ、がんばっています。

小学生以降は？というと、外遊びが減ってゲームや室内遊びがふえる一方、骨折率は増加（下表）。骨を強くする運動習慣を継続していくことが大切です。

小・中学校、高校での骨折率がふえている

骨折の発生率の推移

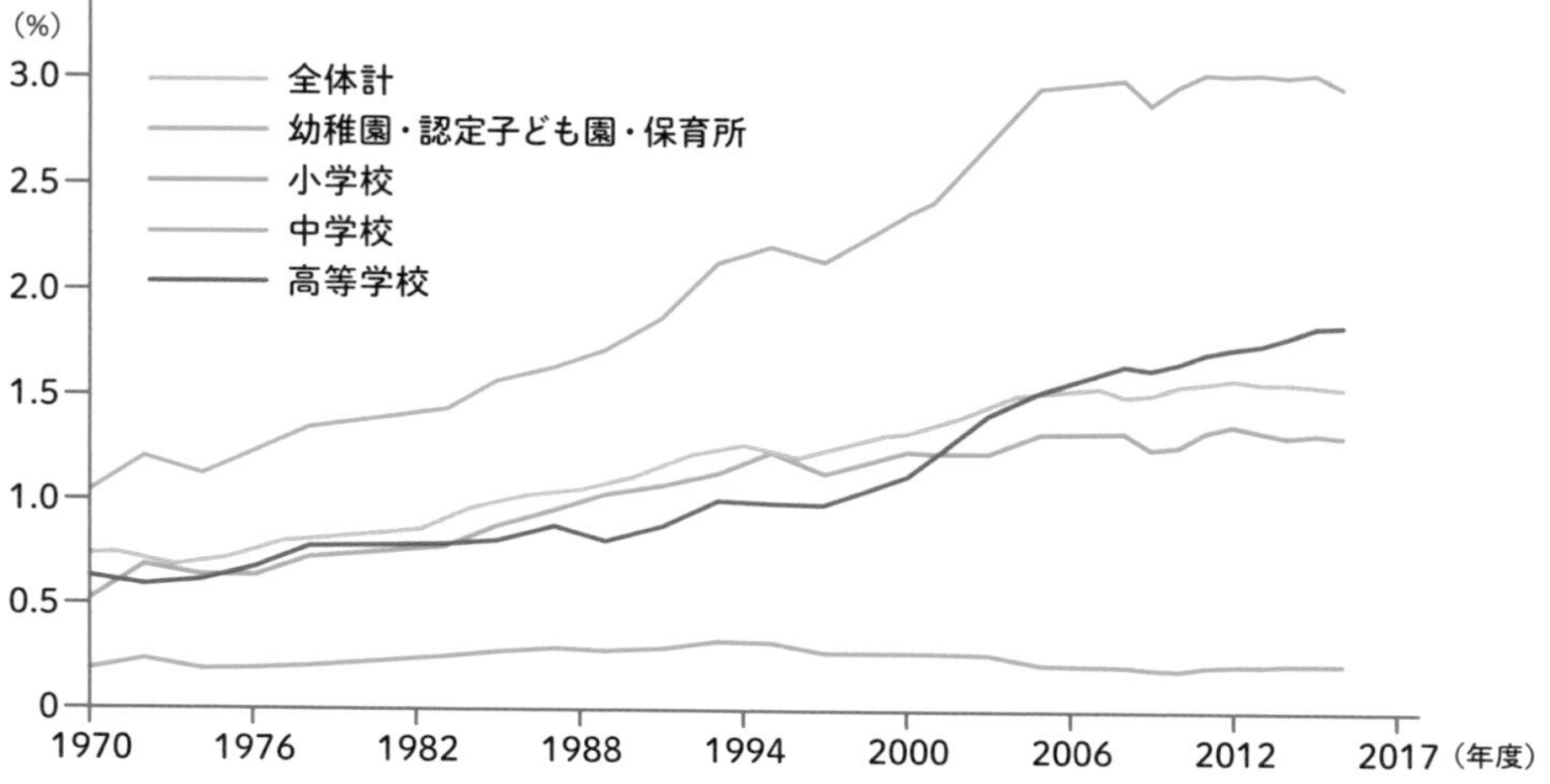

出典：独立行政法人日本スポーツ振興センター「学校の管理下の災害−基本統計−」各年

骨折の発生率の推移を見ると、小学生未満では減少傾向にあるものの、小学校から高等学校では横ばいか増加傾向に。全体計では、2017年度には25年前の約1.4倍、40年前の2倍程度にふえています。

不足させやすい栄養素に要注意！

骨をつくる栄養素

**骨をつくるにはカルシウムだけではなく、
さまざまな栄養素がかかわっています。
骨や歯を丈夫にして、身長を伸ばすために、
これらの栄養素をバランスよくとりましょう！**

骨を支える“鉄筋”になる

たんぱく質

骨の鉄筋部分になるのがコラーゲン（らせん構造のたんぱく質）です。

- 肉
- 魚
- 卵
- 乳製品
- 大豆製品

骨を固める“コンクリート”

カルシウム

鉄筋（コラーゲン）にコンクリート（カルシウム）が詰まっているほど、骨密度の高い丈夫な骨に。

- 小魚
- 桜えび
- 乳製品
- 海藻
- 大豆製品

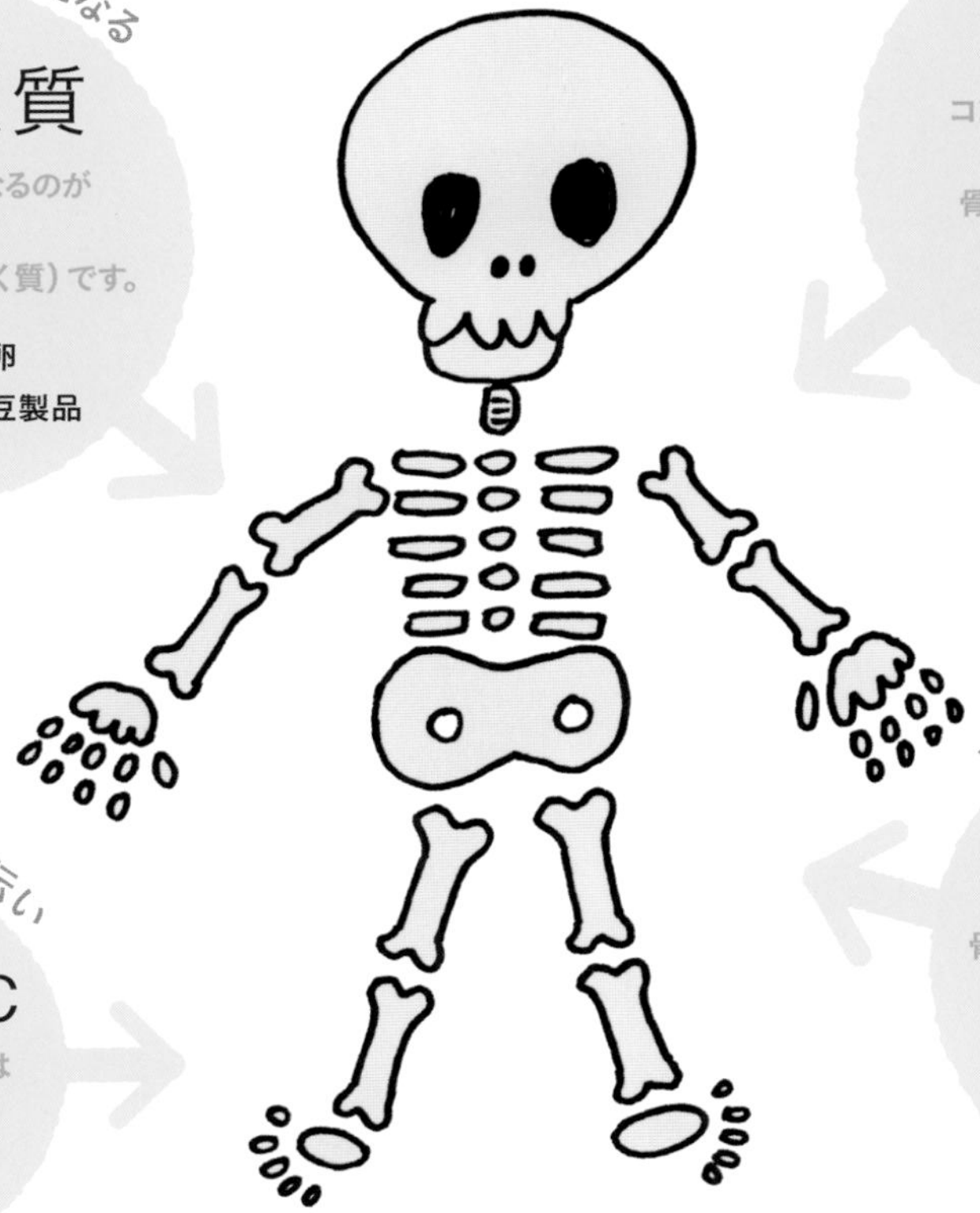

鉄筋をつくるお手伝い

鉄・ビタミンC

コラーゲンの合成には鉄とビタミンCが必要です。

カルシウムの兄弟ミネラル

マグネシウム

半分以上が骨に貯蔵されていて、カルシウムといっしょに働くミネラル。

- 魚介
- 海藻
- 大豆製品

カルシウムの沈着を促す

ビタミンK

カルシウムが骨に沈着するのを促す働きがあります。

カルシウムの吸収を助ける

ビタミンD

体内でカルシウムが吸収され、骨に沈着するのをサポートします。

- 魚
- きのこ
- 卵

モモ熱6

お米が主食の和食で脳を育てる

子どもの人生を豊かにするのは〝ごはん食〟です！

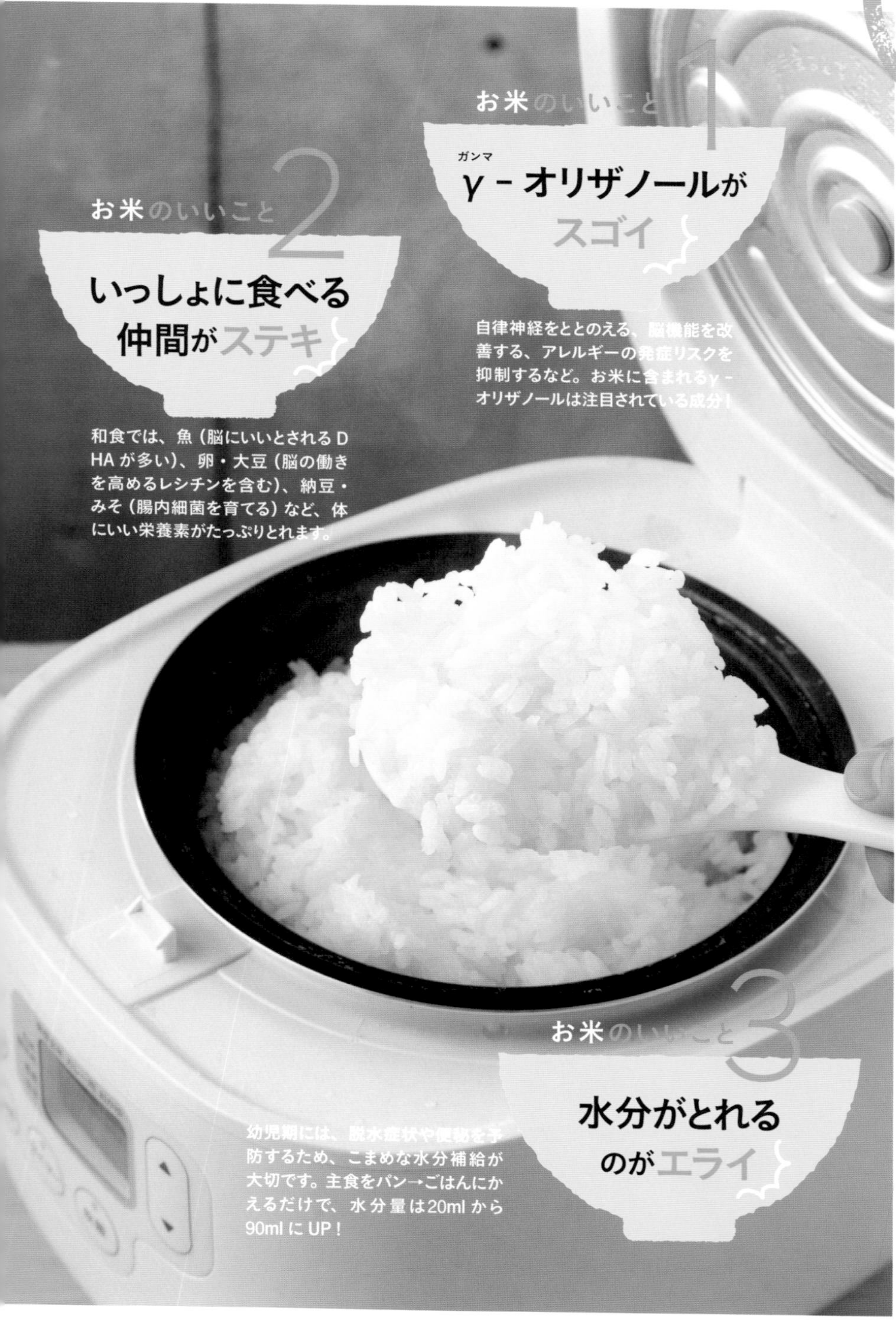

お米のいいこと1

γ《ガンマ》－オリザノールがスゴイ

自律神経をととのえる、脳機能を改善する、アレルギーの発症リスクを抑制するなど。お米に含まれるγ－オリザノールは注目されている成分！

お米のいいこと2

いっしょに食べる仲間がステキ

和食では、魚（脳にいいとされるDHAが多い）、卵・大豆（脳の働きを高めるレシチンを含む）、納豆・みそ（腸内細菌を育てる）など、体にいい栄養素がたっぷりとれます。

お米のいいこと3

水分がとれるのがエライ

幼児期には、脱水症状や便秘を予防するため、こまめな水分補給が大切です。主食をパン→ごはんにかえるだけで、水分量は20mlから90mlにUP！

栄養豊かな ごはん食の魅力を 再発見しよう

　知れば知るほどすばらしい、お米の力。その魅力を語り出したら、キリがないほど。

　時間のない朝には、子どもが自分で食べられるパンは、親もラクで助かりますよね。でも、ごはん食には手間をかけるメリットがたくさんあります。

　まず、米そのものの栄養価。炭水化物はどれも同じ、と思っていませんか？　米の主成分はでんぷん（糖質）ですが、それ以外にも、たんぱく質、脂質、食物繊維、ビタミン、ミネラルなどの栄養素も含まれます。

　たんぱく質は必須アミノ酸をバランスよく含むほど良質ですが、アミノ酸スコアは米が65点、小麦は37点。つまり米の勝ち！

　特に近年、注目されているのがγ-オリザノールという、米に特有の成分。自律神経をととのえて不安、緊張、うつを抑制し、アレルギー発症リスクを低下させるなど、秘められた効能が解明されつつあります。

　ちなみに、わが家の朝ごはんは、自分で食べられるおにぎり、みそ汁（具はあさり・豆腐・根菜など）、卵焼き、焼き魚、あえ物、果物などが定番。

　品数が多くて大変かといえば、決まったパターンなので悩まなくていいからラクなのです。魚のDHA、大豆や卵のレシチンなど、ブレインフードといわれる脳によい脂質をたっぷりとることができます。

　むしろ週1〜2回、メリハリをつけるためのパン献立のほうが、おかずに困ってしまいます。

お米を食べると

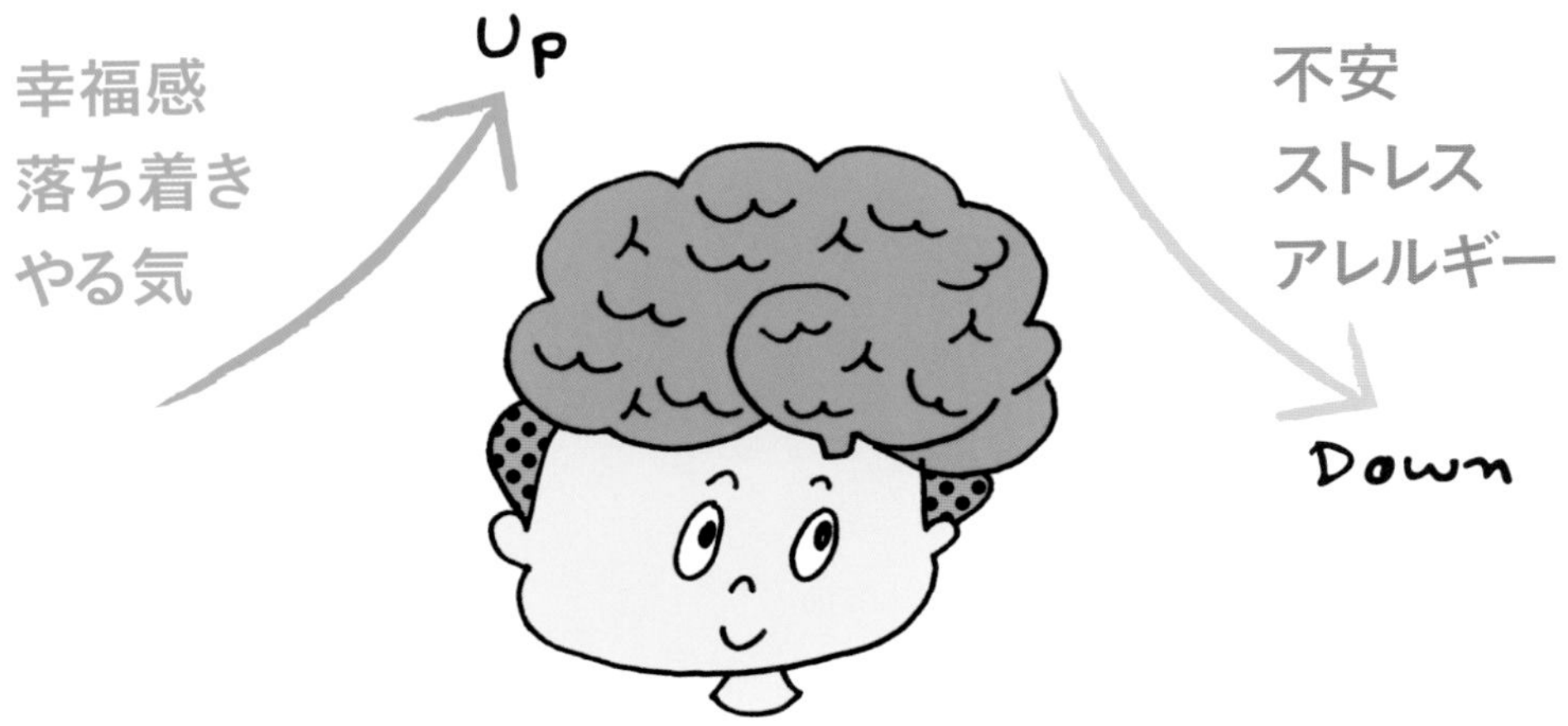
Up
幸福感
落ち着き
やる気
不安
ストレス
アレルギー
Down

たとえば 朝食を和食にすると

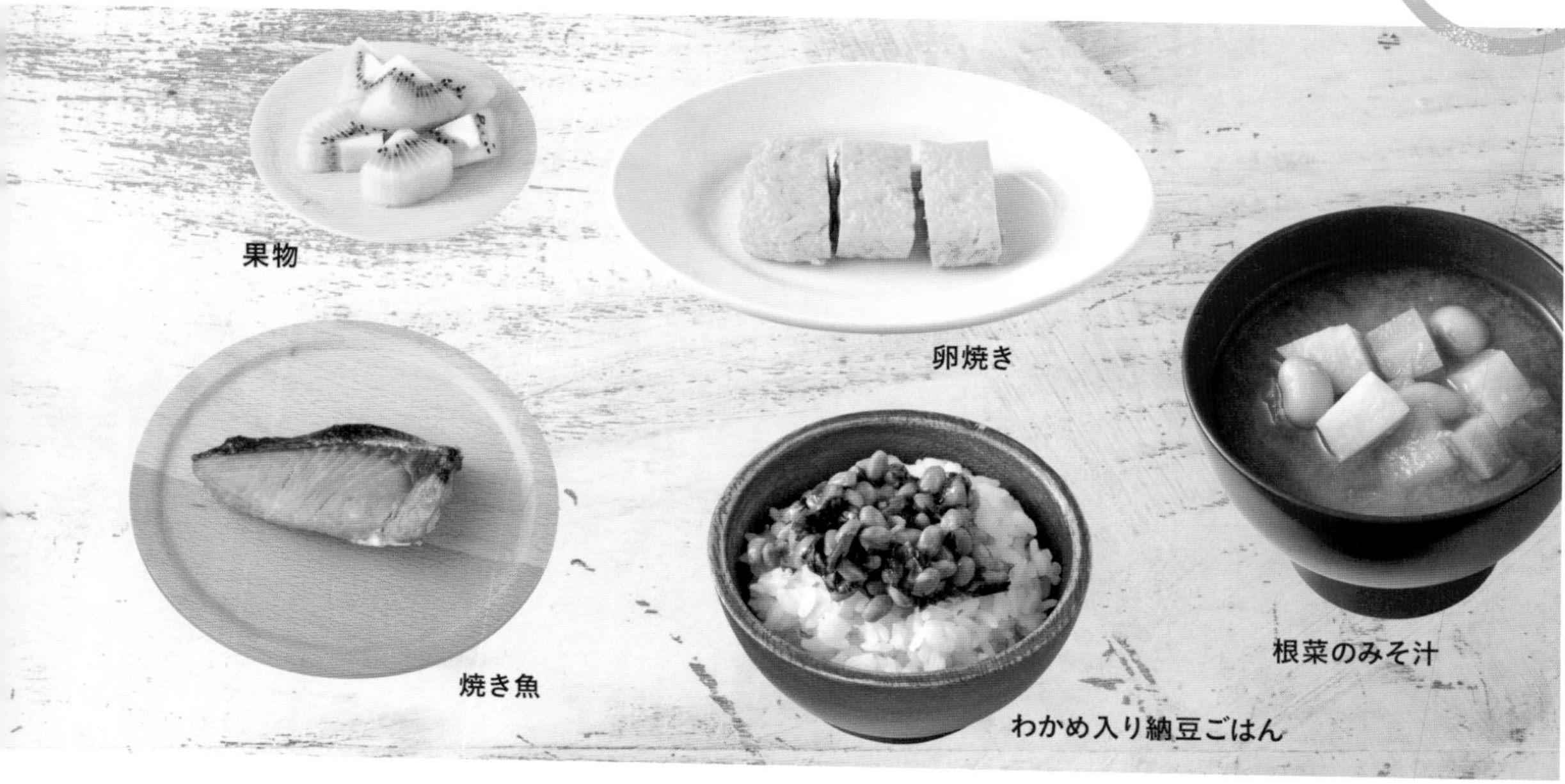
果物
卵焼き
焼き魚
わかめ入り納豆ごはん
根菜のみそ汁

歯並びに影響する〝かむ力〟を育てるのも和食

ごはんを主食にしておかずを考えると、とれる栄養素も自然と豊かになります。

朝食がパン派、ごはん派の女子大学生で比較した研究(左表)では、鉄、カルシウム、ビタミンC、食物繊維など、必要な栄養素がしっかりとれているのは、和食のごはん派です。

パン派に多くなりがちなマーガリンやマヨネーズなどに含まれる飽和脂肪酸が少なく、魚のDHA、発酵食品がとれるのもごはん派のメリット。

ただし、和食の注意点は、塩分が多くなりやすいこと。薄味にできればパーフェクトです。

また、咀嚼《そしゃく》(よくかむ)という点でも、パンとごはんとでは、ごはんに軍配が上がります。食パン＜白いごはん＜雑穀米＜炊き込みごはんの順で、かむ回数はグンとふえます。

偏食が少ない子や、かたいメニュー(かむメニュー)を意識して出している家庭の子は咀嚼能力が高い、という報告があります。好き嫌いが味ではなく、「かむ＝疲れる＝嫌い」になっている可能性もありそう。

よくかむと、栄養素の消化吸収がよくなり、むし歯予防やきれいな歯並びにも影響。脳が活性化し、運動神経もよくなる、といいことずくめ!

ママの若返りにも一役買ってくれますから、親子でいっしょに〝かみかみ〟できる和食の機会をふやしてみてください。

こんなにイイコトいっぱい！

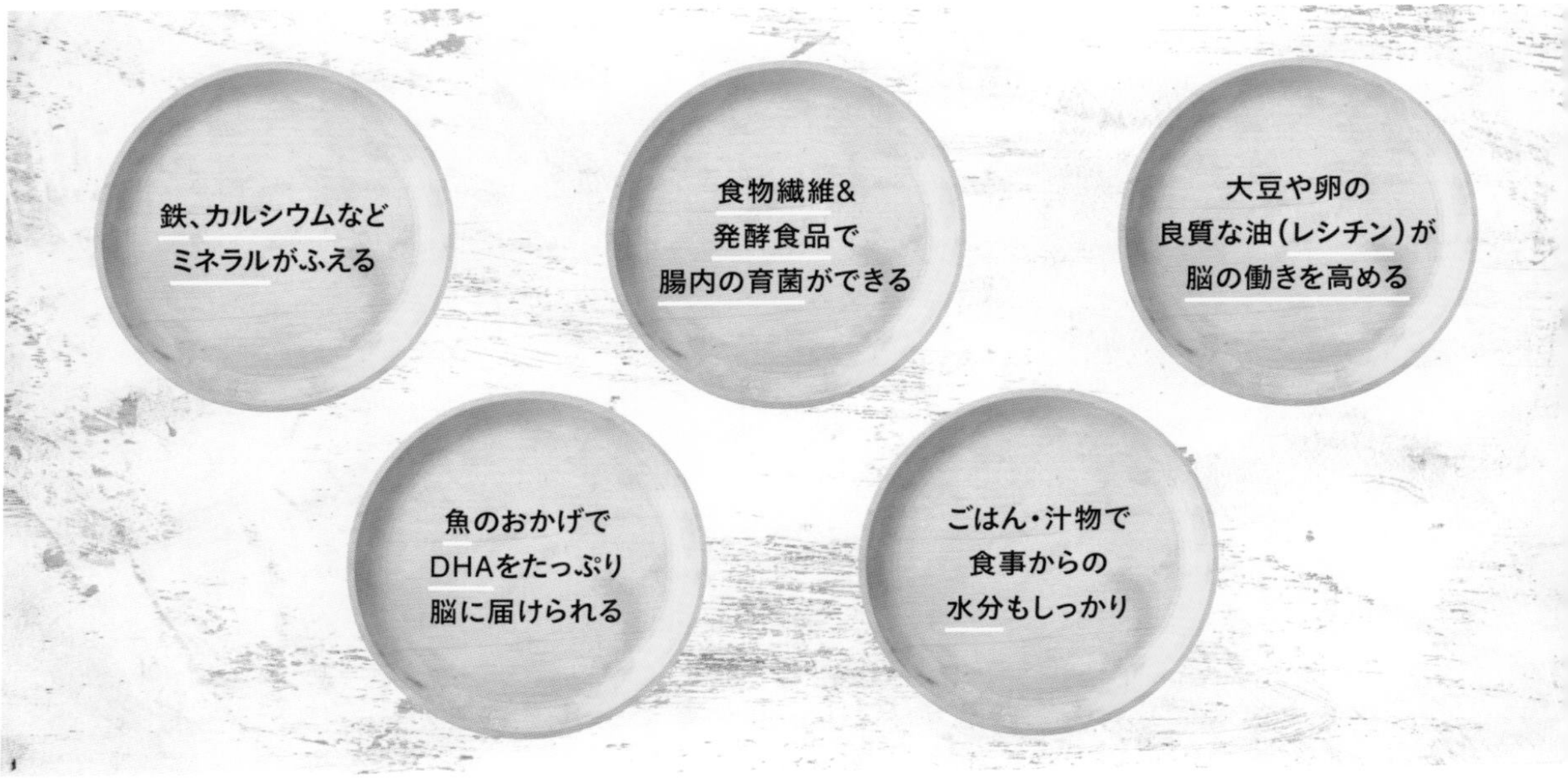
鉄、カルシウムなど
ミネラルがふえる
食物繊維&
発酵食品で
腸内の育菌ができる
大豆や卵の
良質な油（レシチン）が
脳の働きを高める
魚のおかげで
DHAをたっぷり
脳に届けられる
ごはん・汁物で
食事からの
水分もしっかり

朝食が「ごはん食」だと、体にいい栄養素がふえる

朝食の主食「ごはん」-「パン」の頻度（回／週）による栄養素摂取量の違い

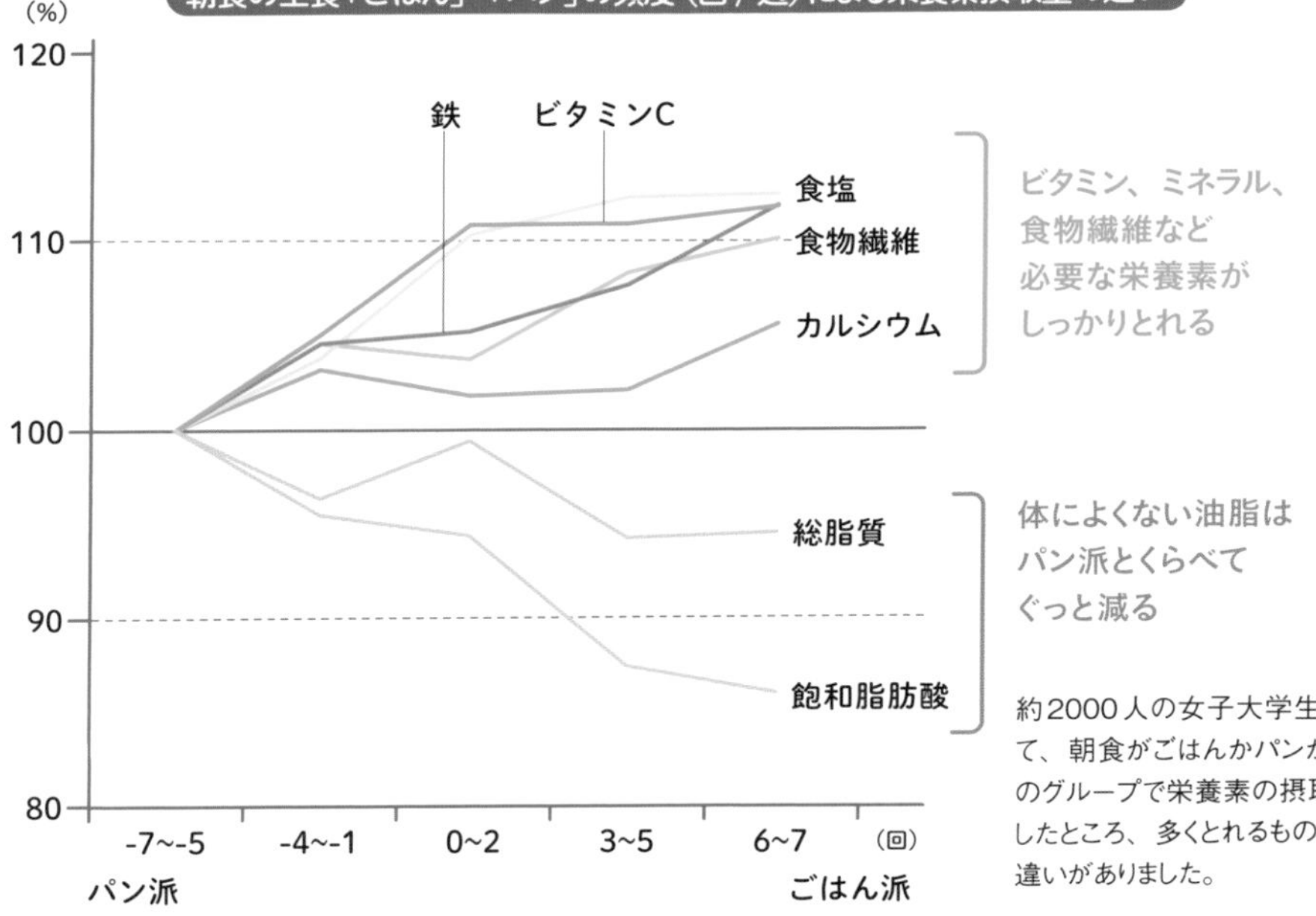

体によくない油脂は
パン派とくらべて
ぐっと減る

約2000人の女子大学生を対象として、朝食がごはんかパンかという2つのグループで栄養素の摂取量を比較したところ、多くとれるものに明らかな違いがありました。

出典：Sasaki S,et al. Eating frequency of rice vs.bread at breakfast and nutrient and food-group intake among Japanese female college students. J Community Nutr.2002;4:83-9.

モモ熱7

海・山・畑の恵みで体を丈夫に

「野菜が減る→お菓子がふえる」を止めたい！

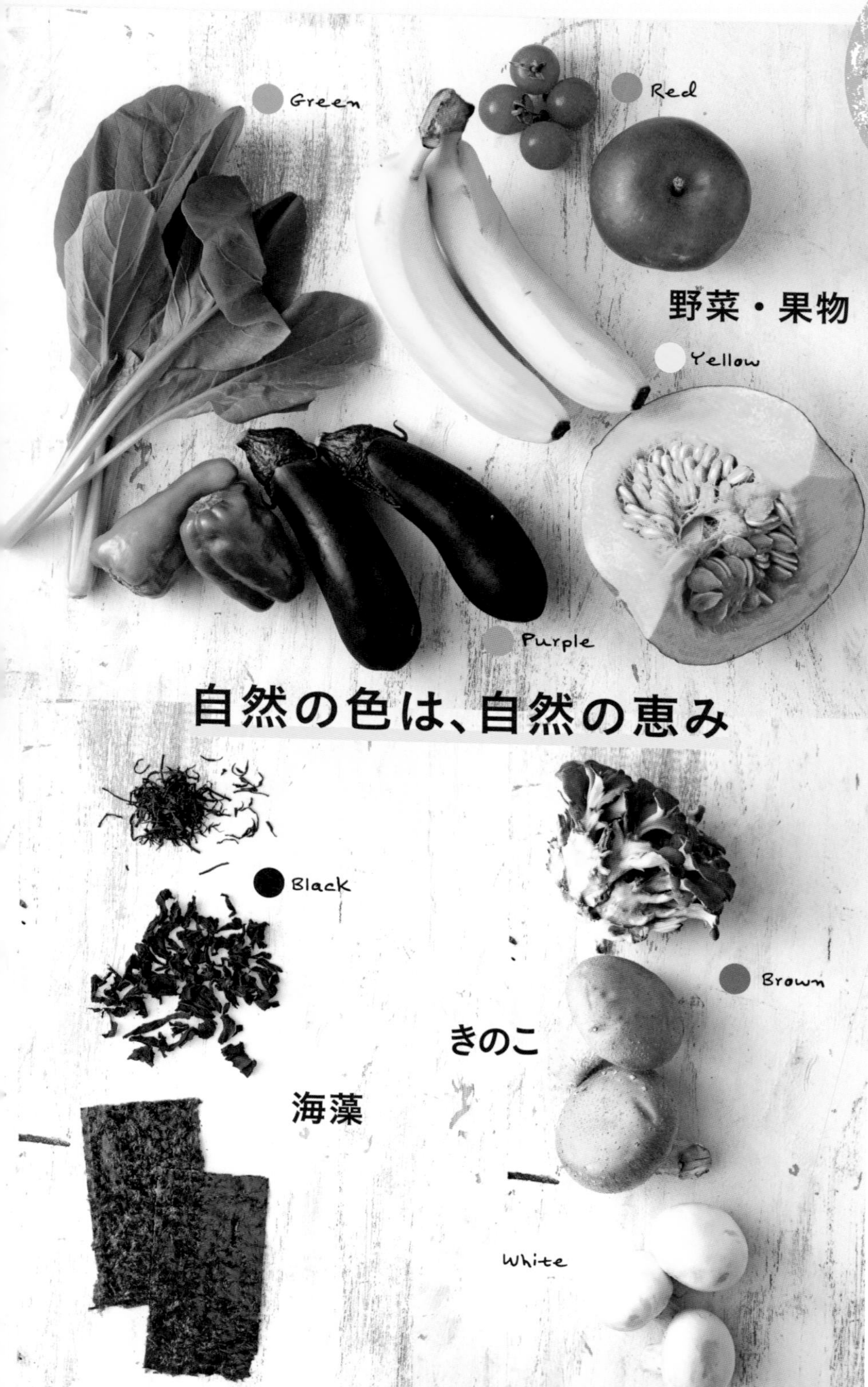

Green
Red
野菜・果物
Yellow
Purple
自然の色は、自然の恵み
Black
Brown
きのこ
海藻
White

食物繊維には免疫の働きをサポートする力がある

主食のごはん＋おかずのたんぱく質のほか、忘れずに食べてほしいのが、野菜・果物、いも、きのこ、豆類、海藻。海・山・畑の恵みが詰まった食材です。

これらに共通して多く含まれるのが「食物繊維」です。

食物繊維といえば、便秘対策。「お野菜を食べないと、うんちが出ないよ」と、子どもに言いますよね。規則正しい排便があれば有害菌の腸内滞留時間が短くなり、感染症や食中毒の重症化を防ぐことにもなります。

さらに近年では、食物繊維が免疫力にも影響していることがわかってきました。

食物繊維の一部が腸内細菌の働きで発酵・分解されるとき、「短鎖脂肪酸」が発生します。

この短鎖脂肪酸の一種である「酪酸」が免疫の暴走を防ぎ、アレルギー疾患やインフルエンザなどの感染症を防ぐ可能性がある、と注目されているのです。

腸内細菌にエサを与えて免疫の働きをサポートするためにも、食物繊維をとることは大事！

ただ、子どもが便秘だからと、シリアルを食べさせる人が多いのですが、不溶性の食物繊維ではかえって便秘が悪化することもあるので注意が必要です。

便をやわらかくする水溶性食物繊維もとるようにしましょう。

簡単なのは、おやつで与えること。わが家でも果物や干しいも、のりは定番のおやつ。5章の手作りおやつも、食物繊維リッチなレシピになっています！

食物繊維には2種類あることを知っておく

水溶性食物繊維

便をやわらかくする

水にとける食物繊維は、便に水分を含ませてやわらかくします。子どもの「直腸性便秘」にはこちらがおすすめ。

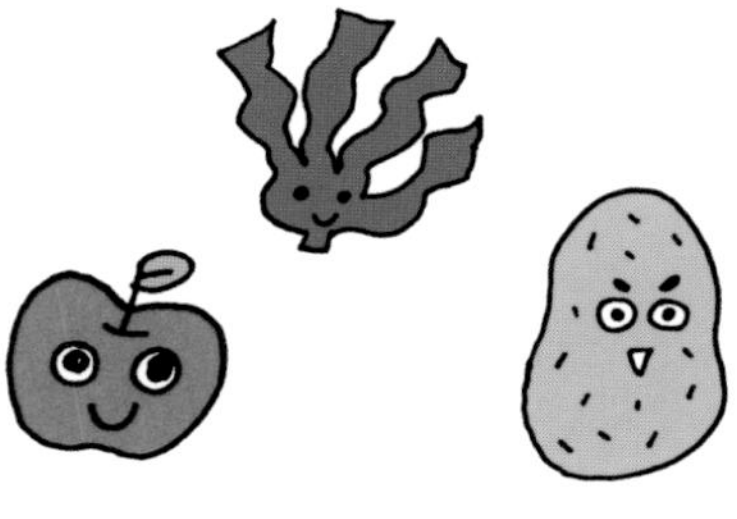

海藻・果物・いもなど

不溶性食物繊維

便のかさをふやす

水にとけない食物繊維は、便のかさをふやし、腸を刺激して蠕動《ぜんどう》運動を活発にしてくれます。

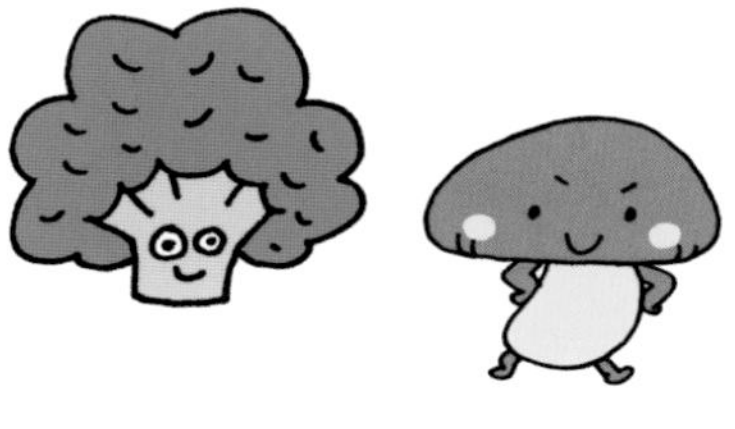

野菜・きのこ・豆類など

食わず嫌いならママがおいしく食べる顔を見せよう

お子さんの野菜嫌いに悩まされるママは多いですね。わが家でも「ピーマン嫌いって言ったのに！」なんて言われます。

苦みやえぐみは毒を連想させるので、嫌うのも命を守る本能ではありますが、「ずっと食べられないの？」と心配ですよね。

子育てのあるある話で「園では食べるのに」というのがあります。これは、幼児ならではの〝モデリング〟。先生や仲間の行動を模倣しているのです。

実際に、食事は（新しい食べ物ほど）先に誰かが目の前で食べて見せることで、食べる量がふえることが報告されています。特にそれがママだと効果的。余裕がないときでも、いったんは「あ〜ん」とおいしく食べる顔を見せると、「ママが食べているなら安心なんだ！」と思って、モデリングしてくれるかも。

もう一つ、「うちの子、○○が嫌いだから」とあきらめてしまうママが多いですが、それが偏食の原因となる可能性も。

というのは、同じものをくり返し出されると、その食べ物を好きになる〝単純提示効果〟があり、少なくとも10回は食べさせることが大切だからです。

家庭でのいちばんの偏食対策は、楽しい食卓です！ いろいろな食材を親もいっしょに食べる、野菜を育てる、お手伝いをしてもらう……。子どもが笑顔になれる会話をしながら、食事をワイワイ楽しみましょう。

野菜の頻度が減って、お菓子がふえていく

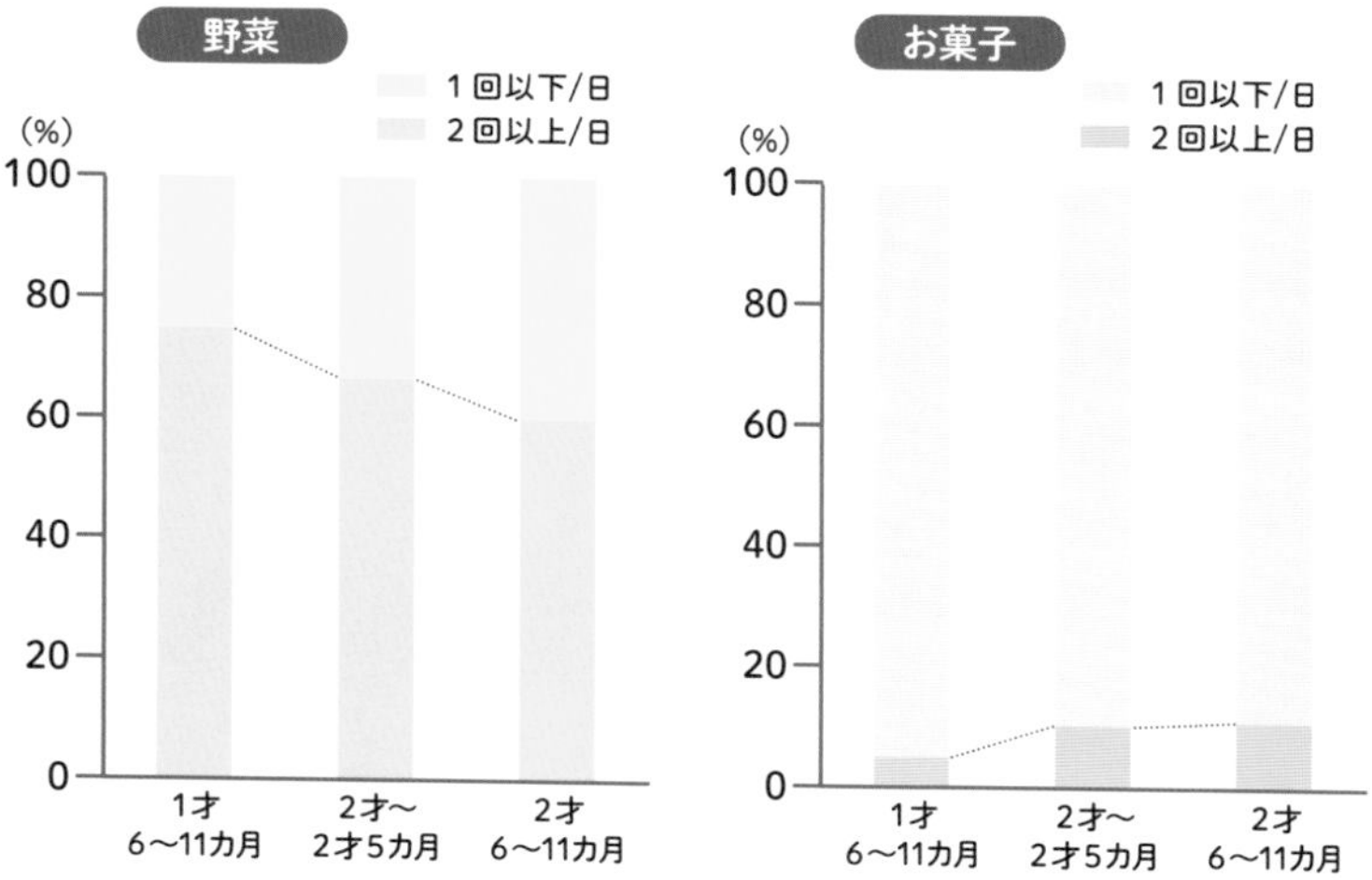

出典：ハピママ調査（ラブテリ）

離乳食を卒業する1才代後半から、お菓子をあげる頻度が上昇しています。それと反比例するように、野菜の登場が減ってしまう傾向に。子どものおやつ対策は5章（115ページ〜）を参考にして。

野菜と仲よくなるアクションを起こそう！

収穫体験をしてみよう

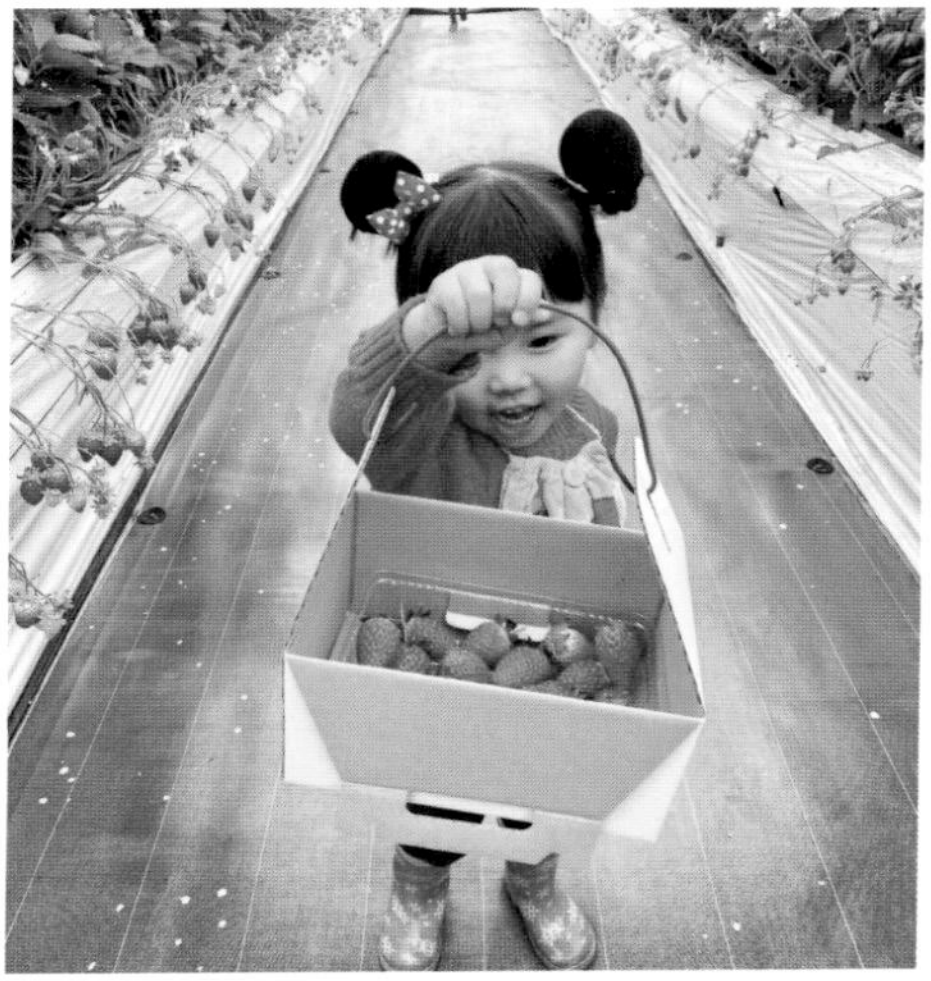

食卓に並ぶ野菜や果物が、畑で手間暇かけて育てられているということを、子ども自身が見て、感じて、食べてわかる。嫌い、苦手と言っていたものでも、自分で収穫すると食べられるんです。

八百屋さんで買い物をしてみよう

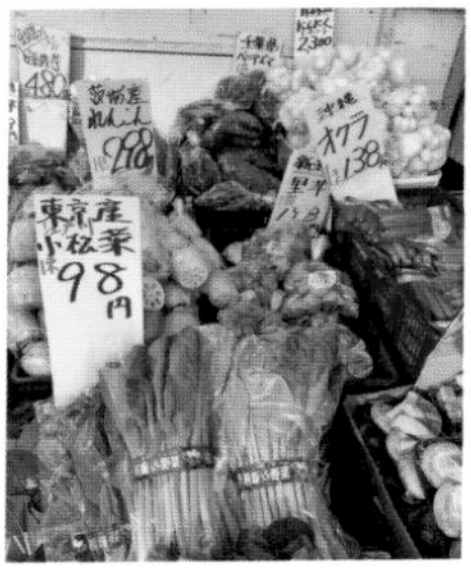

散歩の途中に、八百屋さんに立ち寄ってみませんか？「大きく育ったね！」「この野菜、どんな味かな」など、お話ししながら選んでみて。

プランターで野菜を育てよう

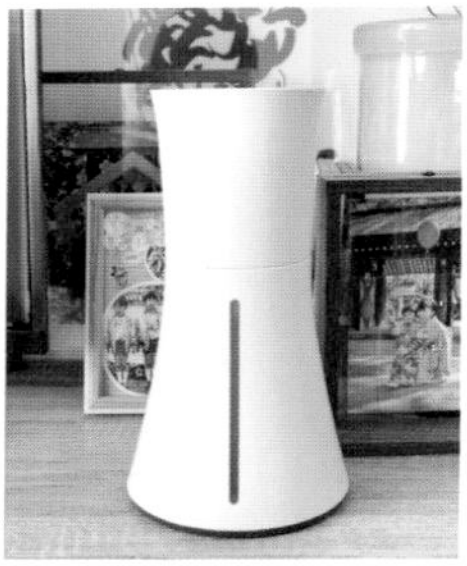

水と顆粒土が入っていて、自動で水やりしてくれるオートプランター。これなら忙しくても、室内で小さな家庭菜園を楽しめます。

野菜の絵本を読んでみよう！

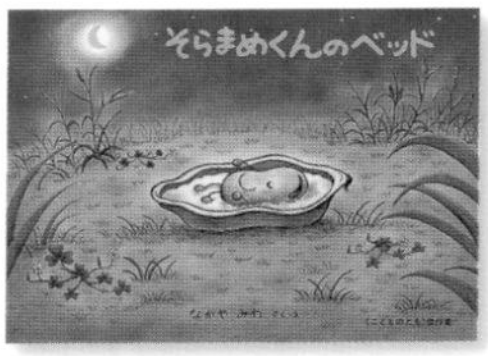

大切なふかふかのベッドを、最初は意地悪しちゃったけど、勇気を出してお友だちに貸してあげるそらまめくん。そのやさしさにじーんとして、そら豆好きになりそう。
『そらまめくんのベッド』
作・絵：なかや みわ（福音館書店）

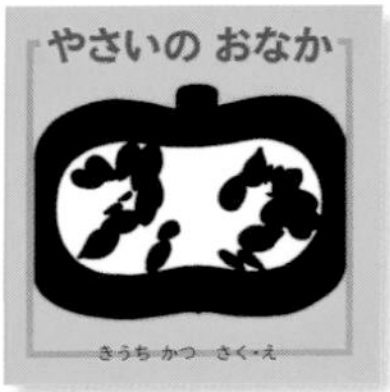

「この野菜、な〜んだ？」と聞いてみて。黒いおなか（断面）で当てるのは、大人でもむずかしいもの！ なぞなぞ感覚で当てっこしながら野菜に興味が持てます。
『やさいのおなか』
作・絵：きうち かつ（福音館書店）

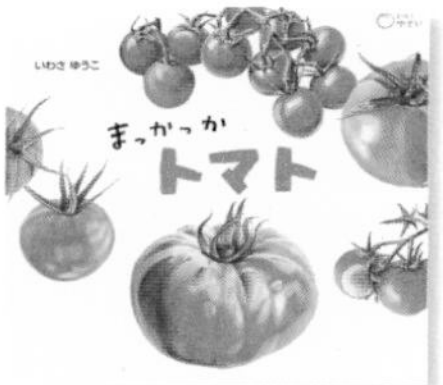

真っ赤に育っていく、トマトの生命力にあふれた絵本。本当においしそうで、読み終わると、親子で「今すぐ、トマト食べたい！」という気持ちになります。
『まっかっか トマト』
作：いわさゆうこ（童心社）

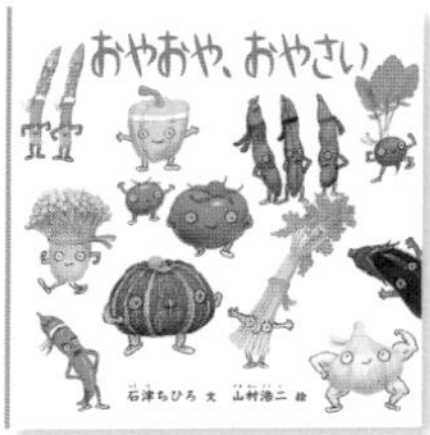

苦手な野菜も、「マラソン大会」でイキイキと走る姿は、いとおしい！「食べてみようかな？」というきっかけになるかも。
『おやおや、おやさい』
文：石津ちひろ
絵：山村浩二（福音館書店）

モモ熱8

よい菌は味方につけて、悪い菌はふやさない！

抗菌時代こそ、ちゃんと育菌

3才までが菌を獲得できるゴールデンエイジ

誕生から数日で、赤ちゃんのおなかの中は善玉菌（ビフィズス菌）が90％を占めます。でも、加齢とともにハイスピードで減り、悪玉菌がふえていく。下の表を見ると、ぞっとしますよね。

腸（腸内細菌叢《そう》）には数百～1000種、40兆個ともいわれる腸内細菌がすんでいます。赤ちゃんは生まれたときから〝腸村〟の住民をせっせとふやし、腸内細菌叢はおよそ3才までに固定するといわれます。

だから3才までが、育菌のゴールデンエイジ！

近年では、アレルギーや花粉症が先進国にふえているのは、「衛生的な環境で、多様な微生物にふれる機会が少なくなったことが原因」という衛生仮説があります。

世界各国で、農村の子どものアレルギー比率が低いことを示す論文を見ると、殺菌・抗菌の影響を考えてしまいます。

都会に住んでいても、いろいろな環境でいろいろな菌にふれることはとても大切です。

できるだけ多くの菌を獲得することが、生涯にわたって体の不調や病気を防ぐことになると思うと「動物ふれ合いイベントはない？」「よし、次は牧場へ」と、焦る私です。

また、食べることも腸内細菌をふやす方法です。納豆やヨーグルトの菌をおなかに届けたり、食物繊維やオリゴ糖で善玉菌にエサを与えたりしましょう。

腸内のビフィズス菌は20才になると10%に減ってしまう

腸内細菌に占めるビフィズス菌の割合

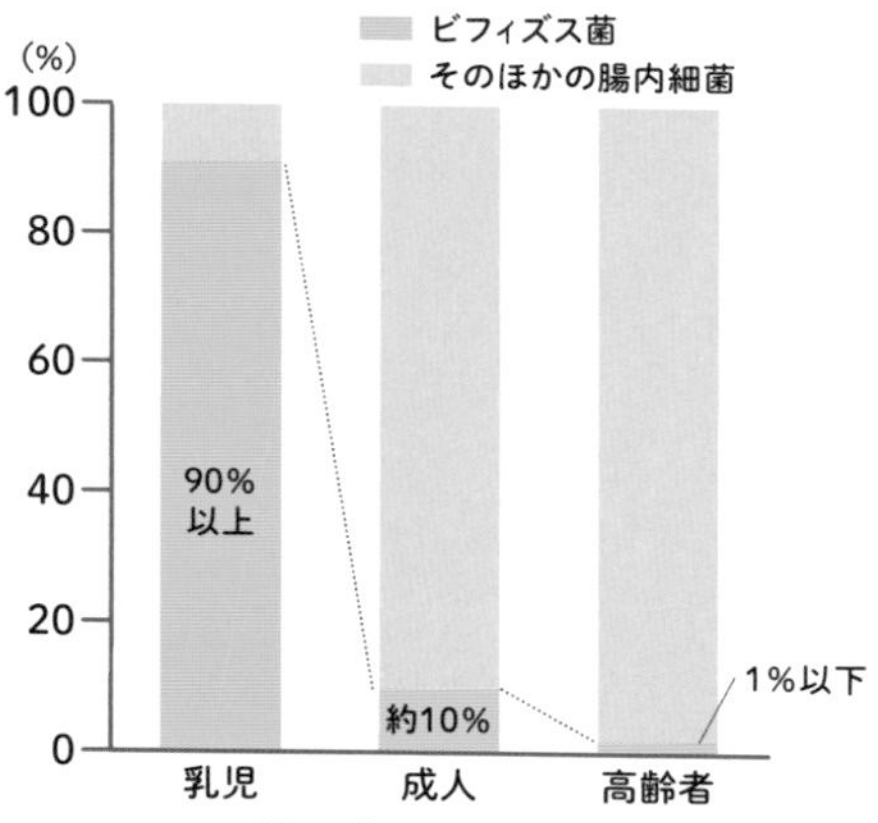

光岡知足著「腸内フローラとプロバイオティクス」より改変

腸内細菌に占めるビフィズス菌の割合は、生まれたときは90%以上。加齢とともに減っていき、大人になるころには約10%、高齢になると1%以下になってしまいます。

3才までが育菌のビッグチャンス!

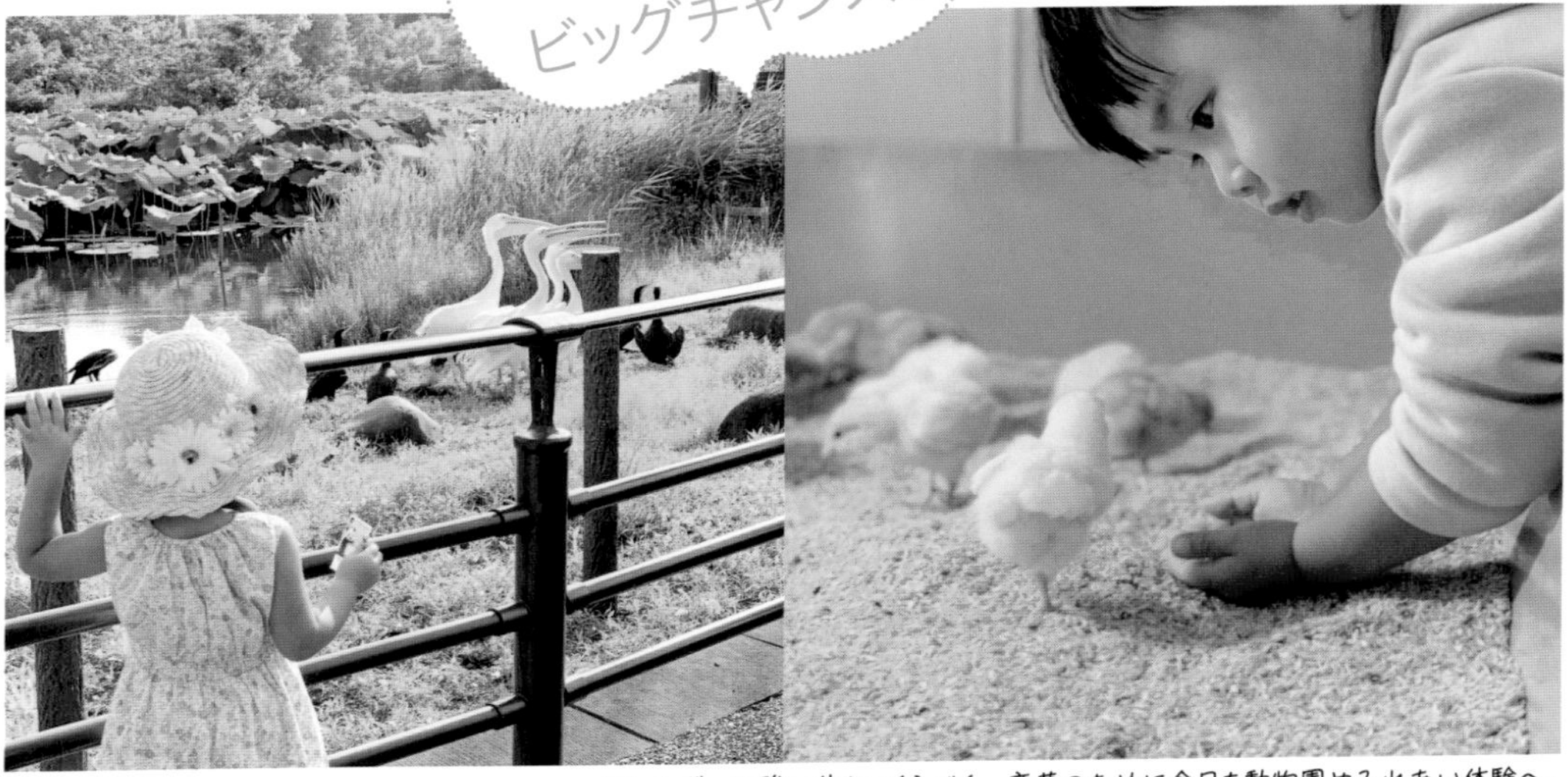

アレルギーに強い体をつくるべく、育菌のために今日も動物園やふれあい体験へ。

“腸村”にステキな住民をふやそう!

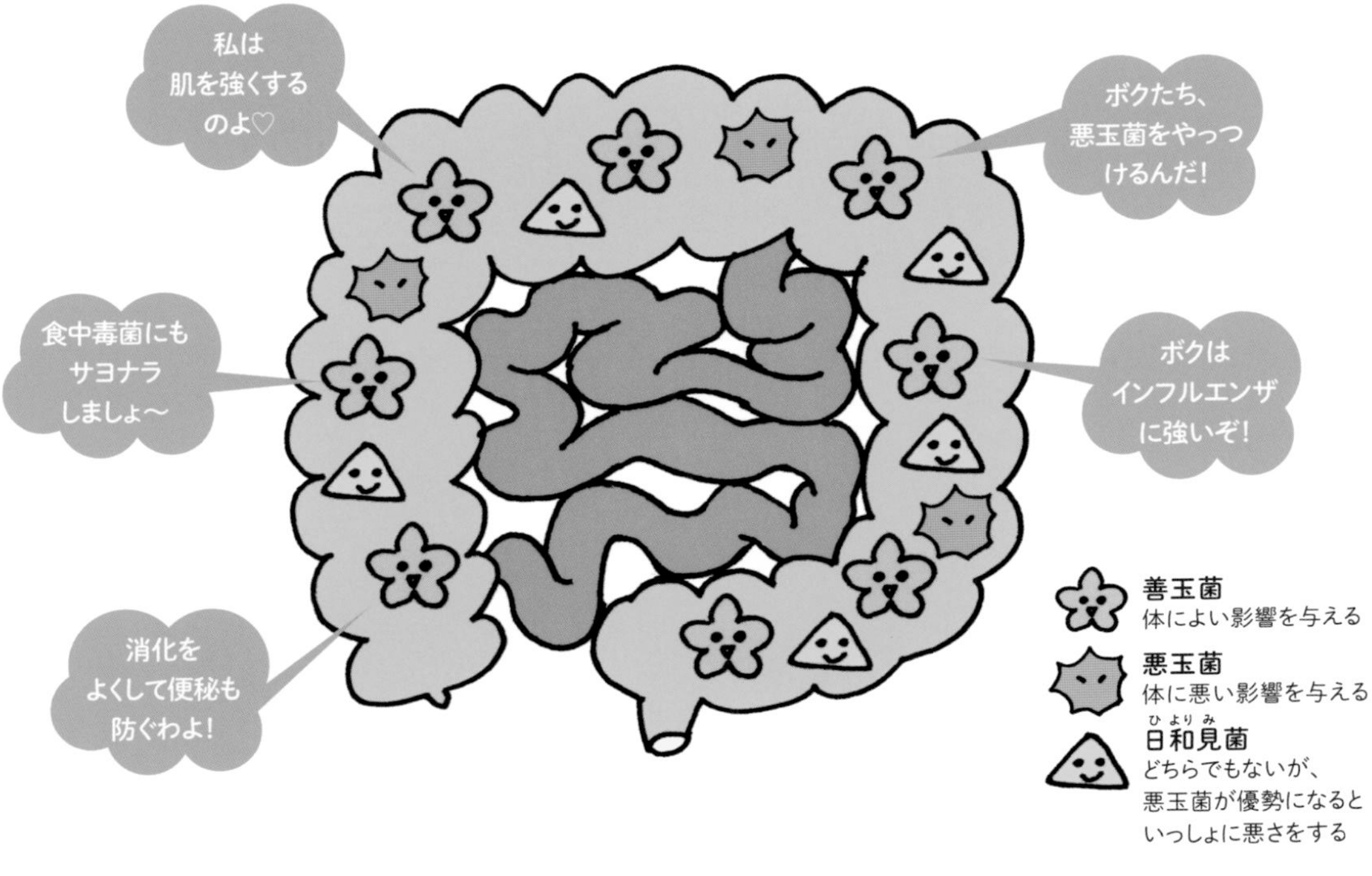

モモ熱8

菌＝悪者ではない。お散歩では土壌菌と仲よく

ラブテリでは、腸内細菌のスペシャリスト・髙畑宗明博士をスーパーバイザーに迎え、子どもたちの育菌をサポートする〝ベビオティクス〟（ベビー×バイオティクス）プロジェクトを始めました。

感染症がはやっているときは、多くの家庭で殺菌・抗菌にとり組んでいると思います。子どもに、手洗いやうがいの大切さを教え、実践させていますよね。

確かに、外から帰ったときや、食事の前後には、手洗い、うがいでバイ菌退治も必要です。

ただ、「菌は全部ダメ」とすり込んでしまうと、「菌はこわい」と認識され、潔癖症の子になってしまうかもしれません。

今、日本では大人も子どももアレルギーがふえています。ある研究では、大人になったときのアレルギー発症率は、きょうだいの数が多いほど、末っ子であるほど低い結果でした。幼少期にかかる感染症の多さや、多様な菌にふれて育つことの大切さを学者が述べています。

お散歩途中の土いじりも、都会では数少ない土壌菌とふれ合うチャンス！「汚れるからダメ」ではなく、「心ゆくまでおやりなさい」と思ってください。

「防ぐべき菌」と「育てるべき菌」があることを、子どもにも伝えていきましょう。

次ページでは、髙畑博士に菌についての疑問に答えてもらいました。参考にしてみて！

食べ物で腸内環境をととのえる

プレバイオティクス
菌のエサを食べる

善玉菌のエサになるオリゴ糖や食物繊維をとることで、善玉菌をふやすことができます。オリゴ糖はバナナや玉ねぎ、食物繊維は野菜やきのこ、果物、豆類などに多く含まれています。

食物繊維

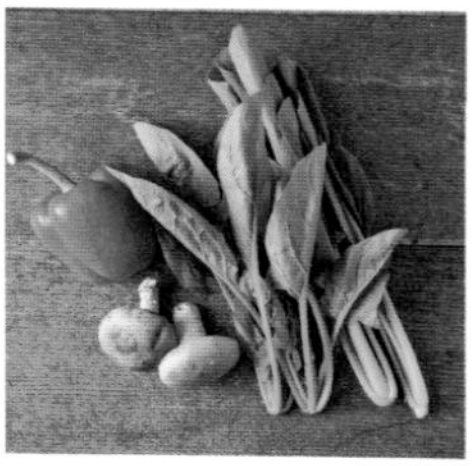

オリゴ糖

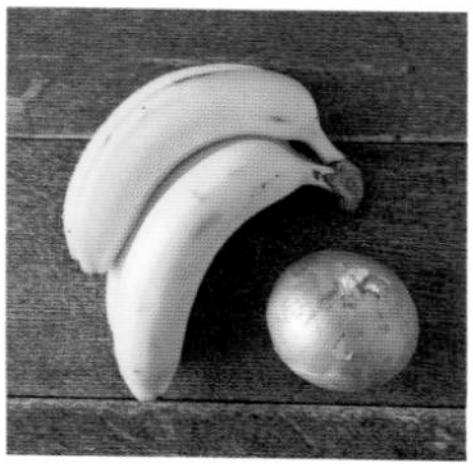

＋

プロバイオティクス
よい菌を食べる

ヨーグルト、乳酸菌飲料、納豆、漬け物など、ビフィズス菌や乳酸菌を含むものをとることで、善玉菌をふやすことができます。

納豆

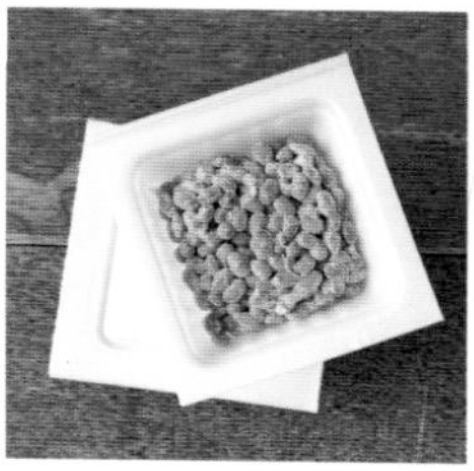

ヨーグルト

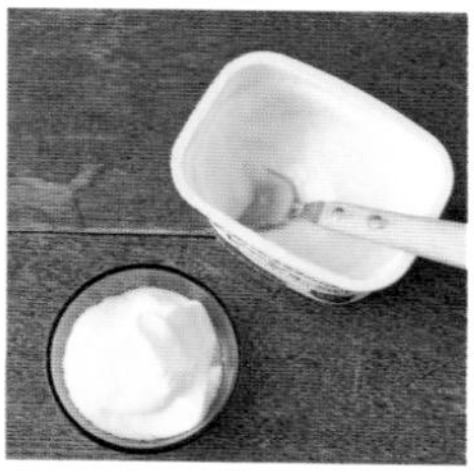

腸内環境の
スペシャリストに聞いた！

菌についての素朴なギモンQ&A

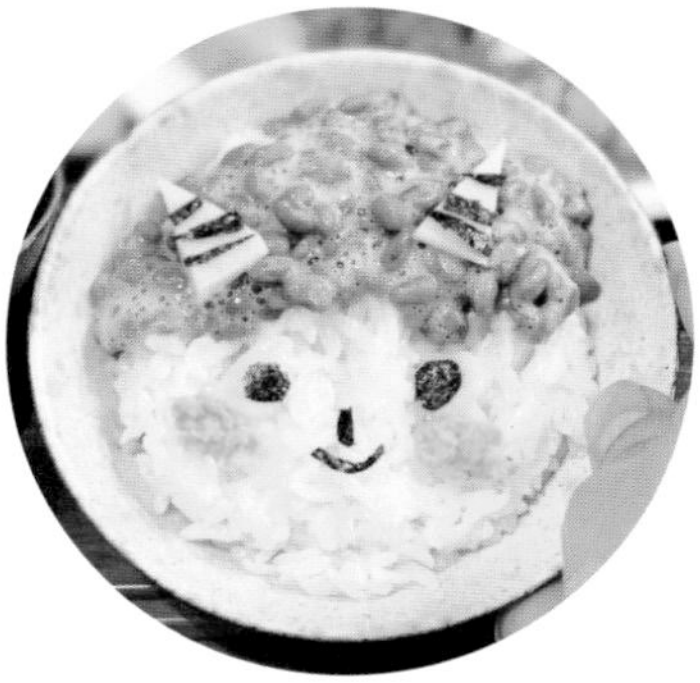

日常生活での抗菌と育菌、どうすればいいのか迷うこともあります。
髙畑宗明博士に聞きました。専門家の意見を参考にしてください。
ラブテリのインスタグラムで、ママと博士の Q&A を公開中！
@luvtelli_babiotics

Q ヨーグルトは どんな種類を選べばいい？

A 使われている乳酸菌が合うかどうかは、個人差が大きいものです。一つの種類を2週間ほどつづけてみて、体調がよければ、その菌が合っていると考えます。でも、効果が持続するとは限らないため、定期的に種類を変えるのもよいでしょう。

Q 手洗いは1日何回くらい すればいい？

A 何回という決まりはありません。外出先では、多くの人が頻繁にさわる場所にふれたとき、何かを食べるときには手を洗いましょう。家の中では、料理を作るとき、食事のときにおすすめしますが、帰宅時にしっかり洗っていれば、頻繁に手洗いをしなくても大丈夫。

Q 公園で落としたクッキーを 子どもが食べた！

A 地面に落としたクッキーを拾って食べても、そこに付着する菌だけで、体に悪い影響があるわけではないので安心を。ただし、長時間落ちていたものや腐敗したもの、ゴミの上や排水溝の中に落ちた食べ物などは、口にしないようにしてください。

Q 室内の除菌は どこまでやれば安心？

A いわゆる「三密」以外で感染症にかかることを考えたときに、ドアノブやスイッチ、家具など、複数の人が頻繁にさわる場所を重点的に除菌するのがよいでしょう。換気をしっかりすること、菌が繁殖しやすい排水溝などの水回りをきちんと掃除することもおすすめします。

Q ペットになめられた手で ものを食べて大丈夫？

A 大きな問題はありませんが、犬や猫は歯周病菌などの菌を持っている場合も多く、毎回なめられた手でものを食べるのはよくないこともあります。気がついたときには手を洗うようにするなど、なるべく回数を減らしましょう。

Q 親子で便秘です。 解消するには？

A まずは、一汁三菜の（食物繊維や水分量の多い）食事や水分摂取、トイレ習慣、じゅうぶんな睡眠など、親子でとり組んでみましょう。また、トイレで足をしっかり踏ん張れていないため、おなかに力が入りにくい子もいます。その場合は足置きを使うなどしてみてください。

脱水症状を起こさないように！

子どもの水分補給のポイント

子どもは体の水分の出入りが大人よりも多く、
腎臓の機能が未熟なため、脱水症状を起こしやすいです。
「のどが渇いた」を待つのではなく、こまめに水分を与えましょう。

point 1 朝ごはんを抜かない

水分補給
（1日あたり）

食事で		飲み物で	
1〜3才	400ml	1〜3才	900ml
4〜8才	500ml	4〜8才	1.2ℓ

水分というと、飲み物を思い浮かべますが、実は上記のように食事からも水分補給をしています。朝食を抜くと、水分が不足しやすいので気をつけて。

point 2 お茶や水をこまめに飲む

たとえば こんな タイミングで

- 朝起きたとき
- お散歩のあと
- 昼食のとき
- おやつの時間
- おふろのあと
- 寝る前

1回に飲む量は1〜2才で50ml、3〜5才で80〜100mlを目安に、お子さんの活動量や体調に合わせて調節します。基本の水分は、カフェインや糖分を含まない、麦茶や水がおすすめ。

point 3 水分が多い食材やメニューにする

◎ 水分が多い

- トマト
- きゅうり
- すいか
- 梨
- 豆腐
- ごはん
- みそ汁
- スープ

△ 水分が少ない

- パン
- ベーグル
- シリアル

お茶わん1杯のごはんには約90mlの水分が含まれますが、食パン1枚には約20mlです。パンが主食のときは、野菜スープや果物で水分をとるようにしましょう。

point 4 こんなときは多めの水分補給を！

- 暑さで汗をたくさんかいた
- スポーツで汗をかいた
- 外遊びをした
- 嘔吐や下痢、高熱がある
- あまり食欲がない

上記に当てはまるときは、多めの水分補給を。体の水分が足りなくなると、めまい、吐きけ、おしっこが減る、便秘、肌や唇の乾燥、食欲が落ちるなどの脱水症状が起こりやすくなります。低湿度の冬も注意が必要です。

PART 3

忙しいママ・パパを救う！

親子レシピ

週末作業で、平日ラクしませんか？

肉や魚などのたんぱく質と野菜を組み合わせた

“栄養ストック”をフリージングしておきましょう。

忙しい朝でも時間のないときでも

さっと1品作れ、栄養もとれて一石二鳥です。

救われる！

栄養ママG《グループ》リアルトーク

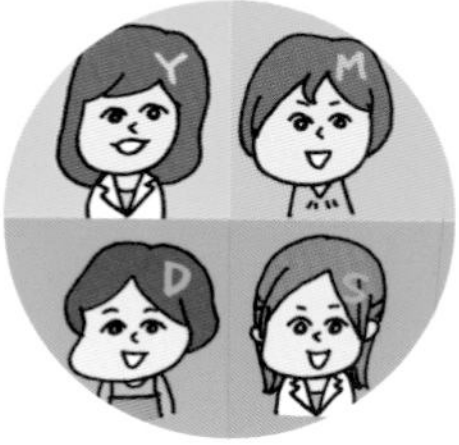

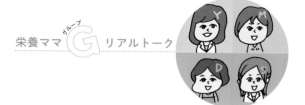

肉と野菜のミックスで一度にいろんな栄養を口に入れたい

子どもって、夕方は不機嫌MAX！　食事を作る間に、待てないと、お菓子を口に突っ込むことになってしまう……。

調理が無理！というときのために、野菜もたんぱく質もとれる「栄養ストック」は必須ですね。作りおきといえば、ミートソース!?

子育て中の妹たちと集まると、ミートソースを大量に作ってシェアします。冷凍したり、翌日に出したり、助かるみたい。↘

でも、ミートソースは「刻むのがめんどう」という声も多いんです。そこで今回はミキサーにしたら、圧倒的にラクになりました！

ほかには野菜入り麻婆豆腐。甥っ子たちと大集合していると、麻婆豆腐とは別に野菜料理を出していられないので。1品で多くの栄養素をとるのがキモです。

私も、ひき肉と野菜を大量にいためて、みそ味、トマト味とアレンジしています。大豆の水煮を入れると甘みが増して、大人気です。

離乳食時代の製氷皿が家にあったら、復活させせない？

忙しい毎日でも食事で大切にしていること

食卓での子どもの笑顔

座って食べない、最後まで食べない……。今は四六時中、しかりがち。それでも、声かけをたくさんして、笑顔が出るほうが多いように心がけています。食事は“楽しい時間”と思ってほしいので！

働く母は、冷凍室の栄養ストックに

冷凍といえば、製氷皿が便利！ ひき肉にキャベツ、ねぎ、青じそ、しいたけ、チーズなどの具を入れて肉だねを作り、製氷皿で冷凍しています。

それ、画期的ですよね！ 簡単で、びっくり。

とりあえず肉ボールと野菜で汁物を作って出しておけば、別の料理を作る間の時間かせぎにもなります。↘

魚を食べさせたいので、魚ボールもおすすめ。

はんぺんボールも人気ですよね。しらす干しや、にんじんなどの野菜を入れてもいいし、ハンバーグ風に焼いたり、揚げたり、おじやにしたりもいい。アレンジがきくんです。

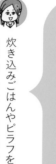

食欲のないときは、ねこまんま！

炊き込みごはんやピラフを冷凍しておいても便利。ピラフにシチューをかけたドリアなど、冷凍ストックの組み合わせもアリです。

私は撮影では何十品も作るけれど、家ではワンプレートごはんも多いです。〝のっけめし〟は子どもも好き。↘

娘は、食欲がなさそうなときでも、みそ汁をごはんにかけたねこまんま（笑）やお茶漬けは完食します。〝汁かけごはん〟も子どもウケはいいですね！

ごはんは炊きたてにする

できる限り、ごはんは炊きたてを食べる。特別なものを作らなくても、おかずが残り物でも、炊きたてのツヤツヤしたごはんがあると元気になれます。うちでは炊き上がり時間＝夕食の時間です。

おいしい！を共有する

中1の息子は反抗期ですが、お互いに料理を作って、食卓では「おいしいね」ってほめ合っています。大ゲンカする日もあるけれど、「おいしい」を共有すると、不思議と心の信頼関係も保てるんですね。

食事の準備をいっしょに

どんなにバタバタしても、食事の準備で1回リセット。娘が野菜をカットしたり、味見をしたり、お皿を並べたり。私も、それに対して「ありがとう」を言って、いっしょに「いただきます」をします。

ミートソース
マーボーのもと
シチューのもと

「たんぱく質＋野菜」をいっしょにとれる！

栄養ストックレシピ

どんなに忙しくても「たんぱく質＋野菜」を食べさせられるように、
“栄養ストック”を冷凍しておきませんか？　朝昼晩で大活躍します！

栄養ストック 1

野菜を刻むのをやめたら超絶カンタン

ミキサーで時短 ミートソース

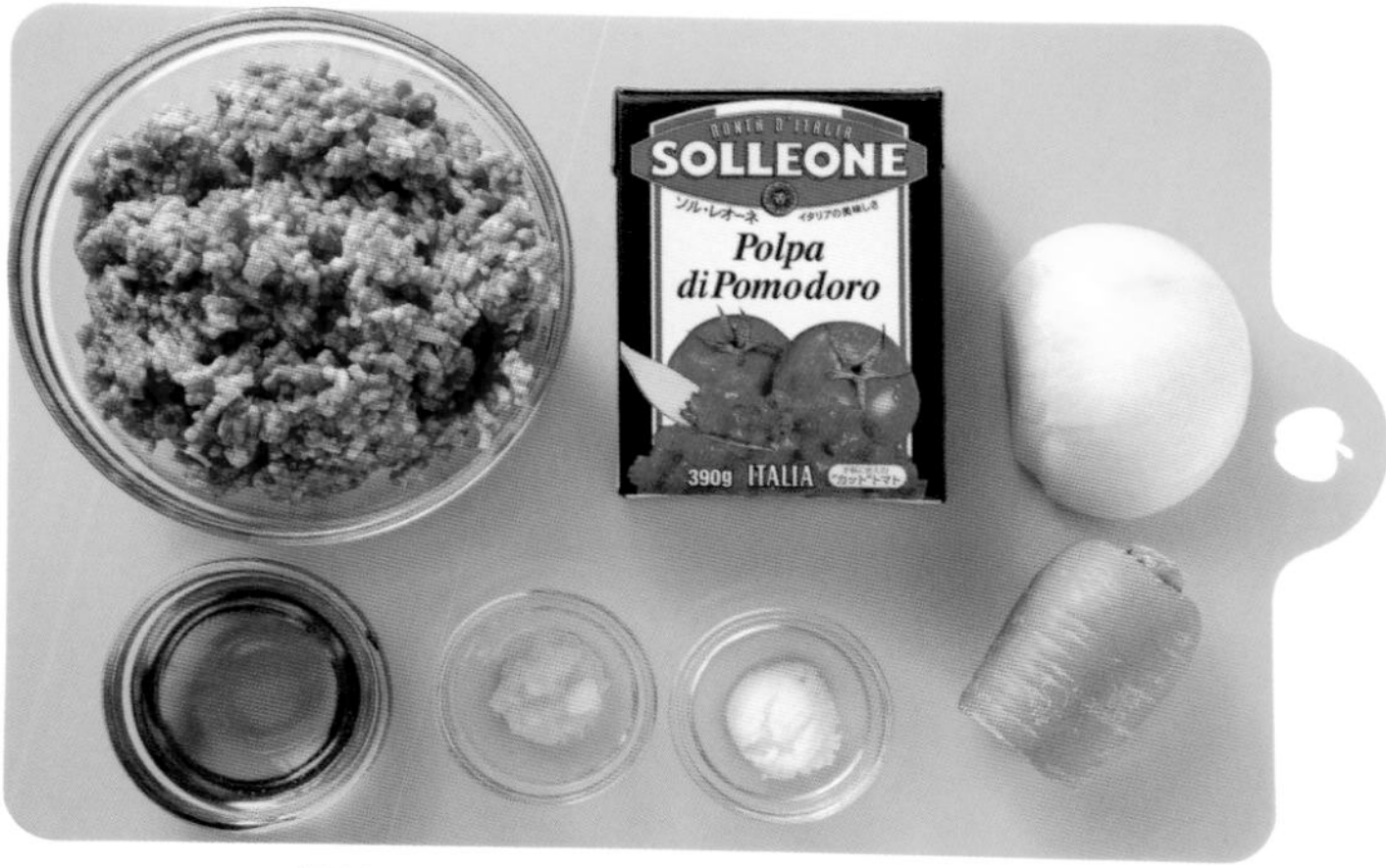

材料（3人家族で2～3回分）
合いびき肉…300g
トマト（水煮・カットタイプ）
…約400g
玉ねぎ…½個
にんじん…½本
おろしにんにく…大さじ1
塩…小さじ2
オリーブ油…大さじ3

フリーザーバッグで冷凍

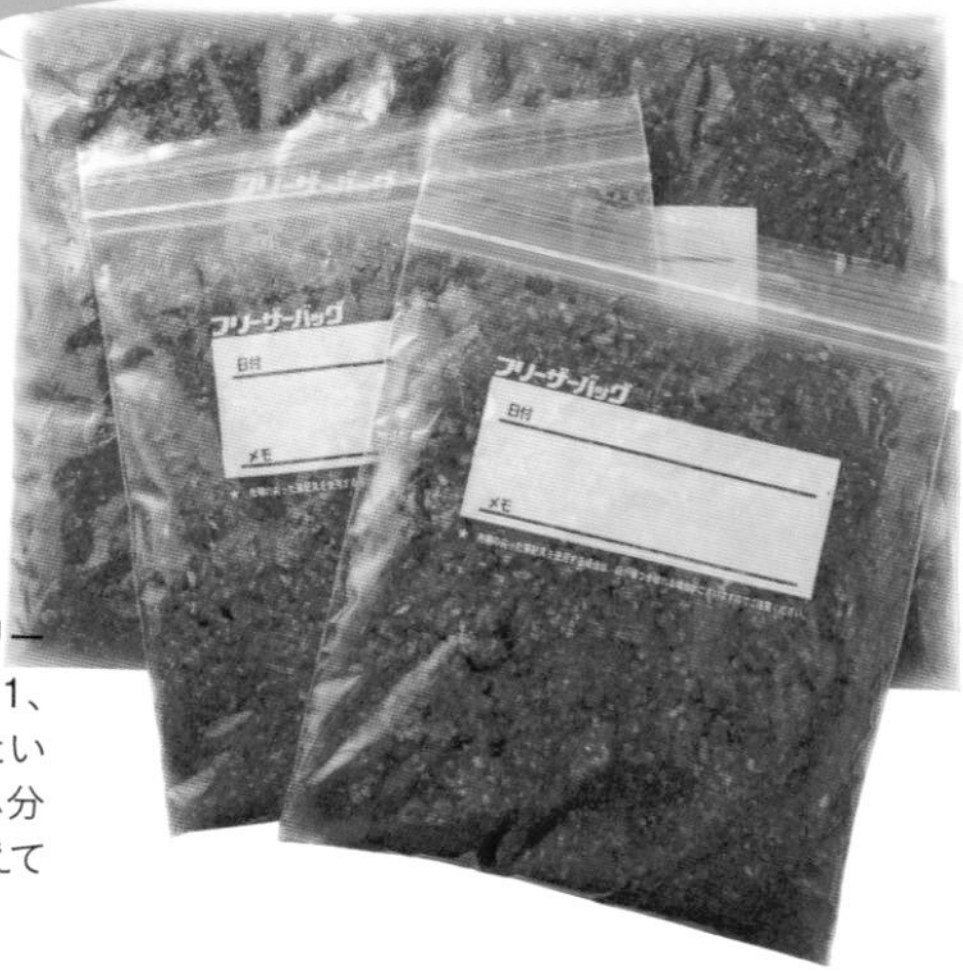

冷凍保存
3～4週間

あら熱がとれたら、フリーザーバッグへ。½量×1、¼量×2など、作りたいレシピに合わせて、小分けの分量は好みで変えてください。

1 ミキサーにかける

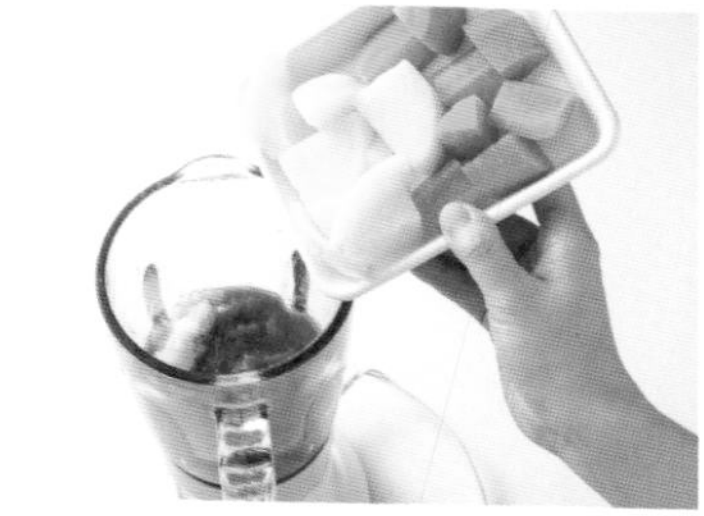

ミキサーにトマト、にんにく、塩、3㎝角に切った玉ねぎとにんじんを入れ、かたまりがなくなるまで回す。

↓

2 いためる

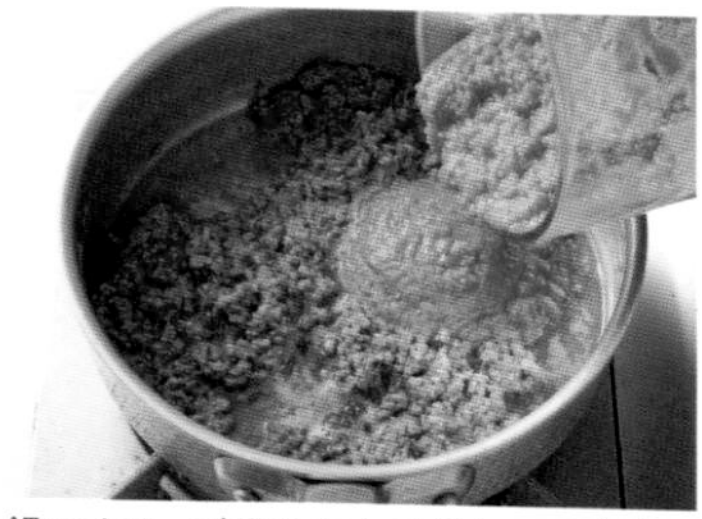

鍋にオリーブ油を中火で熱し、ひき肉を入れてほぐしながらいため、色が変わったら、1を加える。

↓

3 煮る

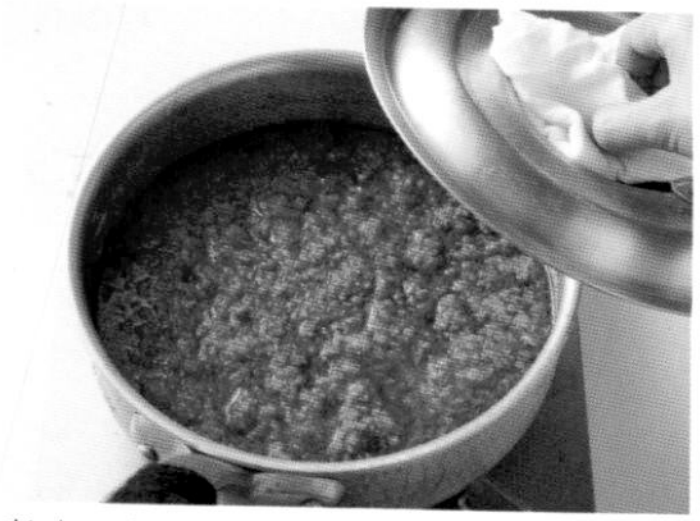

煮立ったらふたをして、ぐつぐつと音がするくらいの中火で5～10分煮る。

かけちゃった！ミートソースパスタ

パスタと同じ鍋で野菜もゆでてラク！
食べごたえが出て、彩りもきれい

材料（大人2人＋幼児1人分）

ミートソース…1/2量
キャベツ（せん切り）…1～2枚（100g）
スパゲッティ…200g

作り方

1 スパゲッティは長さを半分に折り、袋の表示時間どおりにゆでる。ゆで上がり1分前にキャベツを加え、いっしょにざるに上げる。
2 鍋にミートソースを凍ったまま入れて中火にかけ、とけてきたらくずしまぜながら、あたためる（※）。
3 器に**1**を盛り、**2**をかける。

※または、電子レンジで解凍・加熱してもOK。

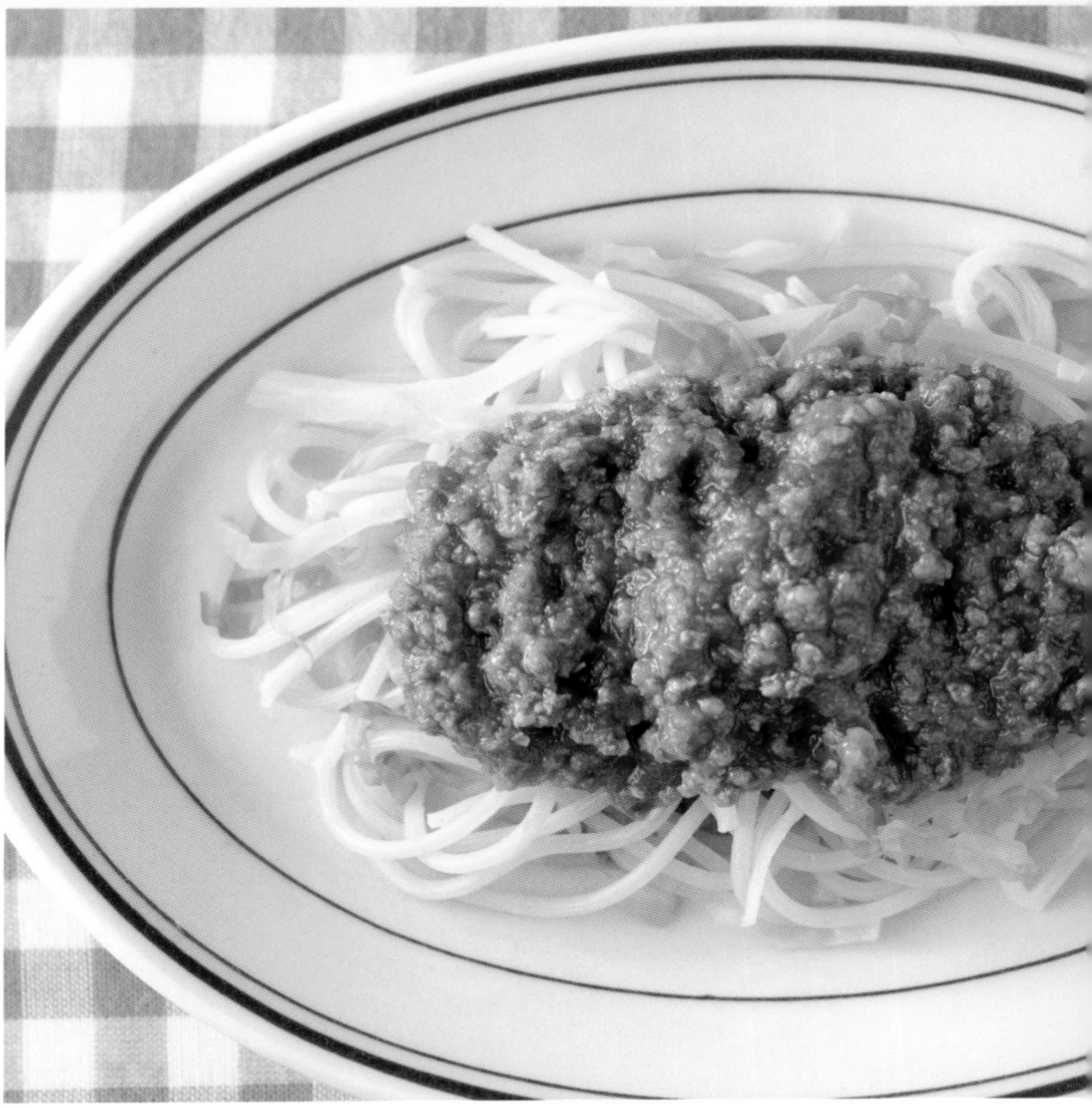

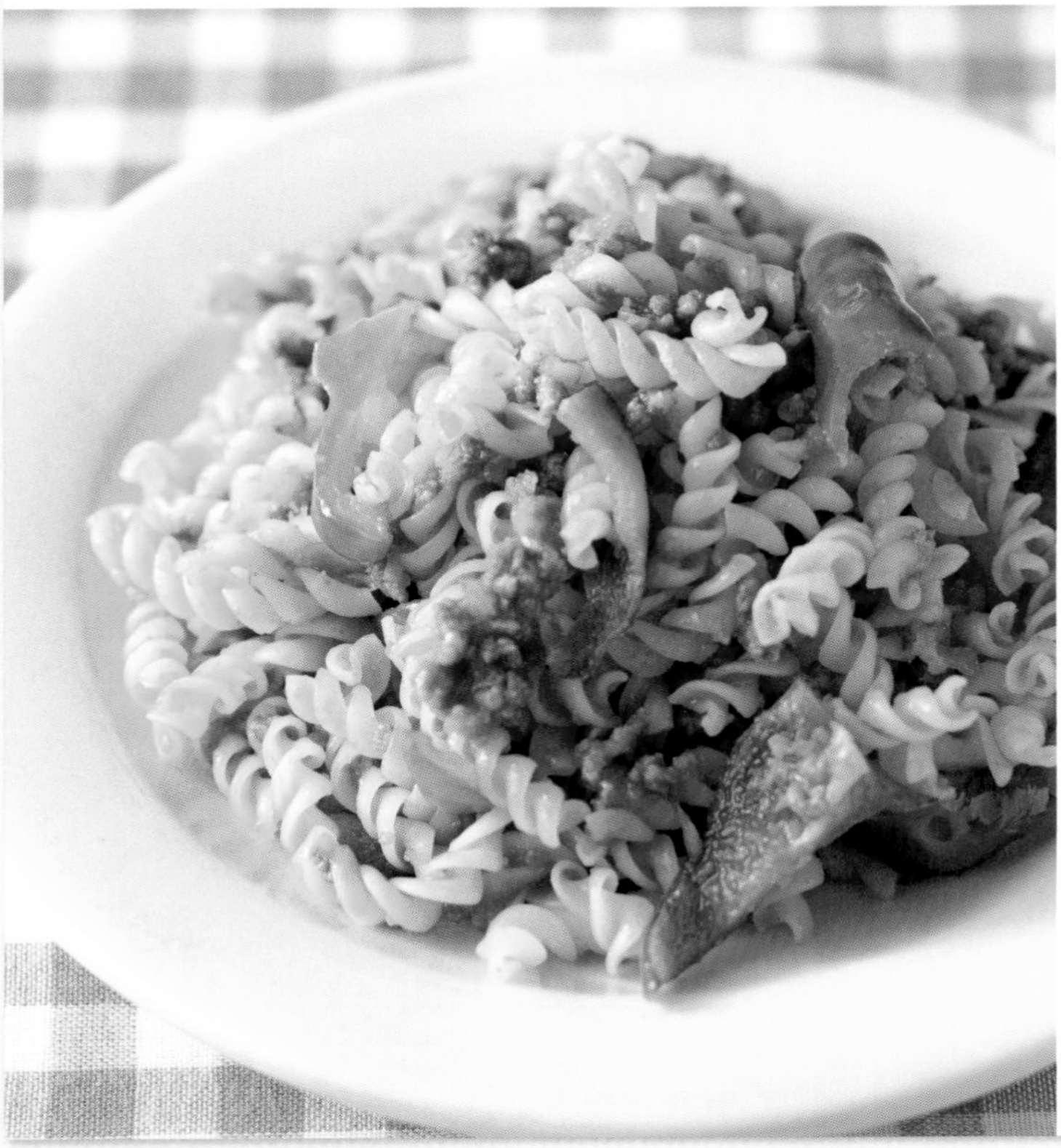

あえちゃった！ミートソースパスタ

早ゆでショートパスタで時短！
ナポリタン風にあえてみて

材料（大人2人＋幼児1人分）

ミートソース…1/2量
ピーマン…3個
ショートパスタ（早ゆでタイプ）…200g
オリーブ油…大さじ½

作り方

1 ピーマンは小さめの乱切りにし、オリーブ油を熱したフライパンでいためる。
2 ショートパスタは袋の表示時間どおりにゆで、ざるに上げる。
3 鍋にミートソースを凍ったまま入れて中火にかけ、とけてきたらくずしまぜながら、あたためる（※）。**1**、**2**を加え、よくからめる。

※または、電子レンジで解凍・加熱してもOK。

エッグミートドリア

忙しい朝でもクタクタの晩でも
白いごはんが栄養リッチに

材料（大人2人+幼児1人分）

ミートソース…1/2量
ゆで卵…2個
粉チーズ…適量
あたたかいごはん…適量

作り方

1 鍋にミートソースを凍ったまま入れて中火にかけ、とけてきたらくずしまぜながら、あたためる（※）。
2 耐熱容器にごはんを敷き、**1**をかける。ゆで卵を輪切りにしてのせ、粉チーズを振り、オーブントースター（1000W）で2〜3分、焼き色がつくまで焼く。

※または、電子レンジで解凍・加熱してもOK。

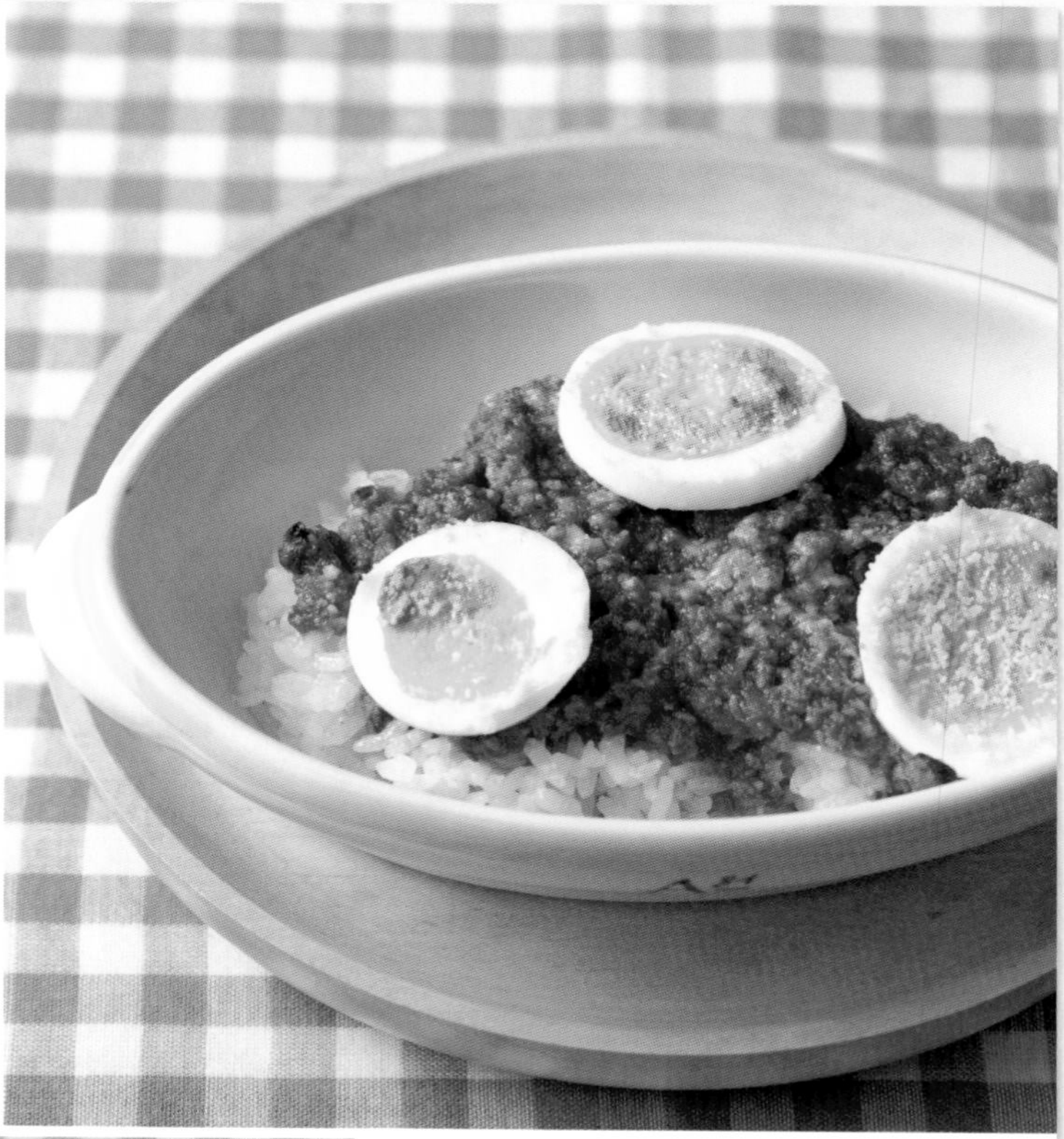

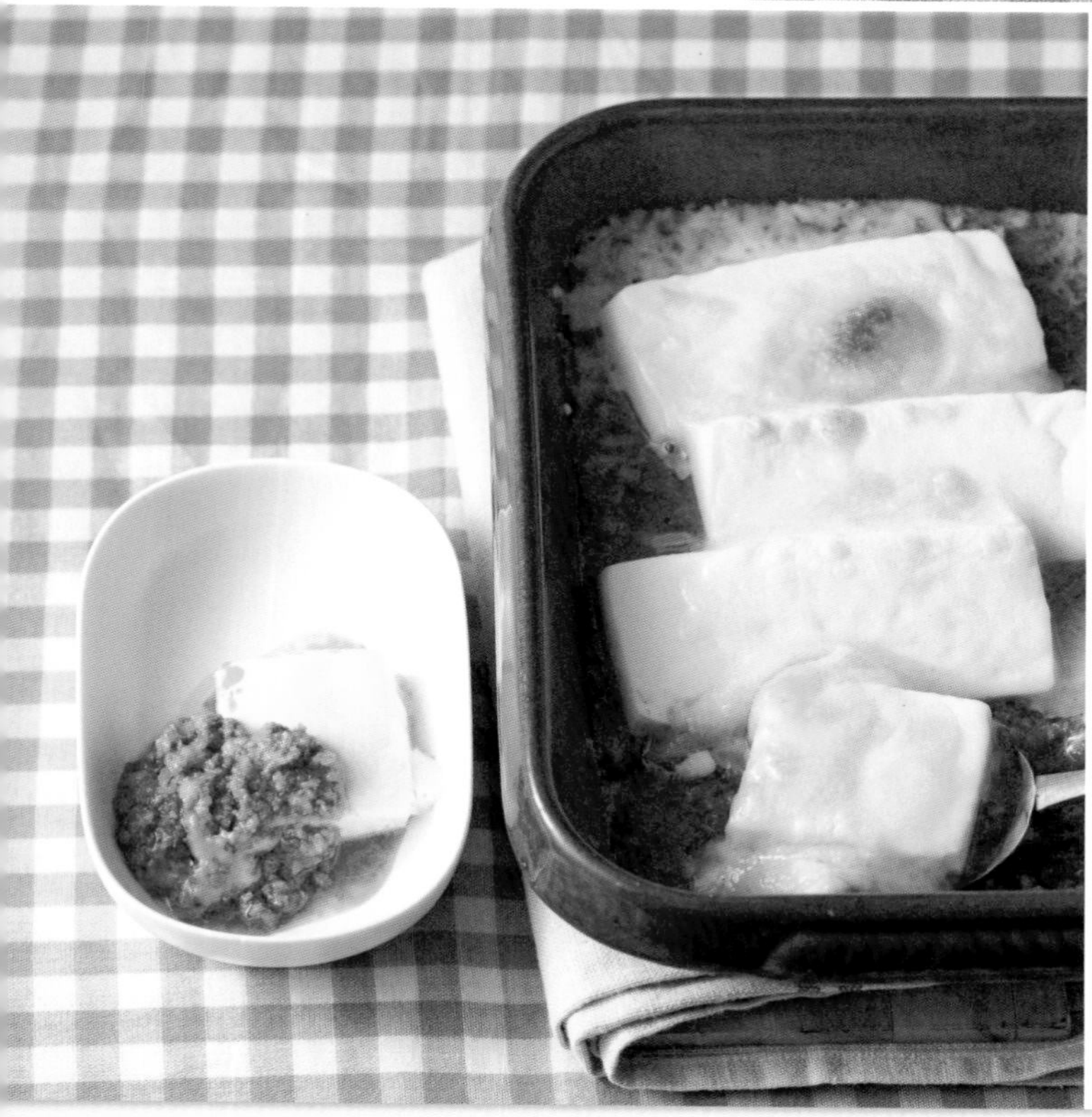

豆腐ミートグラタン

豆乳でミートソースをのばしたら
まろやか&栄養価UP

材料（大人2人+幼児1人分）

ミートソース…1/4量
絹ごし豆腐…250g
豆乳（無調整）…大さじ2
ピザ用チーズ…30g

作り方

1 豆腐は1〜2cm厚さに切る。
2 鍋にミートソースを凍ったまま入れて中火にかけ、とけてきたらくずしまぜながら、あたためる（※）。
3 豆乳を加えてまぜ、耐熱容器に流し入れ、**1**を並べる。チーズを散らし、オーブントースター（1000W）で5〜6分、焼き色がつくまで焼く。

※または、電子レンジで解凍・加熱してもOK。

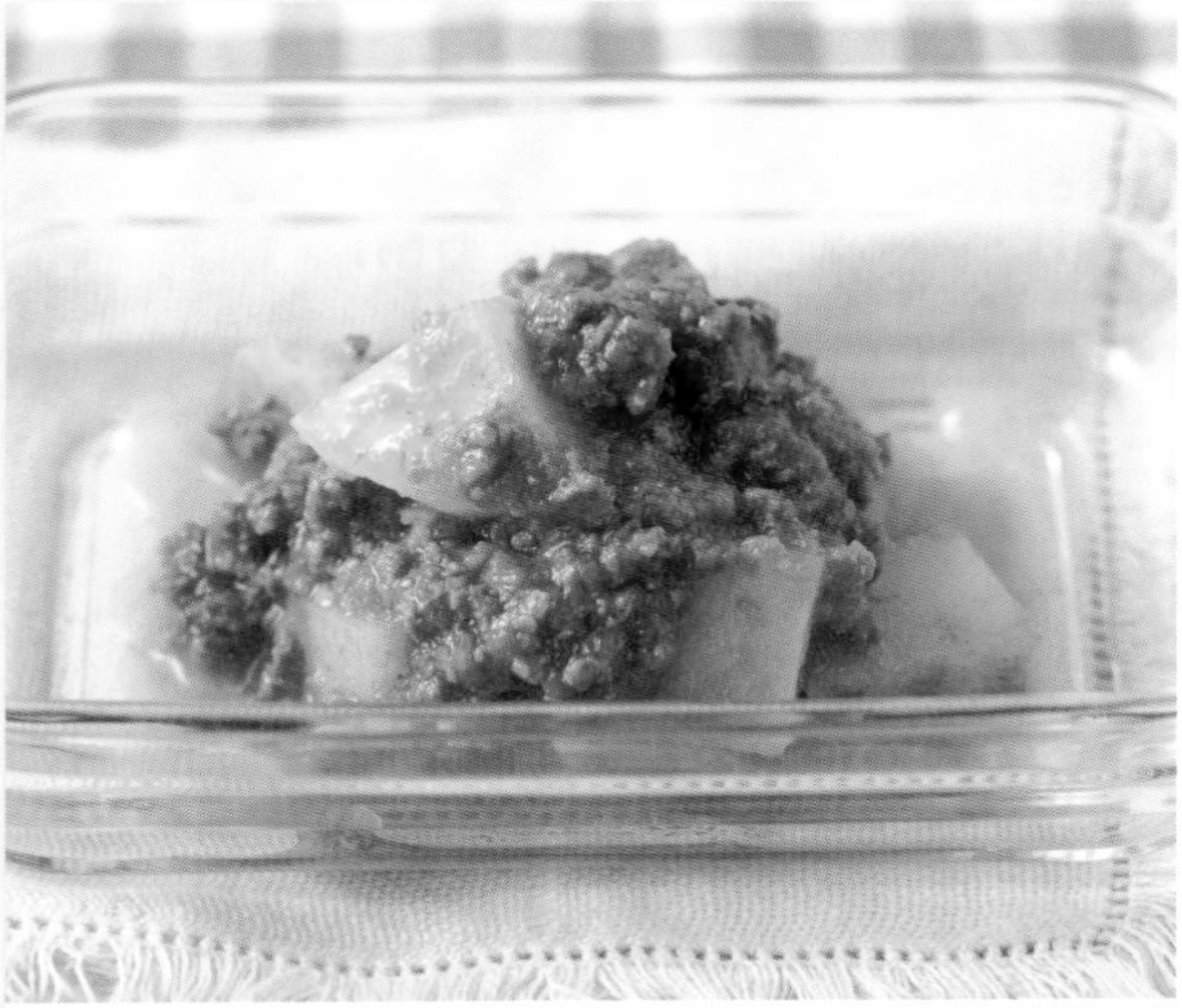

レンチンミートポテト

じゃがいも1個あれば即できる

材料（大人2人+幼児1人分）

ミートソース…1/8量
じゃがいも
…1個（150g）

作り方

1 じゃがいもは小さめの一口大に切り、耐熱ボウルに入れてラップをかけ、電子レンジ（600W）で2分〜2分30秒加熱する。
2 別の耐熱ボウルにミートソースを凍ったまま入れてラップをかけ、電子レンジ（600W）で2分30秒加熱し、**1**を加えてあえる。

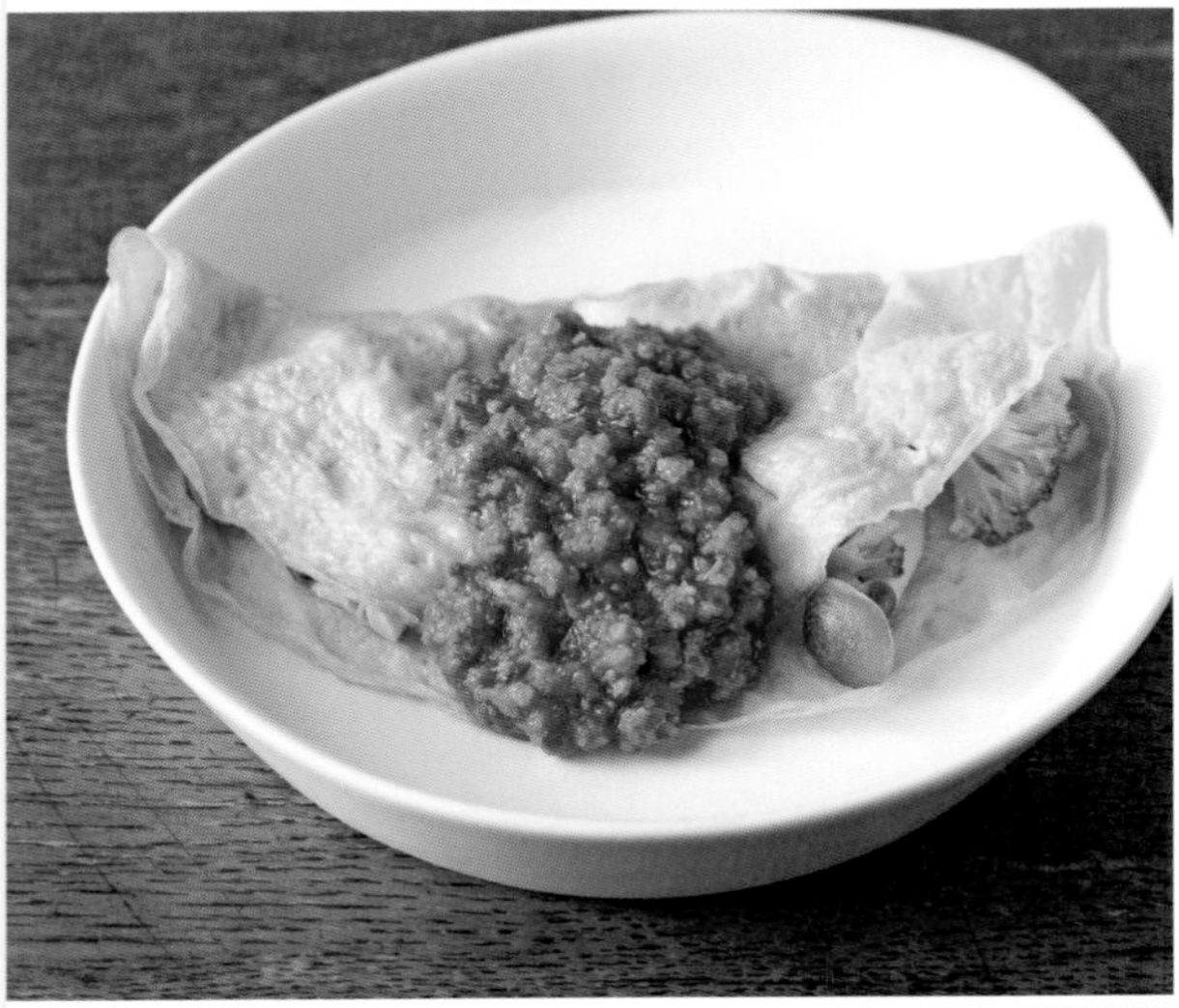

野菜サンドオムレツ

おいしいミートソースで卵と野菜を完食！

材料（大人2人+幼児1人分）

ミートソース…1/4量
卵…2〜3個
ゆでブロッコリー
…小房8個
しめじ…⅓パック
オリーブ油…適量

作り方

1 ミートソースは凍ったまま耐熱ボウルに入れてラップをかけ、電子レンジ（600W）で2分30秒加熱する。
2 しめじは石づきを切ってほぐす。
3 卵は割りほぐす。フライパンにオリーブ油少々を中火で熱し、とき卵の⅓量を流し入れて広げ、片側半分にブロッコリーとしめじの各⅓量をのせてふたをし、弱火にして1〜2分蒸す。
4 卵を半分に折って器に盛り、**1**をかける。あと2つも同様に作る。

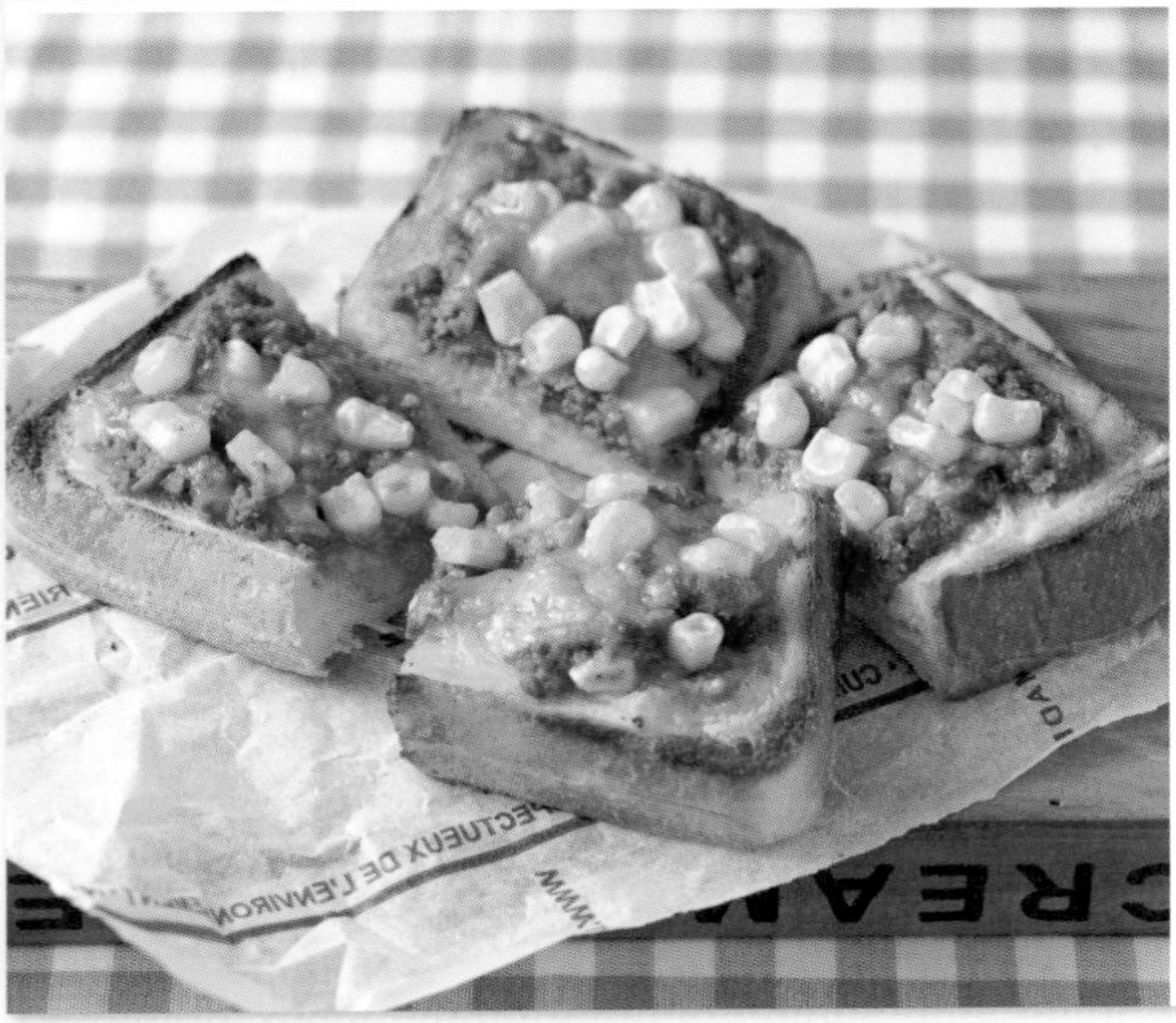

ピザ風トースト

具はピーマンやミニトマトにかえても

材料（大人2人+幼児1人分）

ミートソース…1/4量
粒コーン…大さじ3
ピザ用チーズ…30g
食パン（5枚切り）…3枚

作り方

1 ミートソースは凍ったまま耐熱ボウルに入れてラップをかけ、電子レンジ（600W）で2分30秒加熱する。
2 食パンに**1**をぬってコーン、チーズを散らし、オーブントースター（1000W）で焼き色がつくまで焼く。子ども用は4等分に切る。

栄養ストック 2

角切りにした野菜で彩りよく、食べやすく

野菜たっぷり マーボーのもと

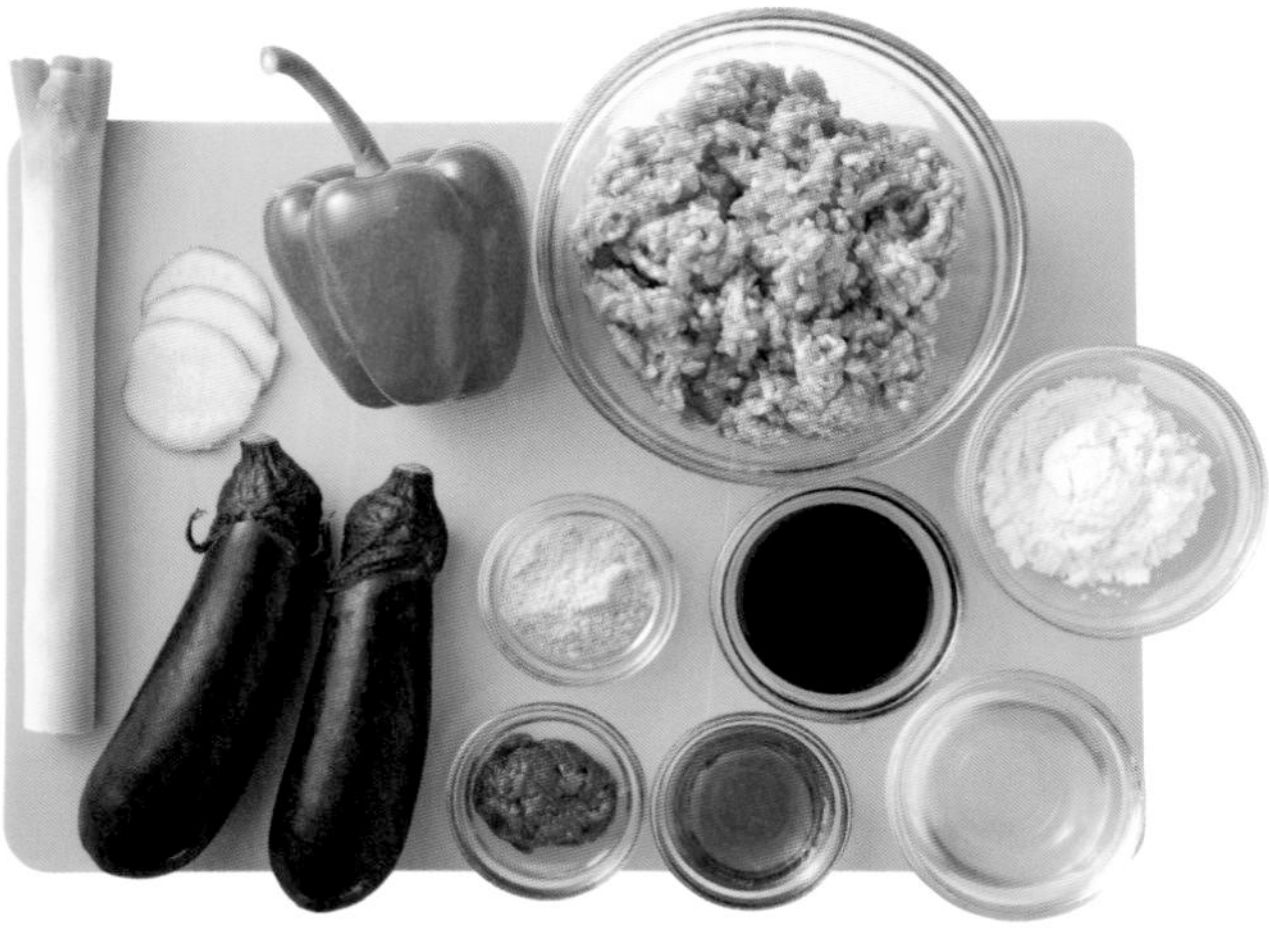

材料（3人家族で2〜3回分）

豚赤身ひき肉…300g
なす…2個
パプリカ（赤）…1個
ねぎ…½本
しょうがの薄切り…3〜4枚
ごま油…大さじ2〜3

A［酒…大さじ2
　しょうゆ…大さじ2
　きび砂糖…大さじ1
　みそ…大さじ1

かたくり粉…大さじ3

1 野菜を切る

なす、パプリカは1cm角に切る。ねぎはあらみじんに切り、しょうがはみじん切りにする。

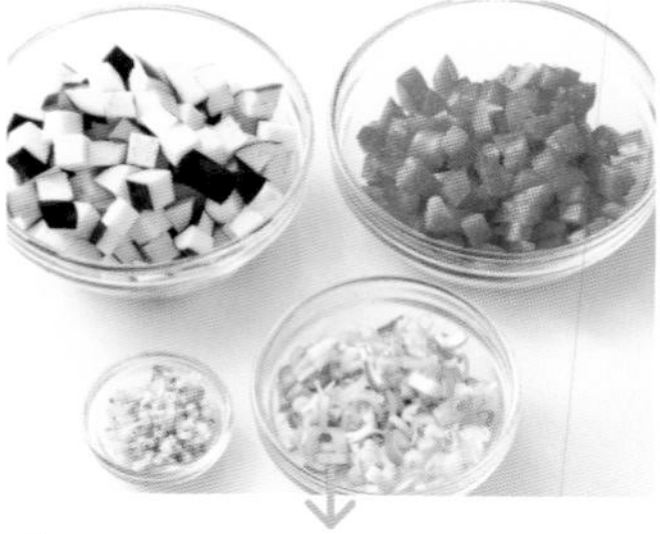

2 肉をいためる

フライパンにごま油、ねぎ、しょうがを入れて中火で熱し、ひき肉を加えてほぐしながらいため、Aで調味する。

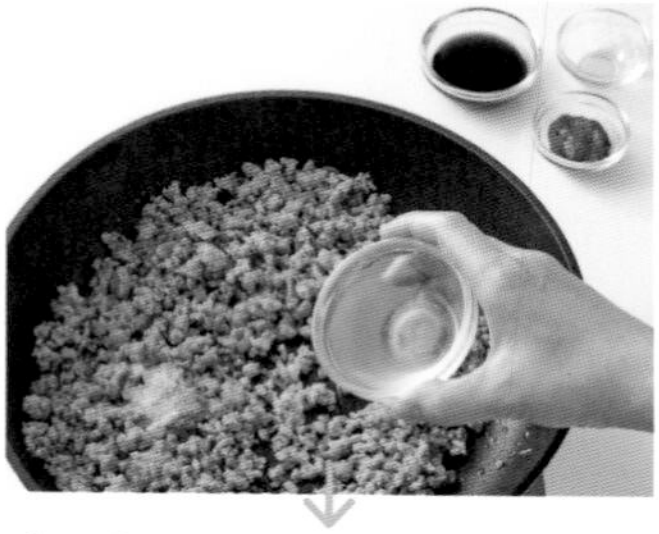

3 野菜を加える

なす、パプリカを加え、軽くいためる（水分が出てしまうので、いためすぎない）。

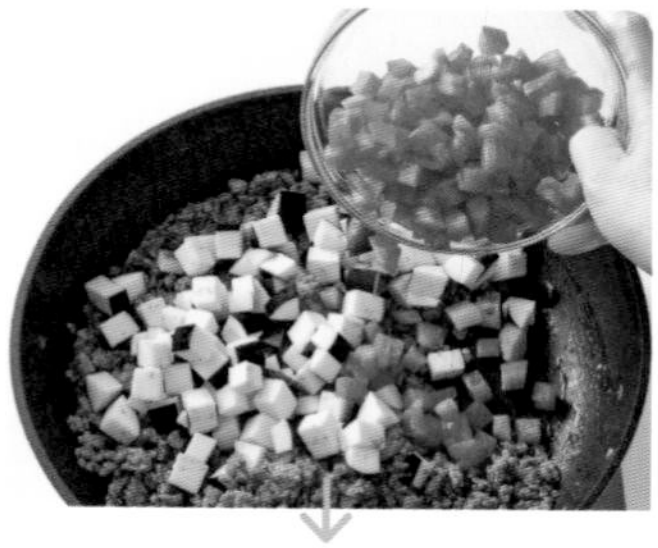

4 かたくり粉をまぶす

かたくり粉を加えていため、全体になじませる。この状態で冷凍し、解凍・加熱するときに水を足せば、自然にとろみがつく。

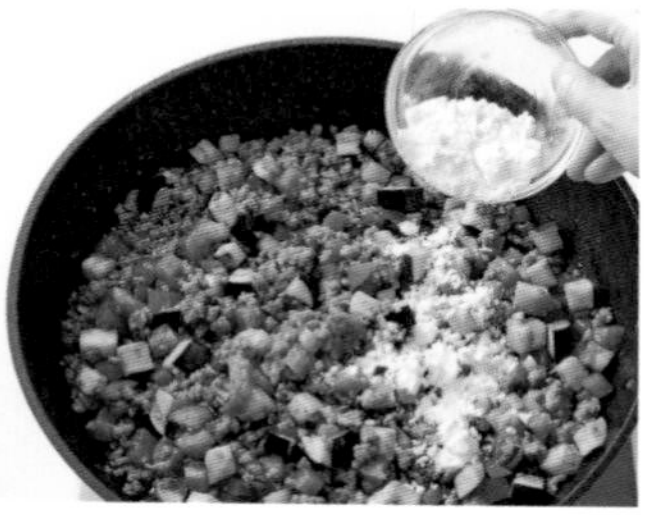

フリーザーバッグで冷凍

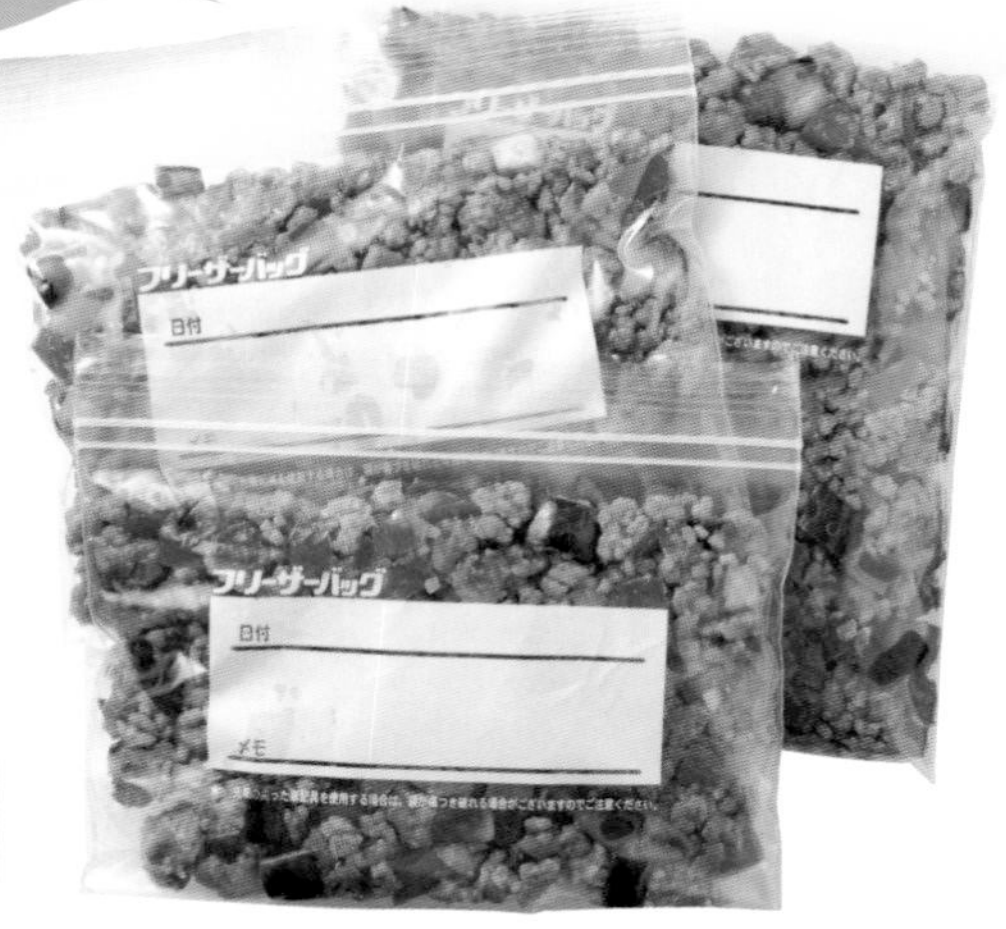

冷凍保存
2〜3週間

あら熱がとれたら、フリーザーバッグへ。½量×1、¼量×2など、作りたいレシピに合わせて、小分けの分量は好みで変えてください。

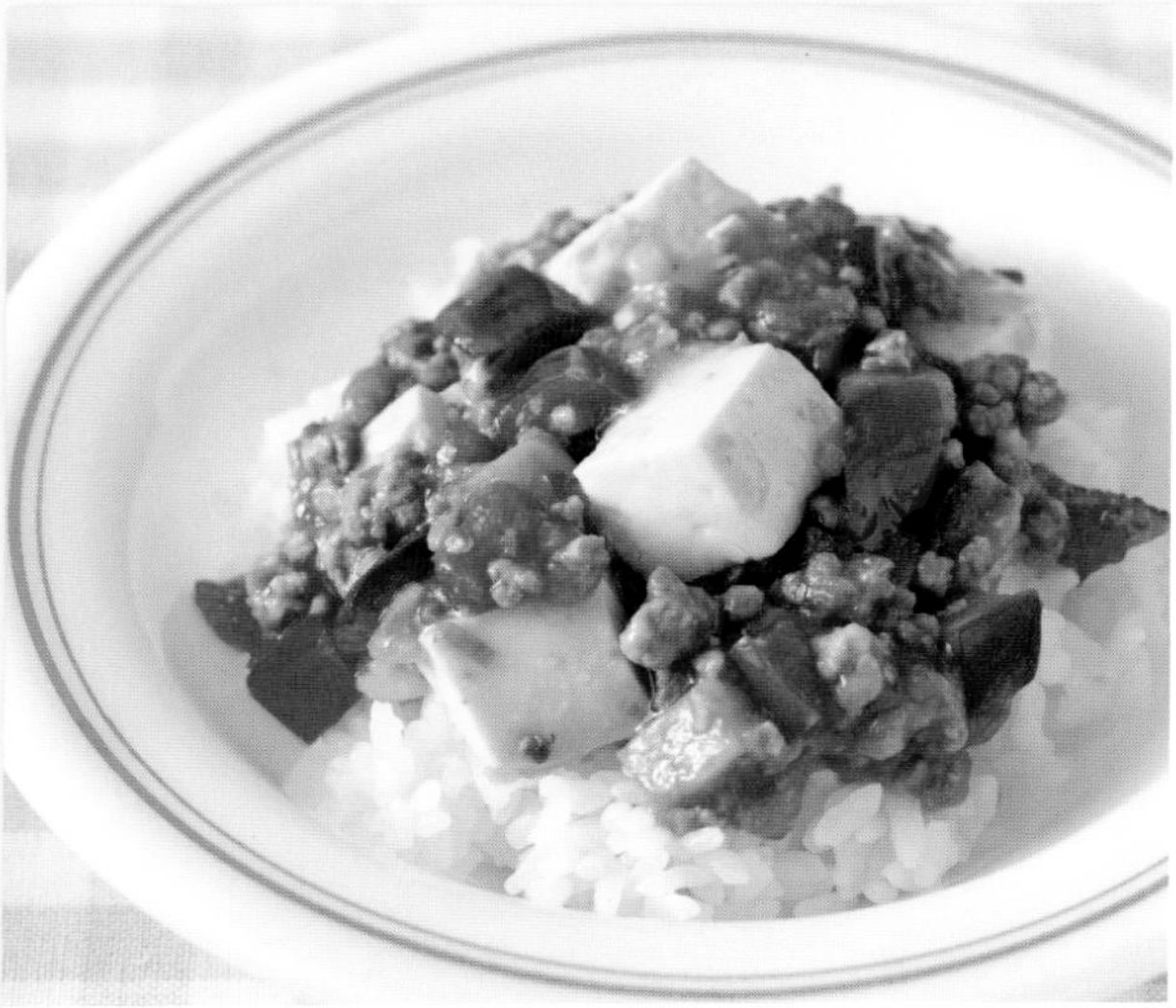

カラフルマーボー豆腐丼

帰宅後10分で作れるスピードごはん

材料（大人2人+幼児1人分）
マーボーのもと…1/2量
絹ごし豆腐…200g
あたたかいごはん…適量

作り方
1 豆腐は1.5cm角に切る。
2 フライパンにマーボーのもとを凍ったまま入れ、水1カップを加えて中火にかける。煮立ってきたらへらでほぐし、**1**を加え、とろみがつくまで軽く煮る。
3 器にごはんを盛り、**2**をかける。

ジャージャーうどん

子どもが好きな甘めの肉みそめん

材料（大人2人+幼児1人分）
マーボーのもと…1/2量
きゅうり…½本
ゆでうどん…2.5玉

作り方
1 きゅうりはせん切りにする。
2 うどんは袋の表示時間どおりにゆで、器に盛り、**1**をのせる。
3 フライパンにマーボーのもとを凍ったまま入れ、水1カップを加えて中火にかける。煮立ってきたらへらでほぐし、とろみがついたら**2**にかける。

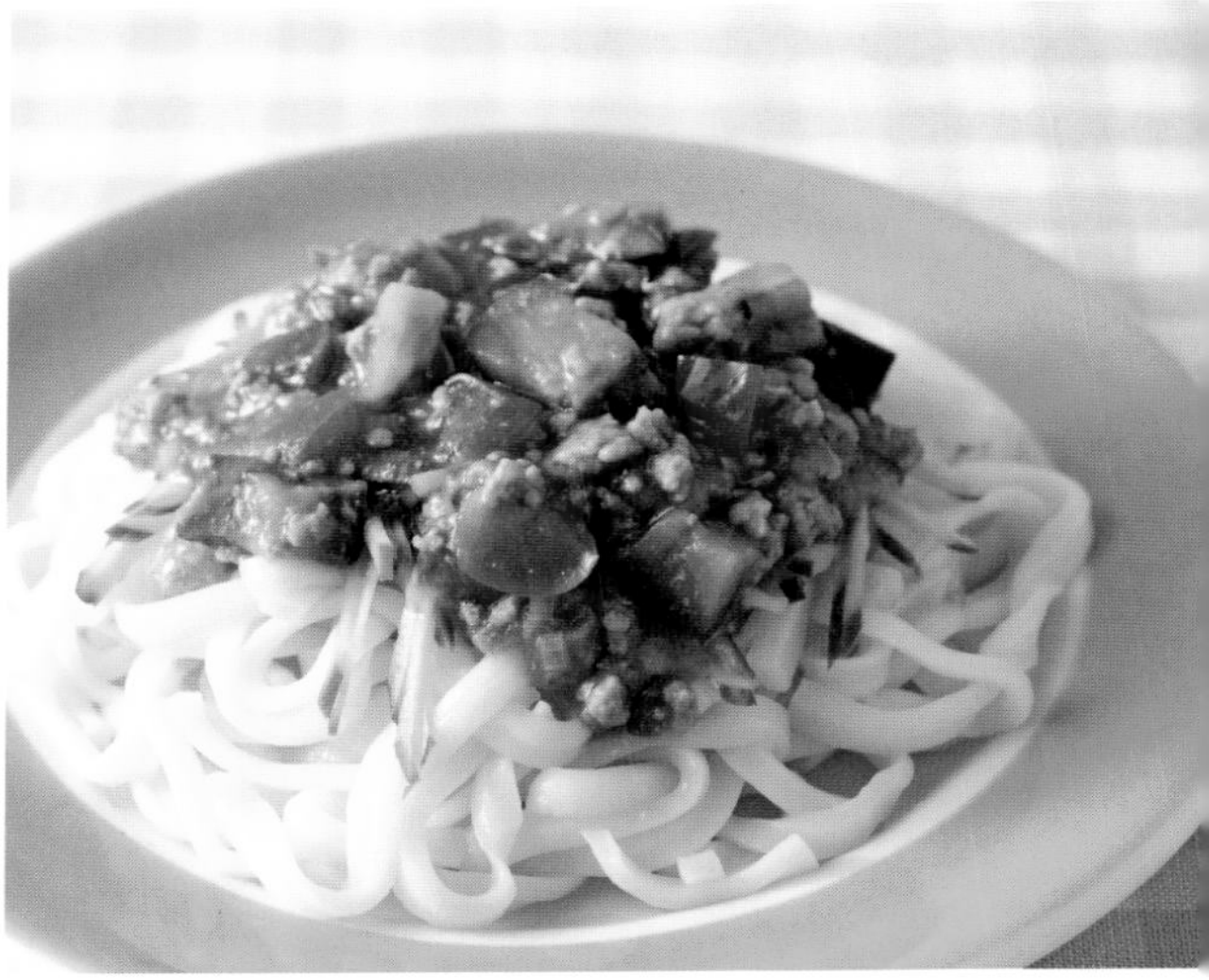

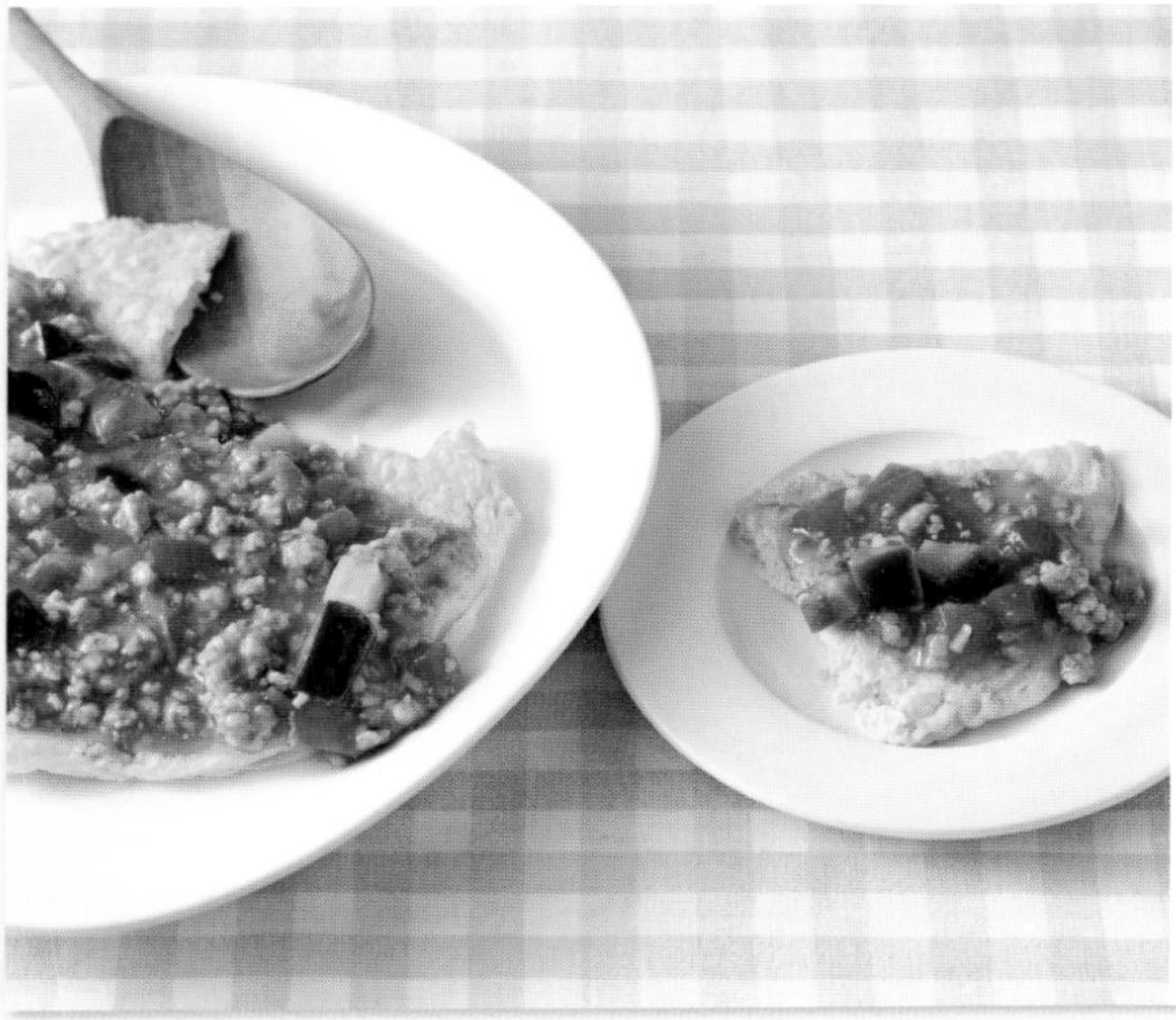

BIG卵焼きの肉あんかけ

酢を使ってさっぱり味にイメチェン

材料（大人2人+幼児1人分）
マーボーのもと…1/4量
卵…3個
塩…2つまみ
酢、みりん…各大さじ1
ごま油…大さじ½

作り方
1 卵は割りほぐし、塩を加えてまぜる。フライパンにごま油を中火で熱し、卵液を流し入れて大きくまぜ、両面を焼いて器にとり出す。
2 **1**のフライパンにマーボーのもとを凍ったまま入れ、水1カップを加えて中火にかける。煮立ってきたらへらでほぐし、酢、みりんで調味し、とろみがついたら**1**にかける。

栄養ストック 3

特売品の切り身で！ 塩けを生かして味つけ

塩鮭でカンタン シチューのもと

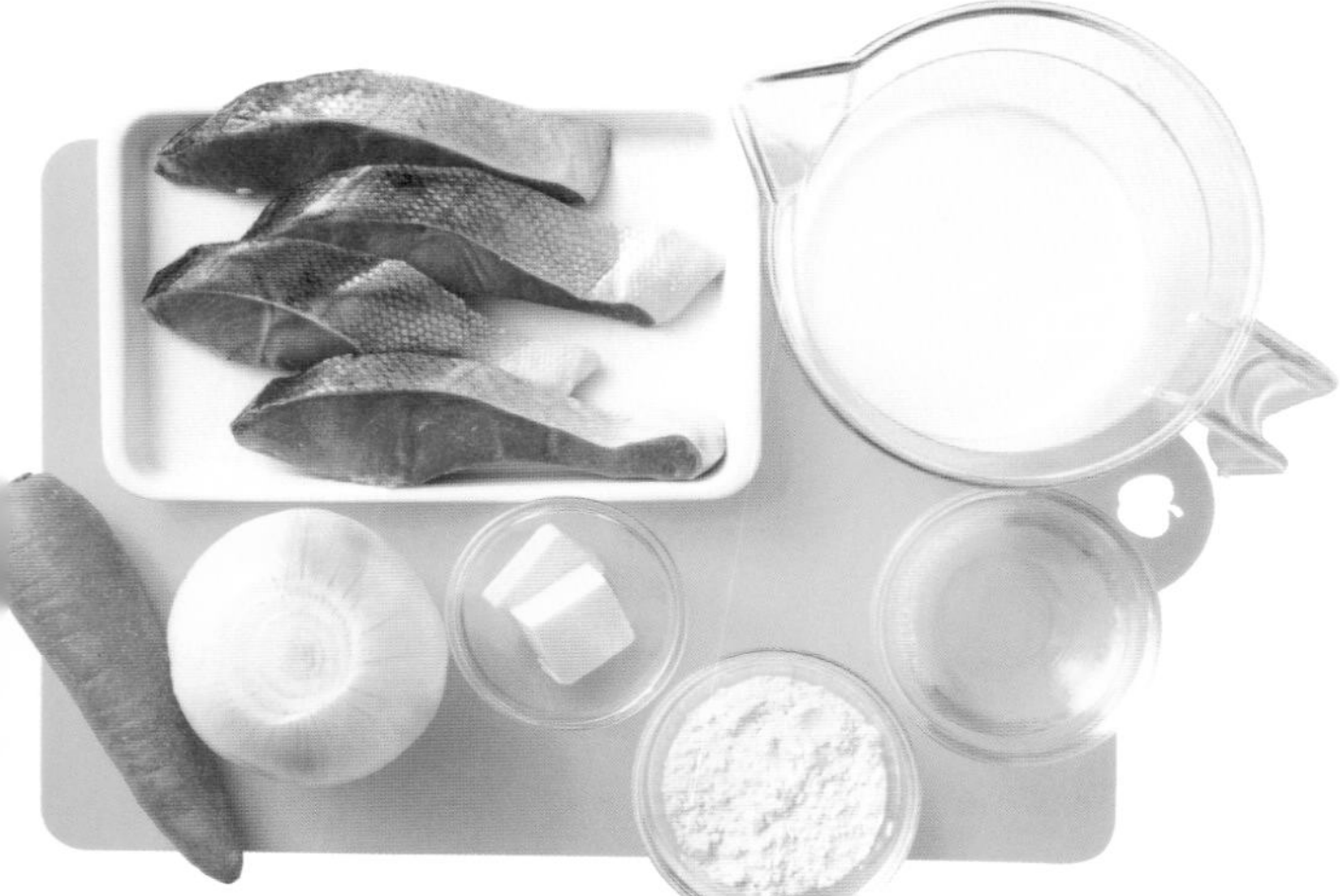

材料（3人家族で2〜3回分）
塩鮭…4切れ
玉ねぎ…1個
にんじん…1本
白ワイン…¼カップ
牛乳…3カップ
小麦粉…大さじ8（70g）
バター…20g
※牛乳は1〜2カップをフォローアップミルクにかえてもOK。

1 鮭と野菜を切る

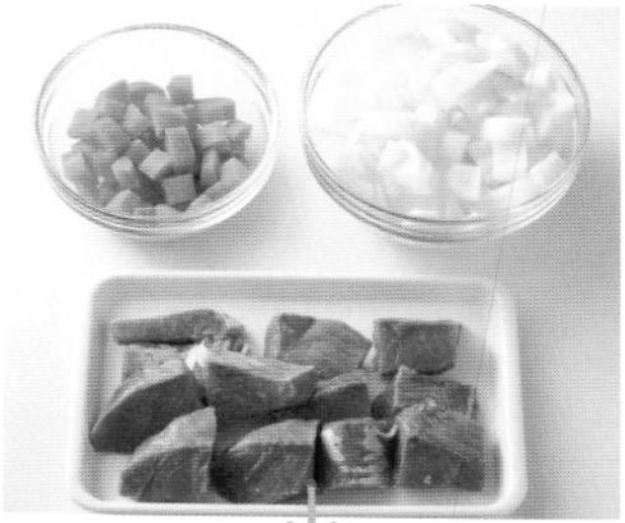

鮭は皮と骨を除き、3〜4等分に切る。玉ねぎ、にんじんは1㎝角に切る。

2 鮭を焼く

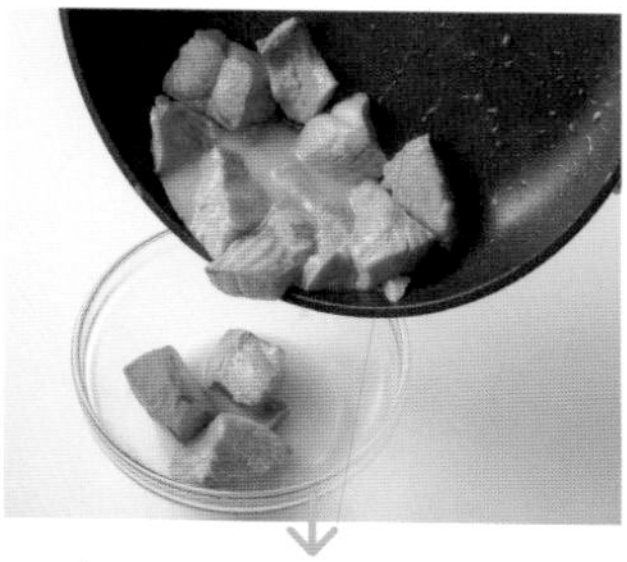

フライパンにバターを中火でとかし、鮭の両面を焼く。白ワインを加えてふたをし、4〜5分蒸し焼きにしてボウルにとり出す。

3 野菜をいためる

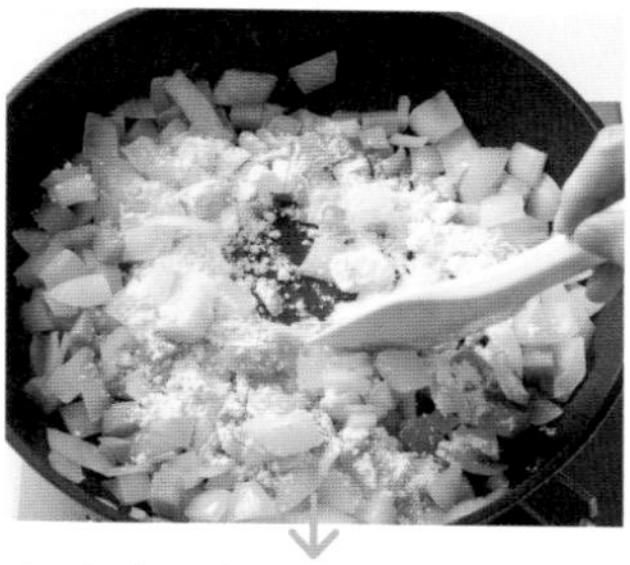

2のフライパンに玉ねぎ、にんじんを入れていため、ふたをして弱火で10分ほど蒸し煮にする。小麦粉を加え、粉っぽさがなくなるまでいためる。

4 牛乳と鮭を加え

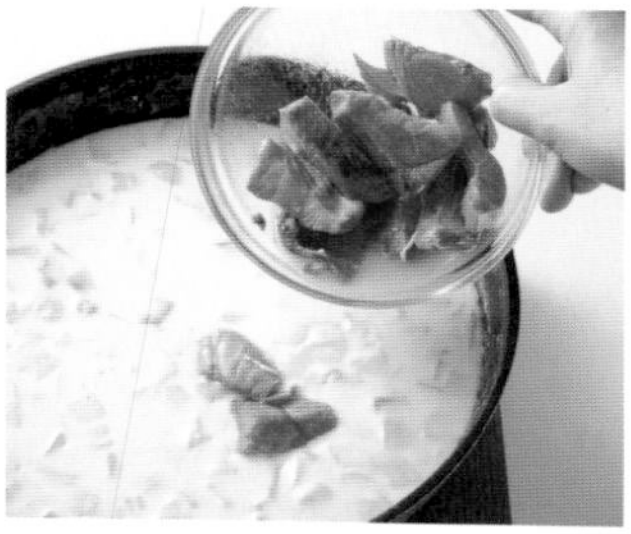

牛乳を一気に加えてよくまぜ、とろりとしたら鮭を戻し入れる。

フリーザーバッグで冷凍

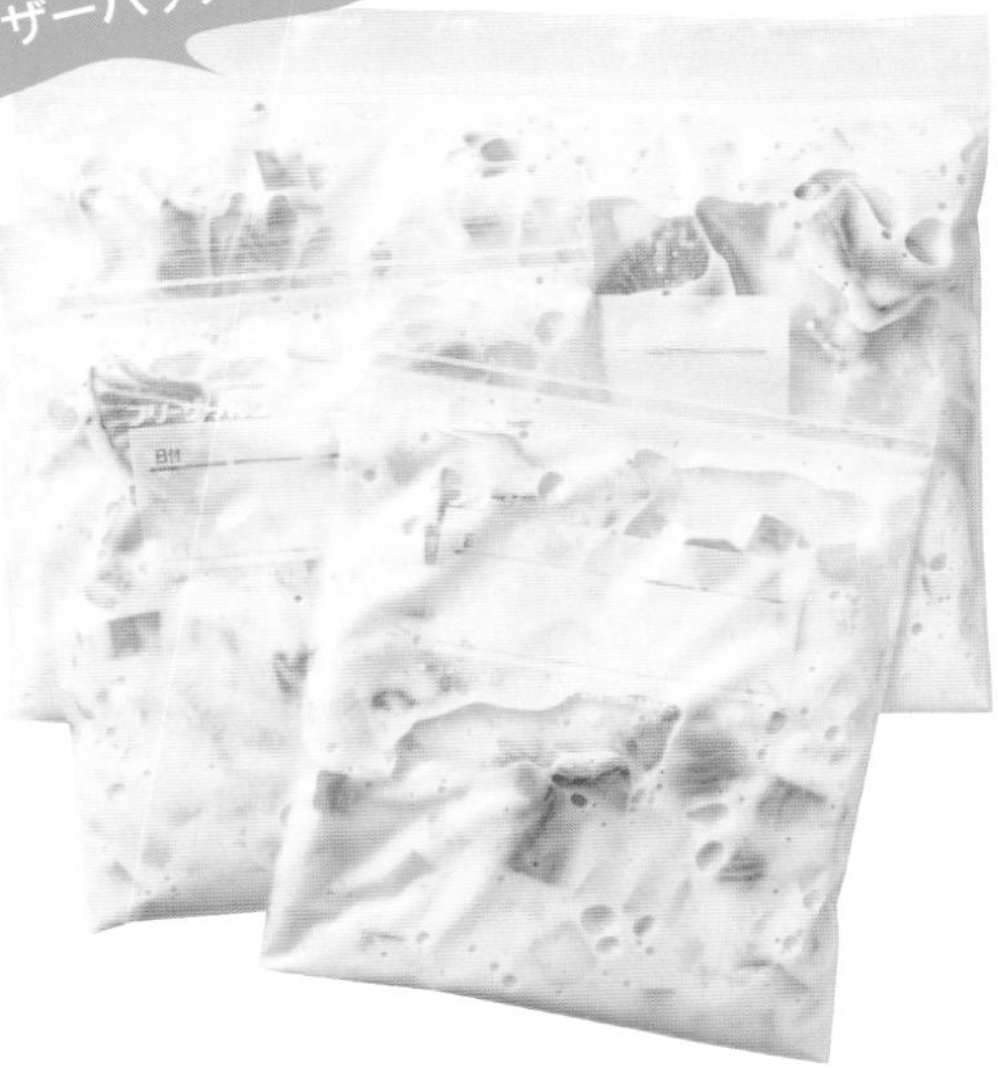

冷凍保存
2〜3週間

あら熱がとれたら、フリーザーバッグへ。½量×1、¼量×2など、作りたいレシピに合わせて、小分けの分量は好みで変えてください。

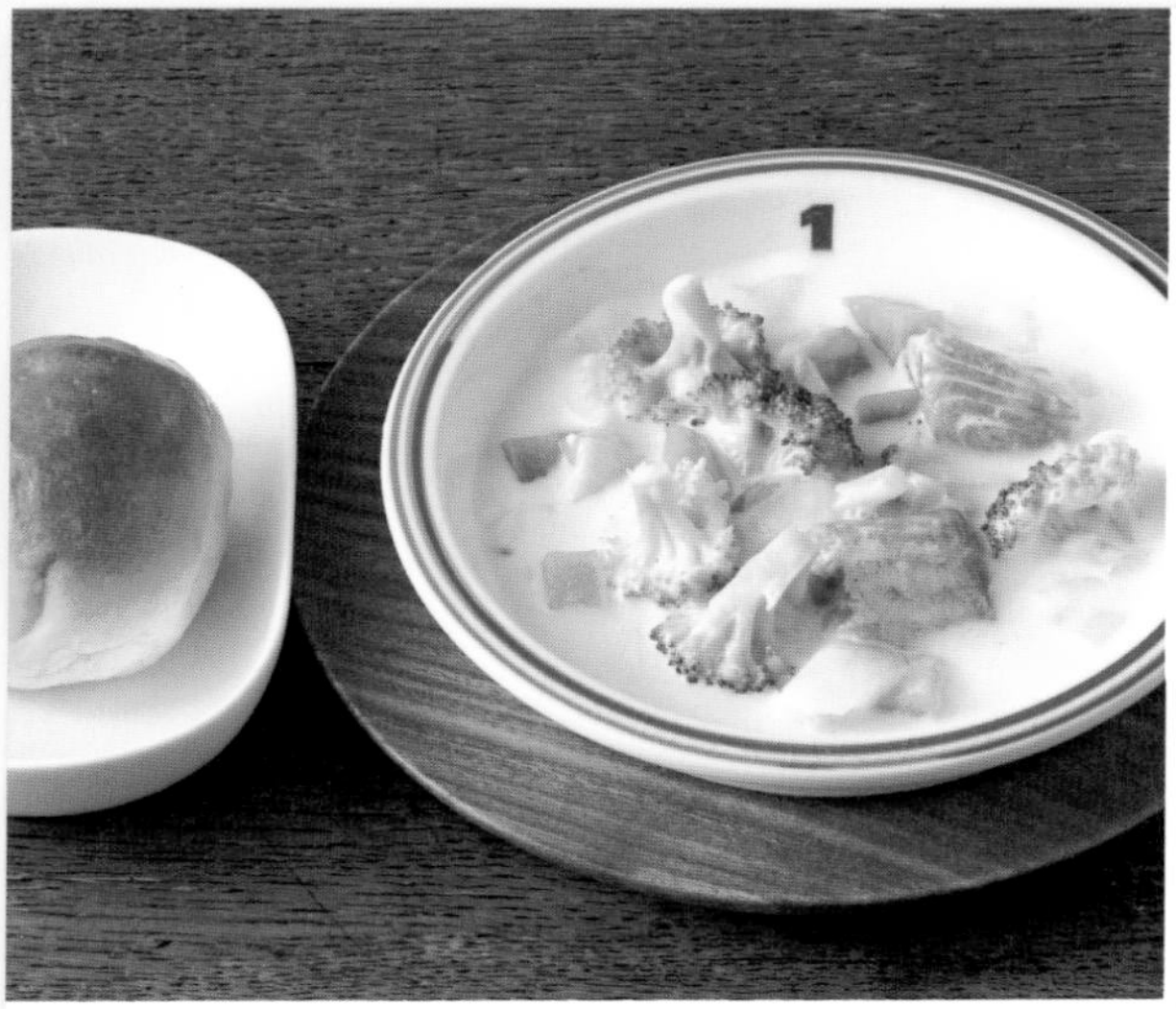

ホワイトシチュー

緑の野菜を足すだけで彩り鮮やか

材料（大人2人+幼児1人分）

シチューのもと…1/2量
牛乳…1.5カップ
ゆでブロッコリー
…小房8個

作り方

1 鍋にシチューのもとを凍ったまま入れ、牛乳（またはフォローアップミルク）を加えて中火にかけ、とかしながら煮る。味見をして、塩（分量外）で味をととのえる。
2 ブロッコリーをさらに小さく切って加え、軽く煮る。

鮭とえびのリゾット

隠し味の“みそ”がごはんにぴったり

材料（大人2人+幼児1人分）

シチューのもと…1/2量
むきえび…60g
ベビーリーフ…½袋
白ワイン（または酒）
…大さじ1
みそ…大さじ½
あたたかいごはん…適量

作り方

1 えびは大きければ2～3等分に切る。
2 鍋に1、白ワインを入れて中火にかけ、えびに火を通す。シチューのもとを凍ったまま加え、水（またはフォローアップミルク）1カップ、みそを加え、とかしながら煮る。
3 ごはんを加え、とろりとして汁けが減ってきたら、ベビーリーフを手でちぎり入れてまぜる。

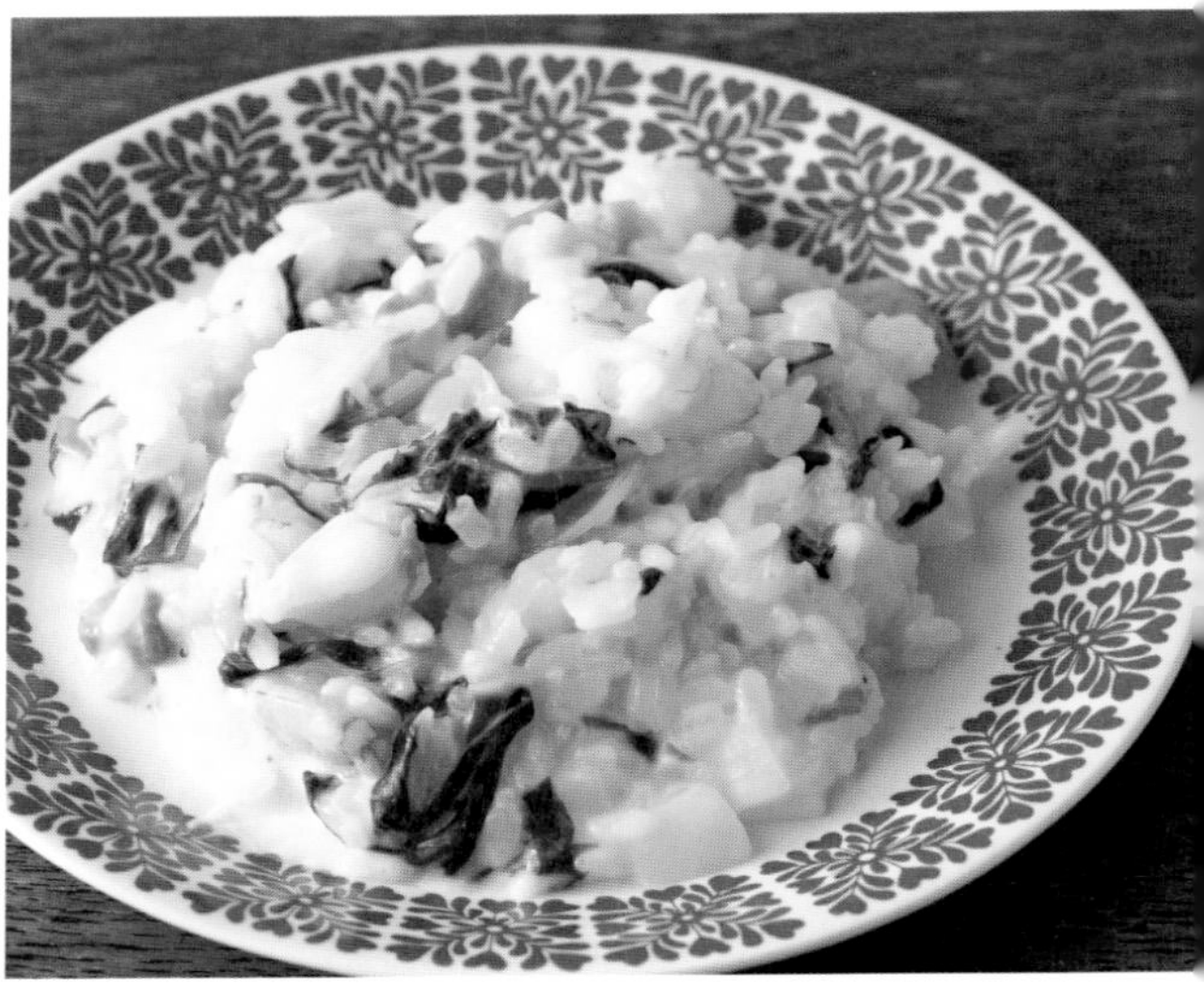

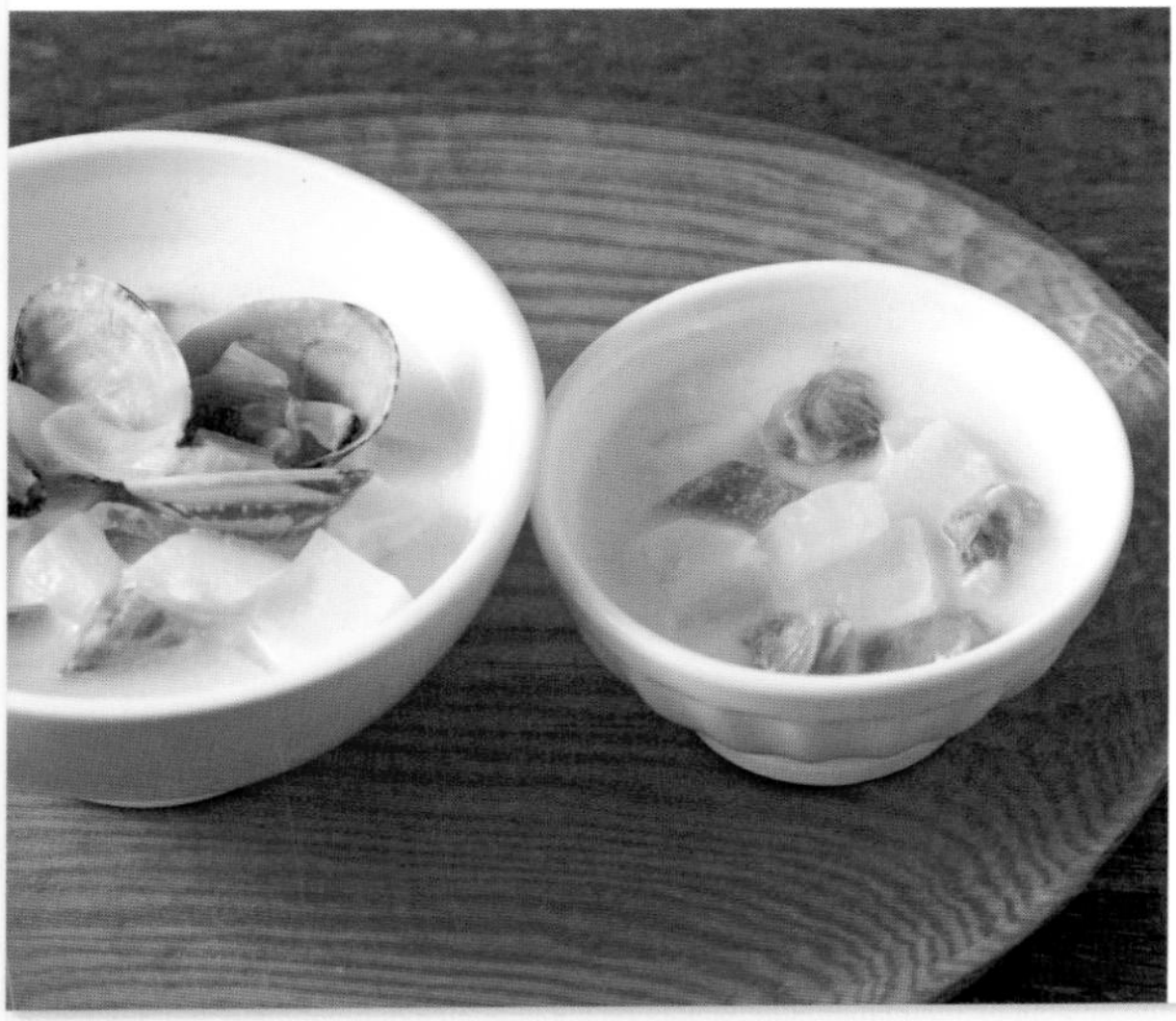

あさりのクラムチャウダー

簡単スープでしっかり鉄チャージ

材料（大人2人+幼児1人分）

シチューのもと…1/4量
あさり（殻つき）…8個
じゃがいも…1個

作り方

1 あさりは海水くらいの塩水に30分ほどひたし、砂出しする。じゃがいもは1cm角に切る。
2 鍋に水（またはフォローアップミルク）1.5カップ、じゃがいもを入れて中火にかけ、やわらかくなるまで煮る。
3 シチューのもとを凍ったまま加え、とけたらあさりを加え、ふたをしてあさりの口があくまで煮る。

「フリージングトレー」で冷凍して→凍ったままポン！

肉ボール＆魚ボールレシピ

**ひき肉やつぶした魚をトレーに入れて、一口大のボール状に！
鍋やフライパンにポンポン入れて、たんぱく質がチャージできます。**

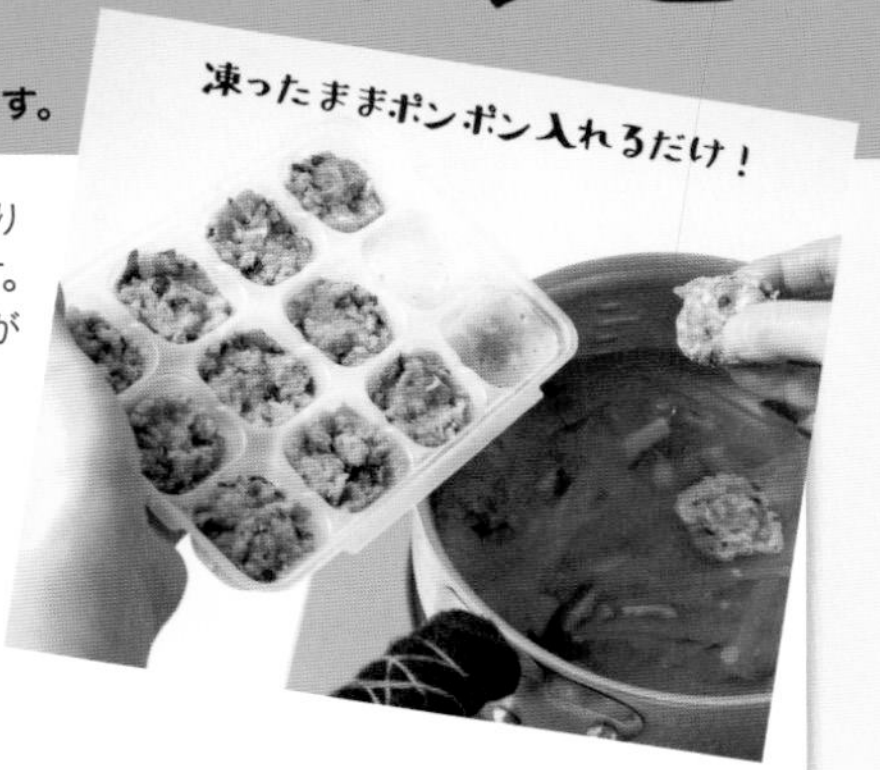
凍ったままポンポン入れるだけ！

凍ったら、トレーから必要な量をとり出し、鍋やフライパンに直接入れます。肉ボールは5分以上加熱すれば火が通ります。

クセのない小松菜を刻んでまぜて

中華風 肉ボール

材料（15ml×12個のフリージングトレー2つ分）
豚ひき肉…250g
小松菜（刻む）…1〜2株
塩…小さじ½
おろししょうが…少々
ごま油…大さじ½
かたくり粉…大さじ2

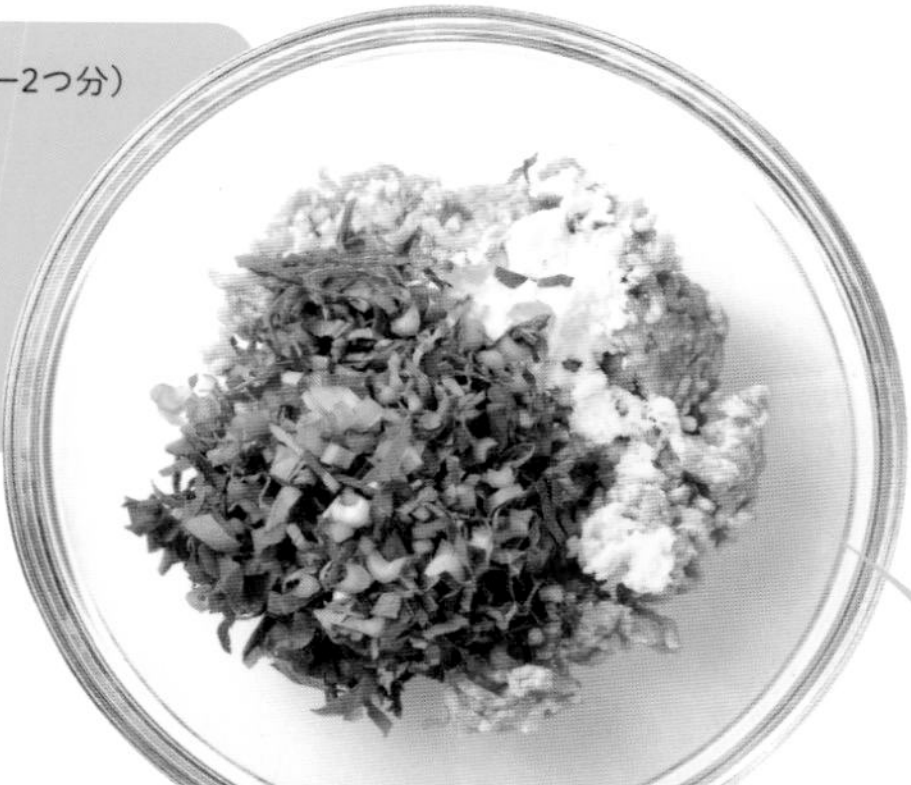

1 まぜる

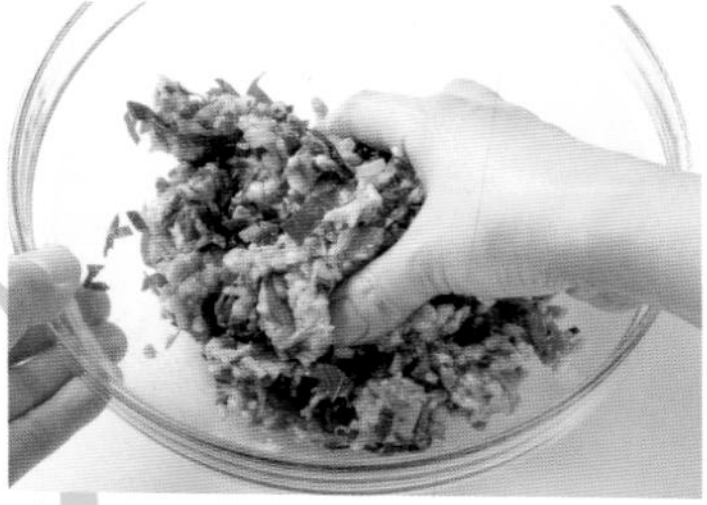

ボウルにすべての材料を入れ、手（または箸）でよくねりまぜる。
※肉が白っぽくねっとりするまでねると、加熱したときに形がくずれにくい。

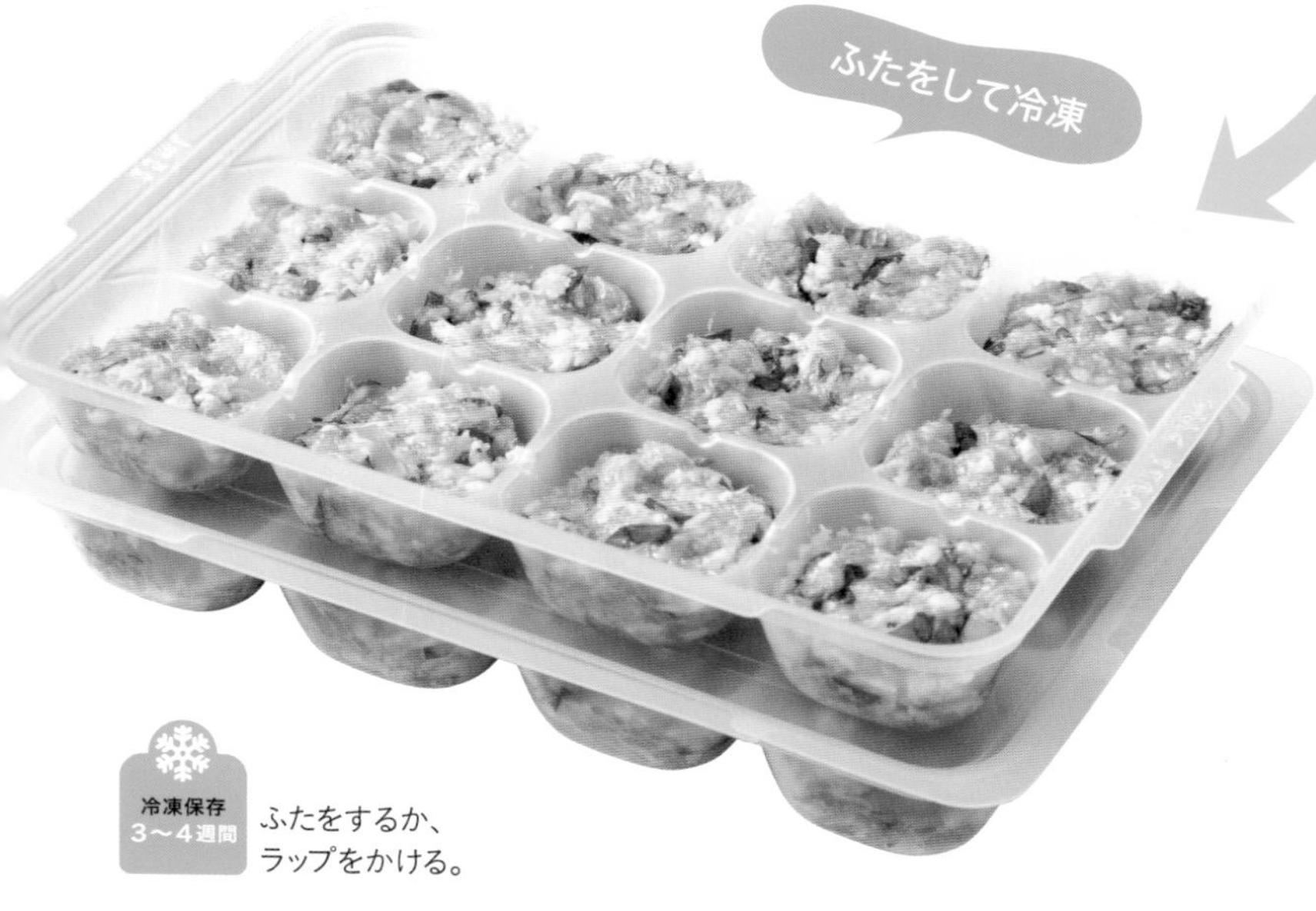
ふたをして冷凍

2 フリージングトレーに入れる

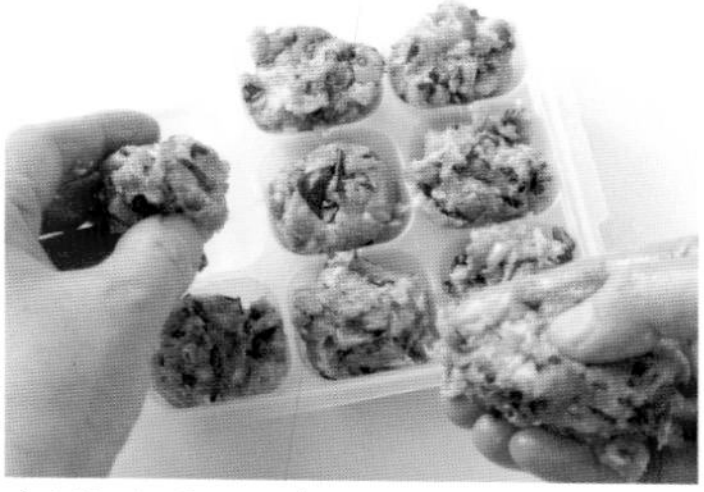

肉だねを手でちぎりながら（またはスプーンで落として）、トレー2つに分け入れる。

冷凍保存 3〜4週間
ふたをするか、ラップをかける。

四角ギョーザ

折って包むから簡単！
ワンタンの皮は薄くて食べやすい

材料（大人2人+幼児1人分）
中華風肉ボール…16個
ワンタンの皮…16枚
ごま油…適量

作り方
1 ワンタンの皮で肉ボールを包み、包み終わりを下にしてフライパンに並べる。
2 フライパンの縁からごま油を回し入れ、中火にかける。パチパチと音がしてきたら水大さじ2を加えてふたをし、5分焼く（途中で水がなくなったら大さじ2を足す）。
3 こんがり焼けたら上下を返し、両面に焼き色をつける。

皮をひし形におき、中央に肉ボールを凍ったままのせ、上下、左右を包む。これなら、子どもがお手伝いOK。

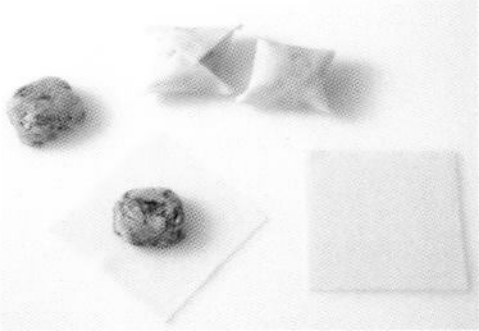

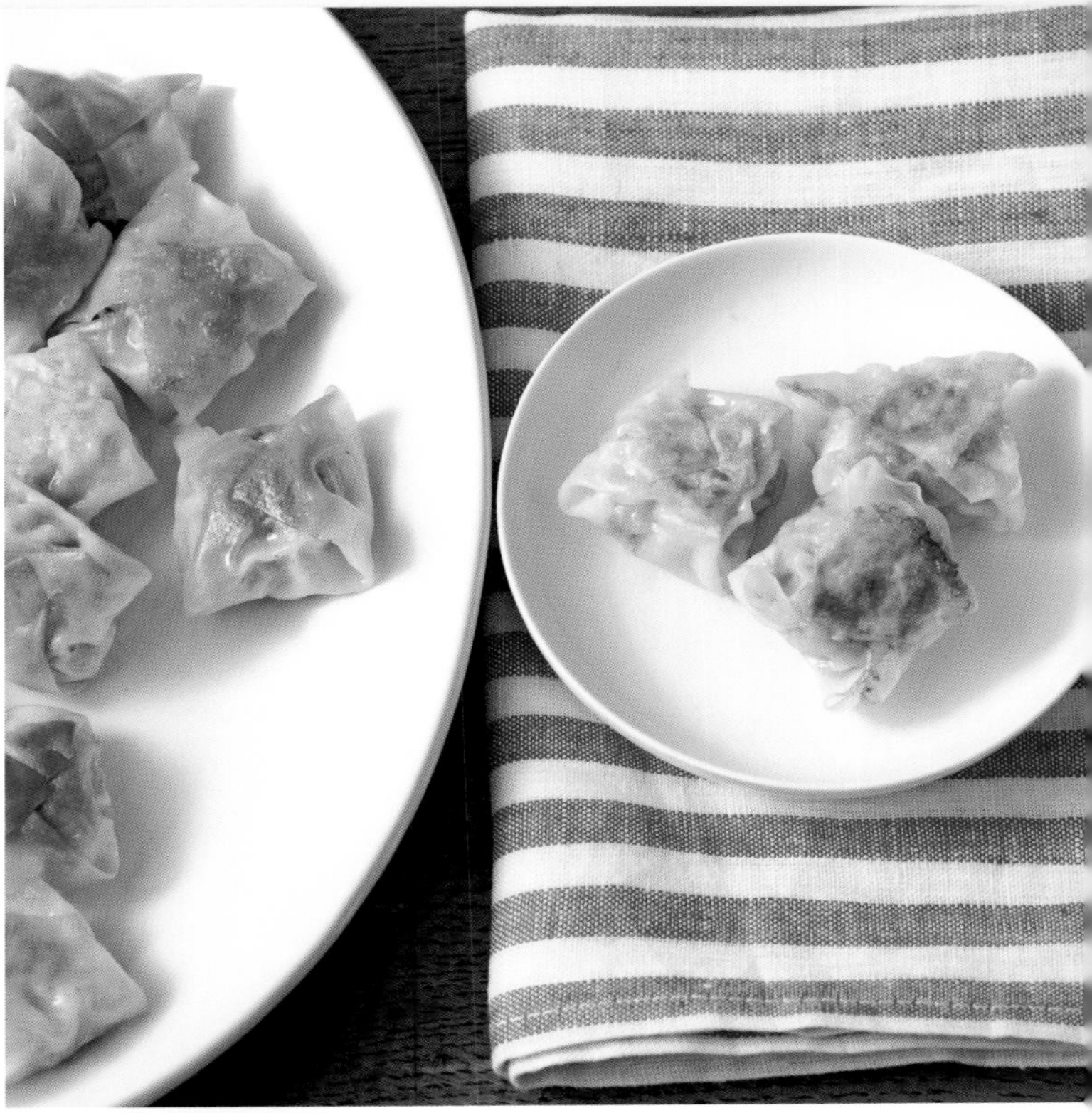

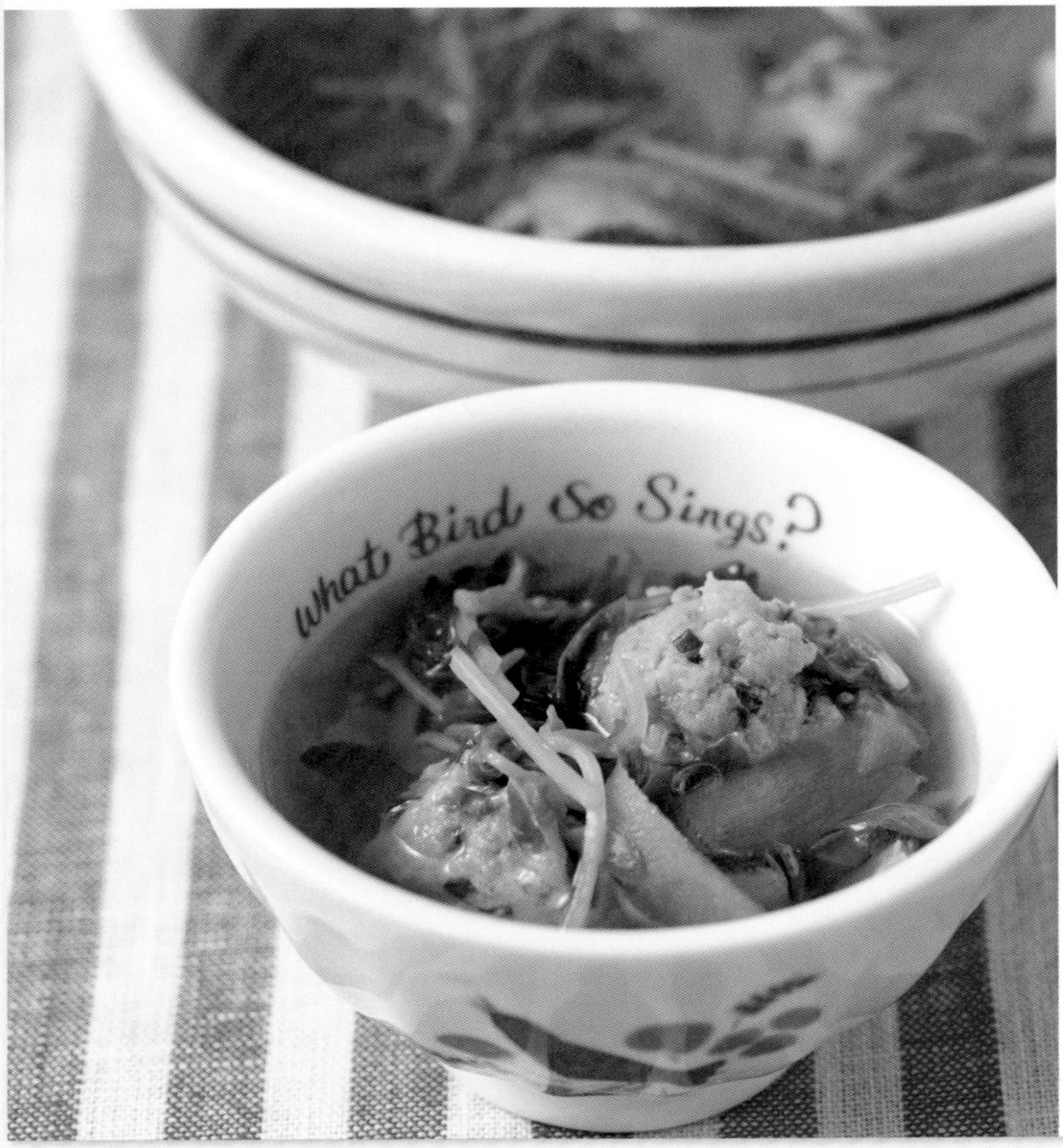

即席★中華スープ

すぐ火が通るピーラー野菜や豆苗で
ビタミンCたっぷりに

材料（大人2人+幼児1人分）
中華風肉ボール…8個
豆苗…$\frac{1}{2}$パック
にんじん…$\frac{1}{2}$本
干ししいたけ（スライス）…10g
A ［ 水…3カップ
　 鶏ガラスープのもと…小さじ2
しょうゆ…少々

作り方
1 にんじんはピーラーで薄くそぐ。干ししいたけは手でちぎる。
2 鍋にA、1を入れて中火にかける。煮立ったら肉ボールを加え、再び煮立ってから5分煮る。
3 しょうゆで味をととのえ、豆苗をキッチンばさみで2㎝長さに切って加え、さっと煮る。

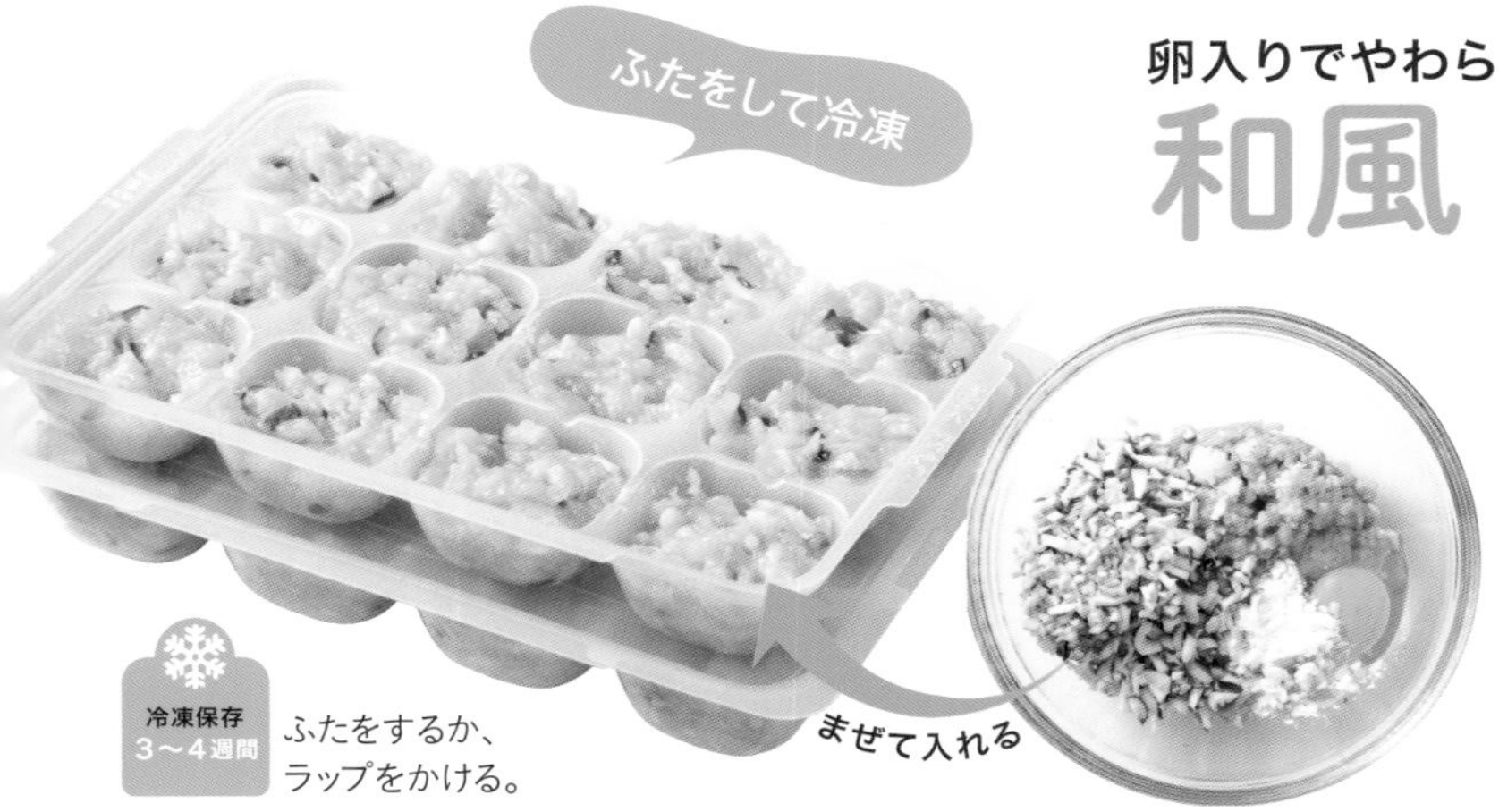
ふたをして冷凍
まぜて入れる
冷凍保存
3〜4週間
ふたをするか、
ラップをかける。

卵入りでやわらか！ こっそりしいたけ入り

和風 肉ボール

材料（15mℓ×12個のフリージングトレー2つ分）
鶏ひき肉…250g
しいたけ（みじん切り）…2〜3個
卵…1個
酒…大さじ1
塩…小さじ½
おろししょうが…少々
かたくり粉…大さじ1

作り方
ボウルにすべての材料を入れ、よくねりまぜ、トレー2つに分け入れる。

ラクラク肉豆腐

めんつゆだけで味が決まる！

材料（大人2人+幼児1人分）
和風肉ボール…8個
絹ごし豆腐…200g
ねぎ…½本
にんじん…薄切り4枚
めんつゆ（3倍濃縮）…大さじ2

作り方
1 豆腐は2㎝厚さに切る。ねぎは斜め1㎝厚さに切る。にんじんは好みの型で抜く。
2 フライパンにめんつゆ、水½カップを入れ、中火にかける。煮立ったら1、肉ボールを加え、ふたをして少し火を弱め、10分煮る。

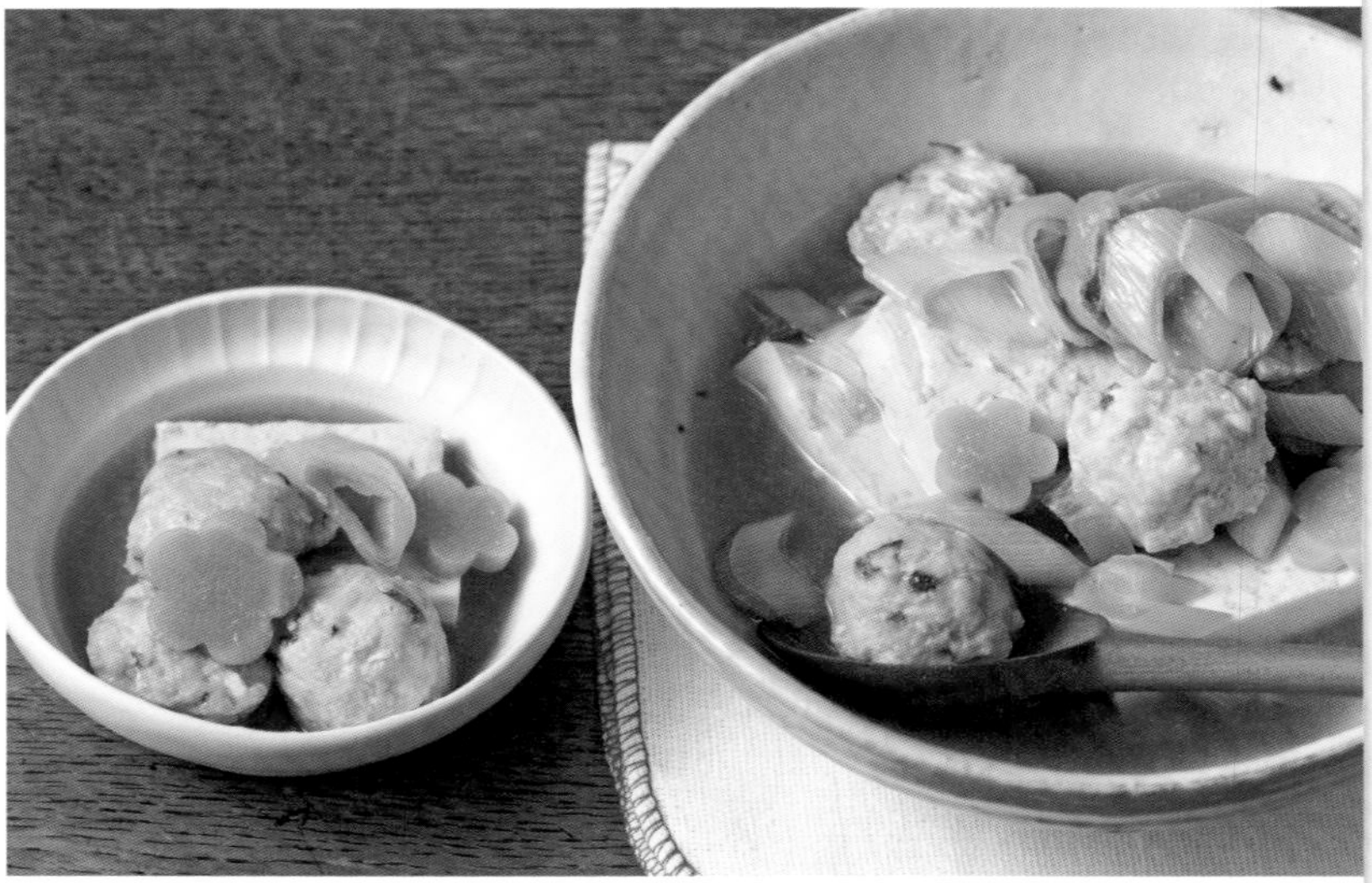

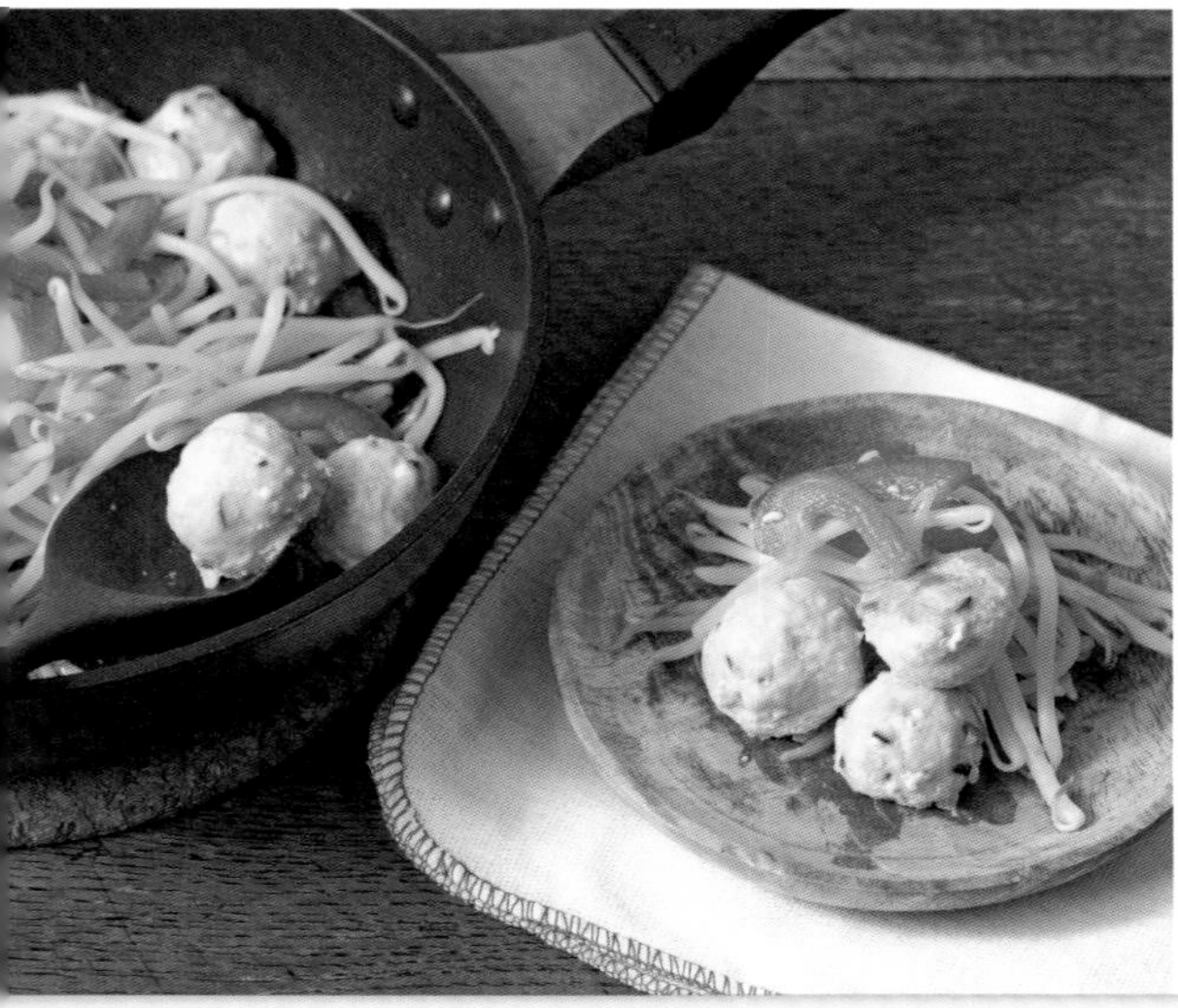

つくねともやしの蒸し焼き

外はこんがり、中はふっくら

材料（大人2人+幼児1人分）
和風肉ボール…16個
もやし…1袋（200g）
パプリカ（赤）…¼個
ごま油…大さじ½
ポン酢しょうゆ…適量

作り方
1 パプリカは薄切りにする。
2 フライパンにごま油を中火で熱し、外側に肉ボールを並べる。両面をこんがり焼いたら、ふたをして弱火にし、5分蒸し焼きにする。
3 中央にもやしとパプリカを加え、再びふたをして、もやしに火が通るまで1分蒸し焼きにする。ポン酢しょうゆをかけて食べる。

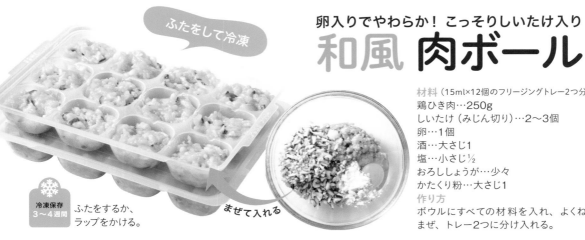

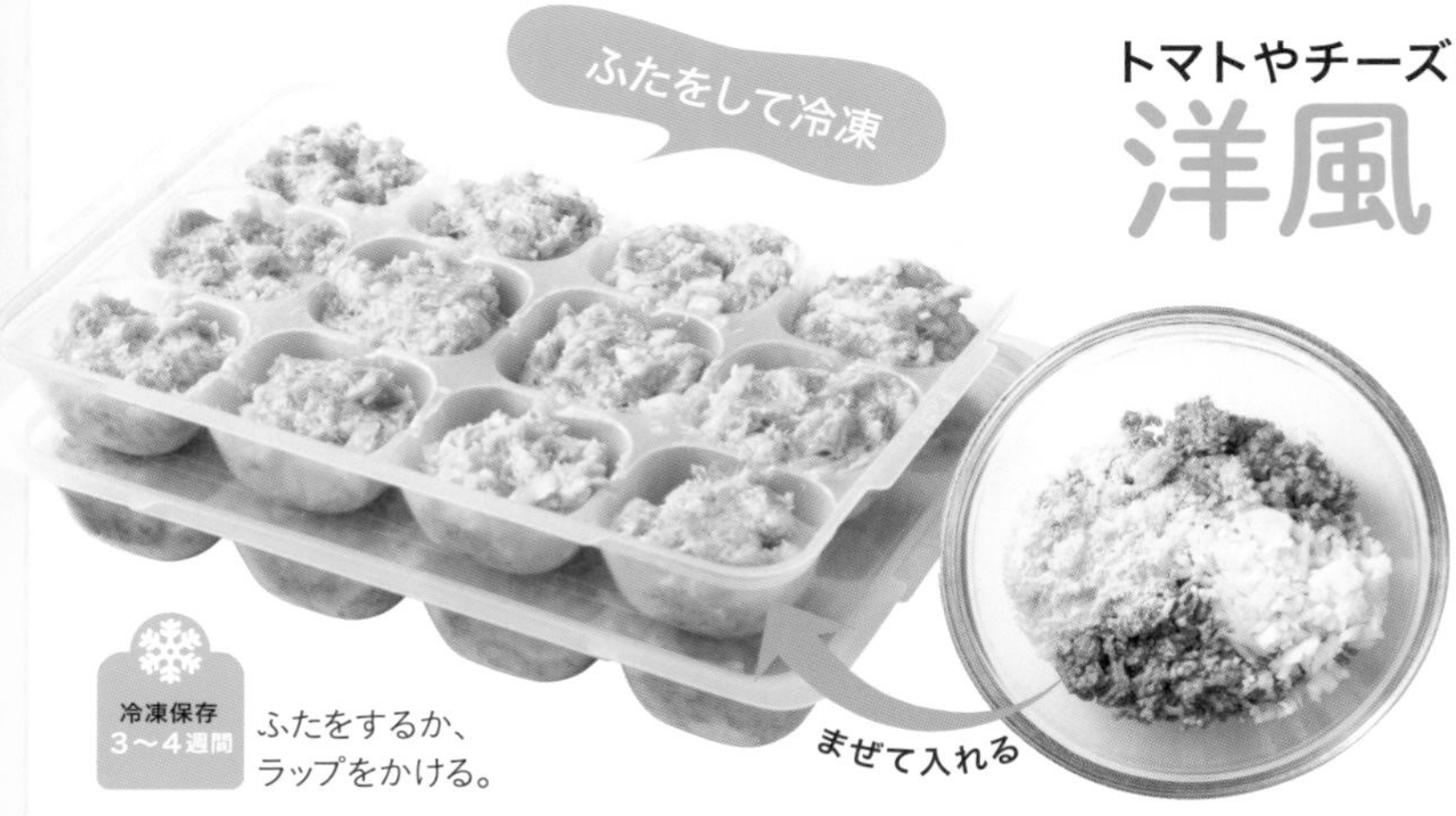
ふたをして冷凍
冷凍保存 3〜4週間
まぜて入れる
ふたをするか、ラップをかける。

トマトやチーズと合うシンプルバージョン

洋風 肉ボール

材料（15ml×12個のフリージングトレー2つ分）
合いびき肉…250g
玉ねぎ（みじん切り）…¼個
パン粉…大さじ3
牛乳…大さじ2
おろししょうが…小さじ1
塩…小さじ½

作り方
ボウルにすべての材料を入れ、よくねりまぜ、トレー2つに分け入れる。

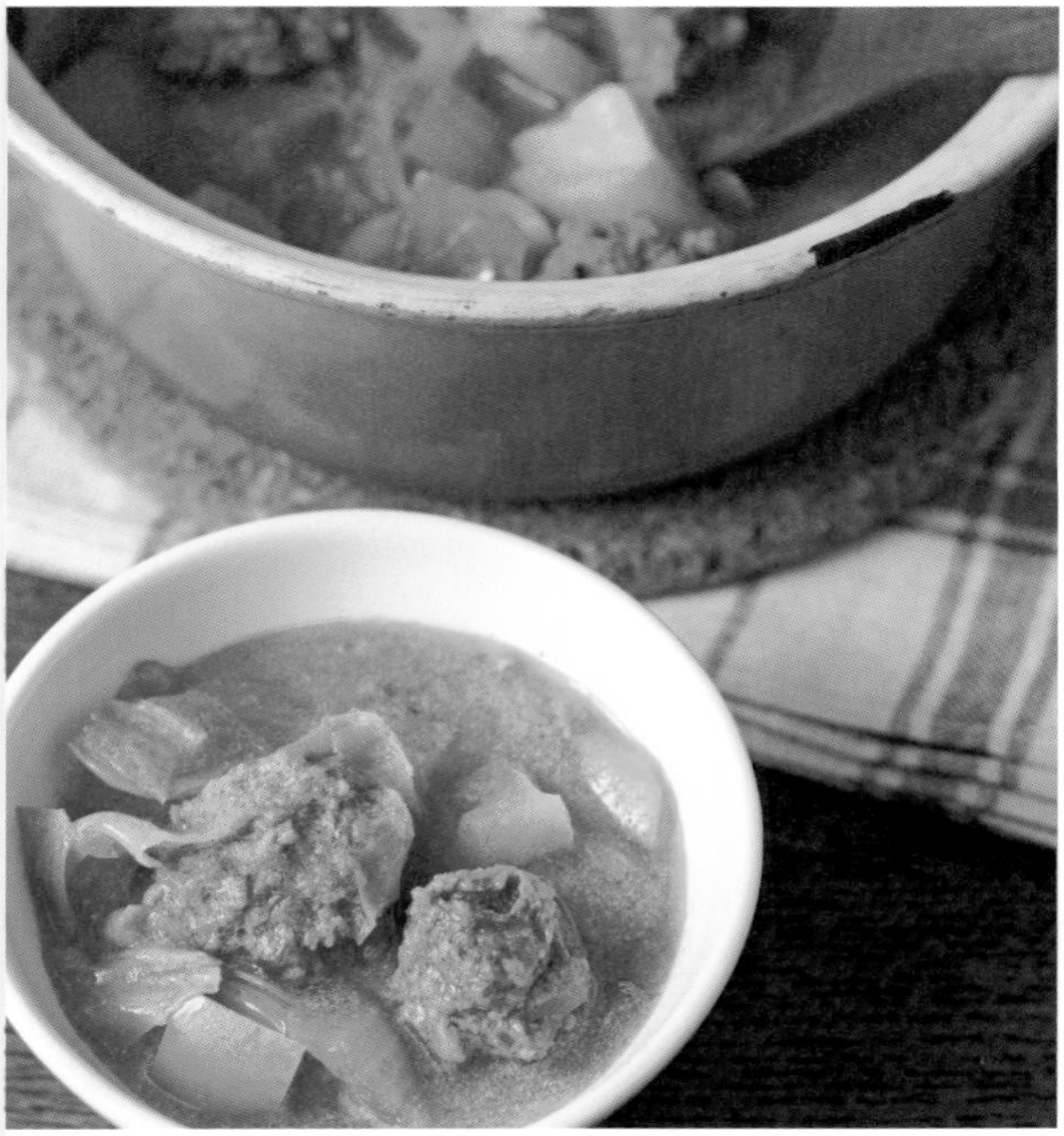

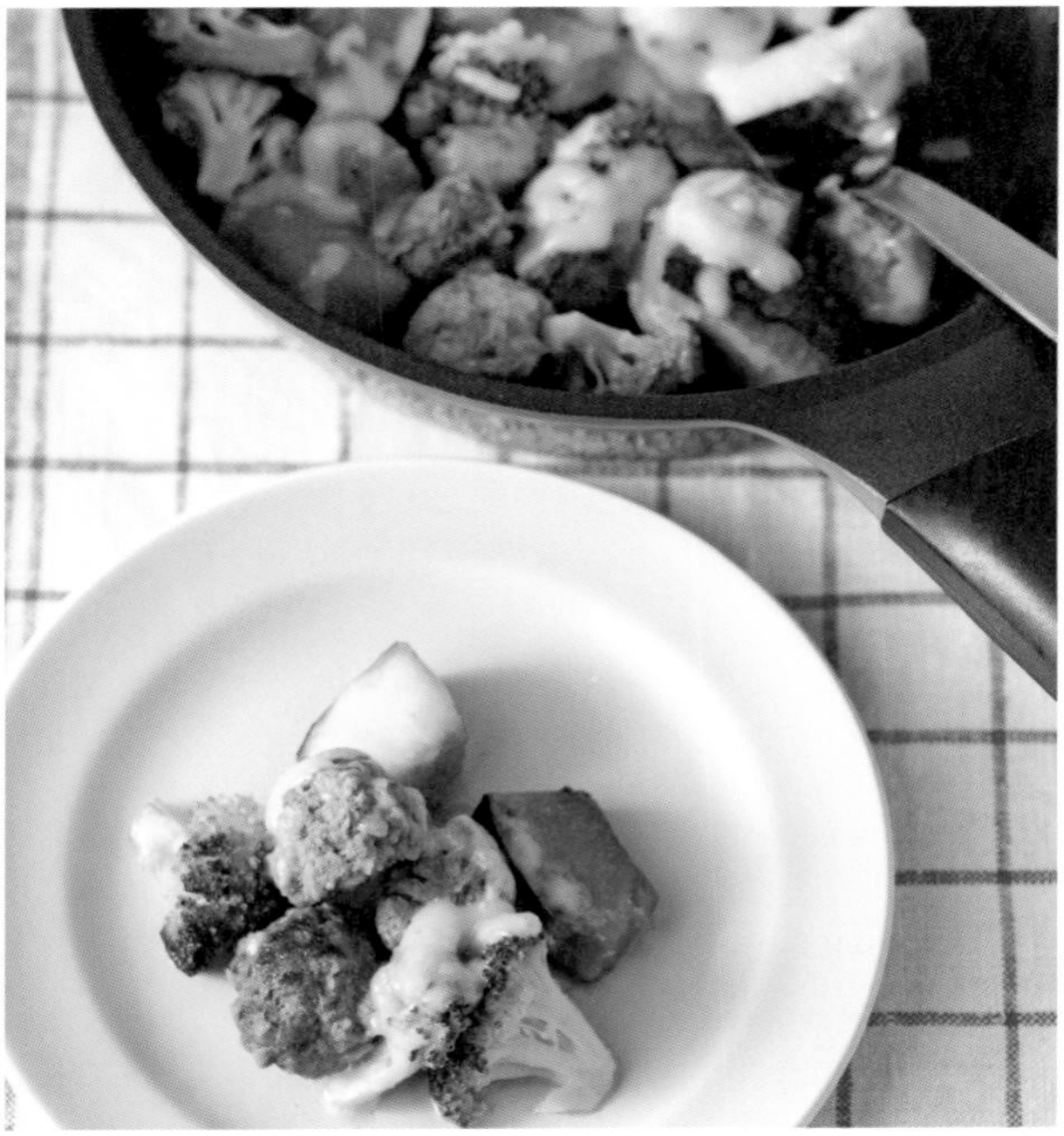

トマトクリーム煮込み

みんな大好き♡トマト味のミートボール

材料（大人2人+幼児1人分）
洋風肉ボール…8個
玉ねぎ…½個
パプリカ（黄）…½個
キャベツ…1〜2枚
トマトジュース（食塩無添加）
…小1本（190ml）
牛乳…½カップ
塩…小さじ½
オリーブ油…大さじ½

作り方
1 玉ねぎ、パプリカ、キャベツは1cm角に切る。
2 鍋にオリーブ油と1を入れて中火でいため、火が通ったらトマトジュースを加える。煮立ったら肉ボール、塩を加え、ふたをして5分煮る。
3 牛乳（またはフォローアップミルク）を加え、ひとまぜする。

ぎゅうぎゅうチーズ焼き

肉と野菜をにぎやかに詰め込んで

材料（大人2人+幼児1人分）
洋風肉ボール…16個
かぼちゃ
…1/12個（150g）
ブロッコリー…½個
ピザ用チーズ…50g
オリーブ油…大さじ½
※野菜をやわらかくしたい場合は、2で水少々を加えて蒸し焼きにしてください。

作り方
1 かぼちゃは一口大に切る。ブロッコリーは小房に分ける。
2 フライパンに肉ボールと1を並べ、オリーブ油を回しかけ、中火にかける。肉に焼き色がついたら返し、ふたをして弱火にし、5分焼く。
3 チーズを散らし、チーズがとけるまでふたをして蒸らす。

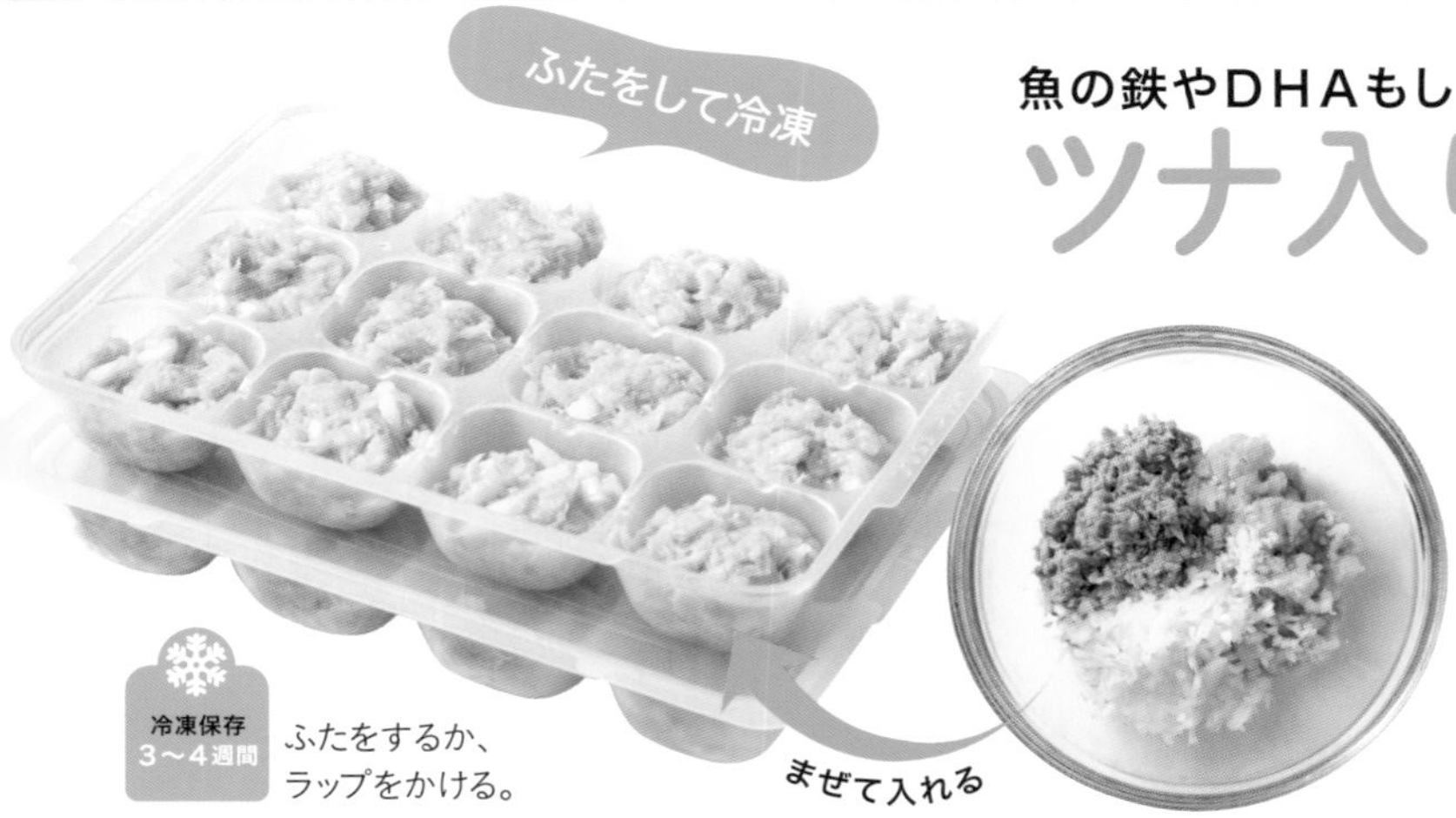

冷凍保存 3〜4週間

ふたをするか、
ラップをかける。

魚の鉄やDHAもしっかりとれる

ツナ入り 肉ボール

材料（15ml×12個のフリージングトレー2つ分）
鶏ひき肉…150g
ツナ缶…2缶（140g）
玉ねぎ（みじん切り）…¼個
塩…2つまみ

作り方
ボウルにすべての材料を入れ、よくねりまぜ、トレー2つに分け入れる。

照り焼きボール丼

肉×魚の濃厚なうまみでごはんが進む

材料（大人2人+幼児1人分）
ツナ入り肉ボール…16個
A［しょうゆ…大さじ1.5
　 みりん…大さじ4
米油…大さじ½
レタス…2〜3枚
あたたかいごはん…適量

作り方
1 フライパンに米油を中火で熱し、肉ボールを並べ、両面をこんがり焼く。ふたをして弱火にし、5分蒸し焼きにし、Aを加えて煮からめる。
2 器にごはんを盛り、レタスをちぎってのせ、1をたれごとのせる。

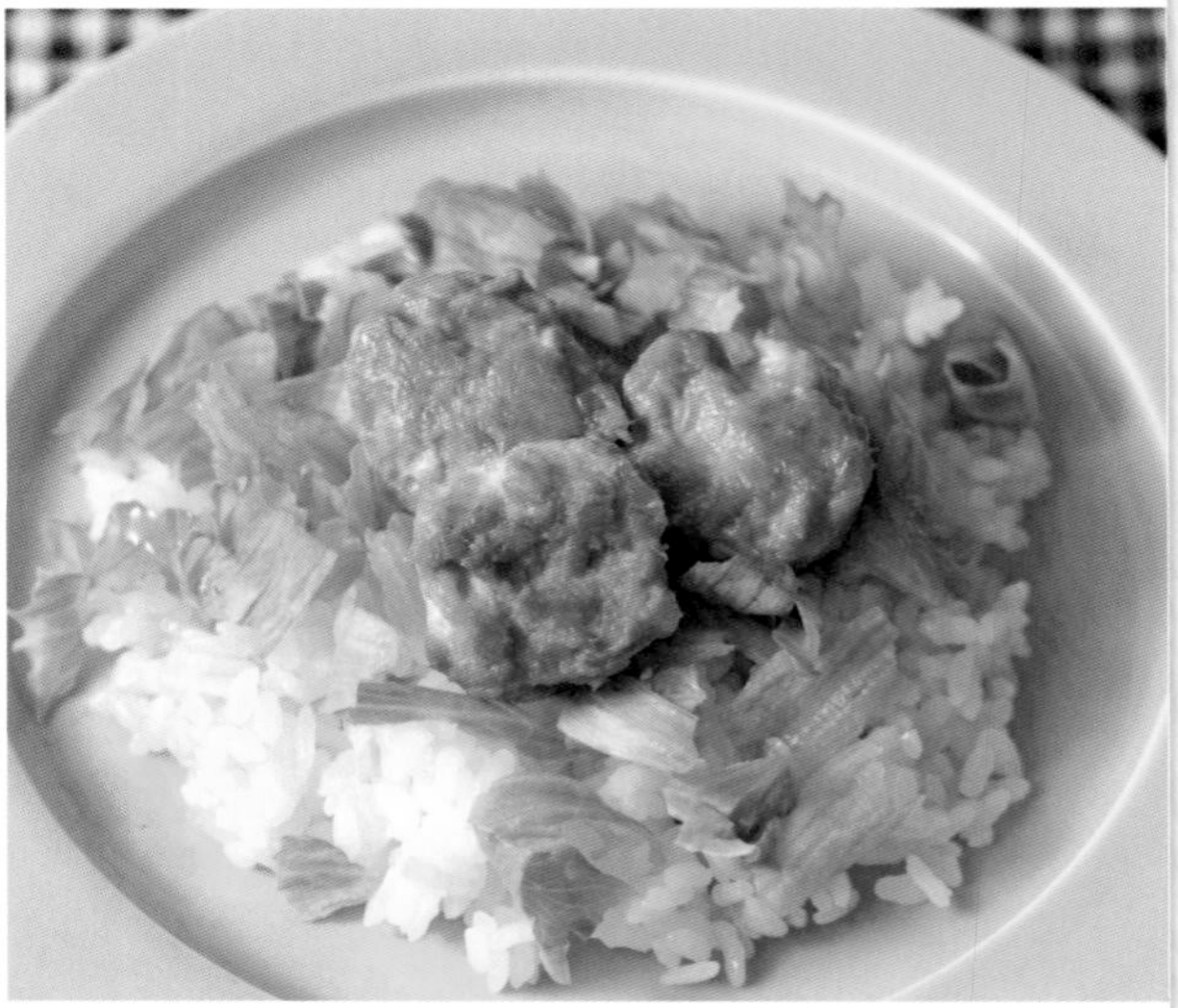

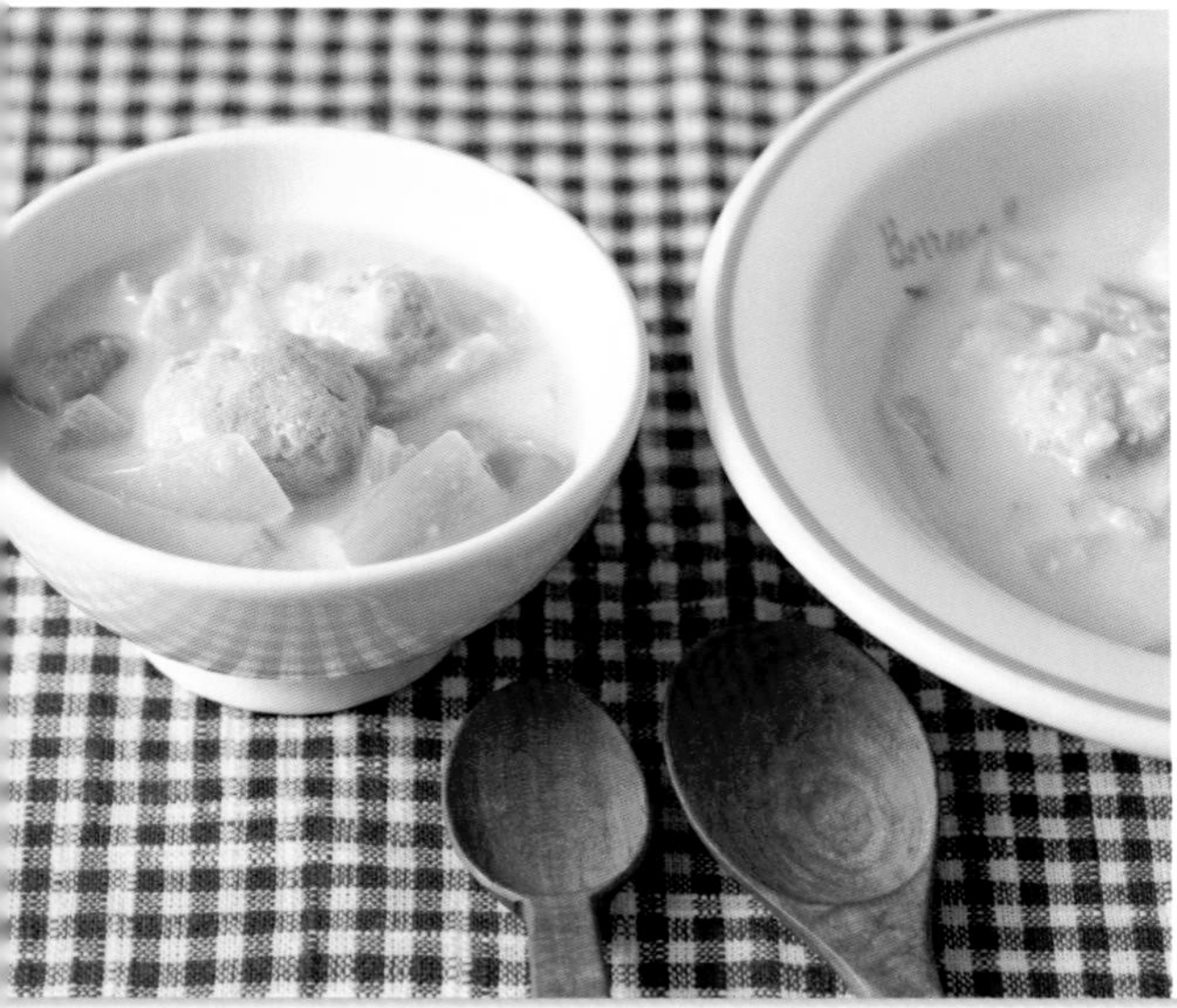

おかずコーンスープ

甘くてホッとなごむ栄養満点の汁物

材料（大人2人+幼児1人分）
ツナ入り肉ボール…8個
グリーンアスパラガス
…3〜4本
玉ねぎ…½個
クリームコーン缶…200g
牛乳…½カップ
オリーブ油…小さじ1

作り方
1 アスパラガスは2〜3㎝長さに切り、玉ねぎは1〜2㎝角に切る。
2 鍋にオリーブ油と玉ねぎを入れて中火でいため、火が通ったら、水1カップ、クリームコーンを加える。
3 煮立ったらアスパラガス、肉ボールを加え、ふたをして5〜10分煮る。
4 牛乳（またはフォローアップミルク）を加え、軽く煮る。

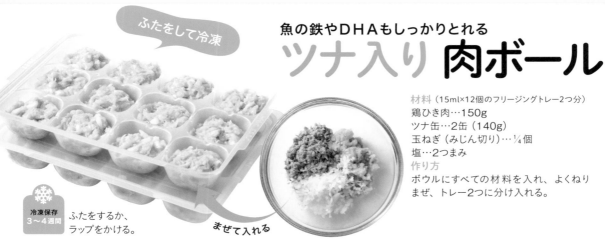

骨のない切り身をたたくから簡単！

かじきボール

材料（15ml×12個のフリージングトレー2つ分）
かじき…大2切れ（240g）
塩…小さじ¼
A ［ねぎ（みじん切り）…15cm
おろししょうが…少々
酒、かたくり粉…各大さじ1.5

1 袋でつぶす

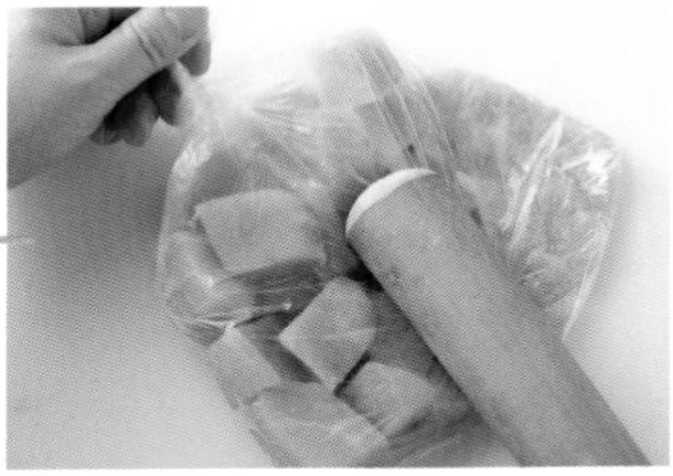

かじきは両面に塩を振り、10分ほどおいて水けをふく。一口大に切ってポリ袋に入れ、めん棒でたたいてつぶす。
※フードプロセッサーでまぜてもOK。

2 味つけする

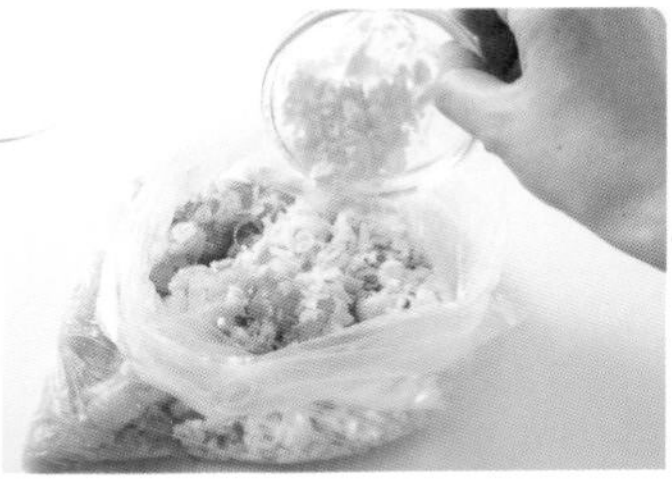

Aを加えてもみまぜ、トレー2つに分け入れる。

まぜて入れる

ふたをして冷凍

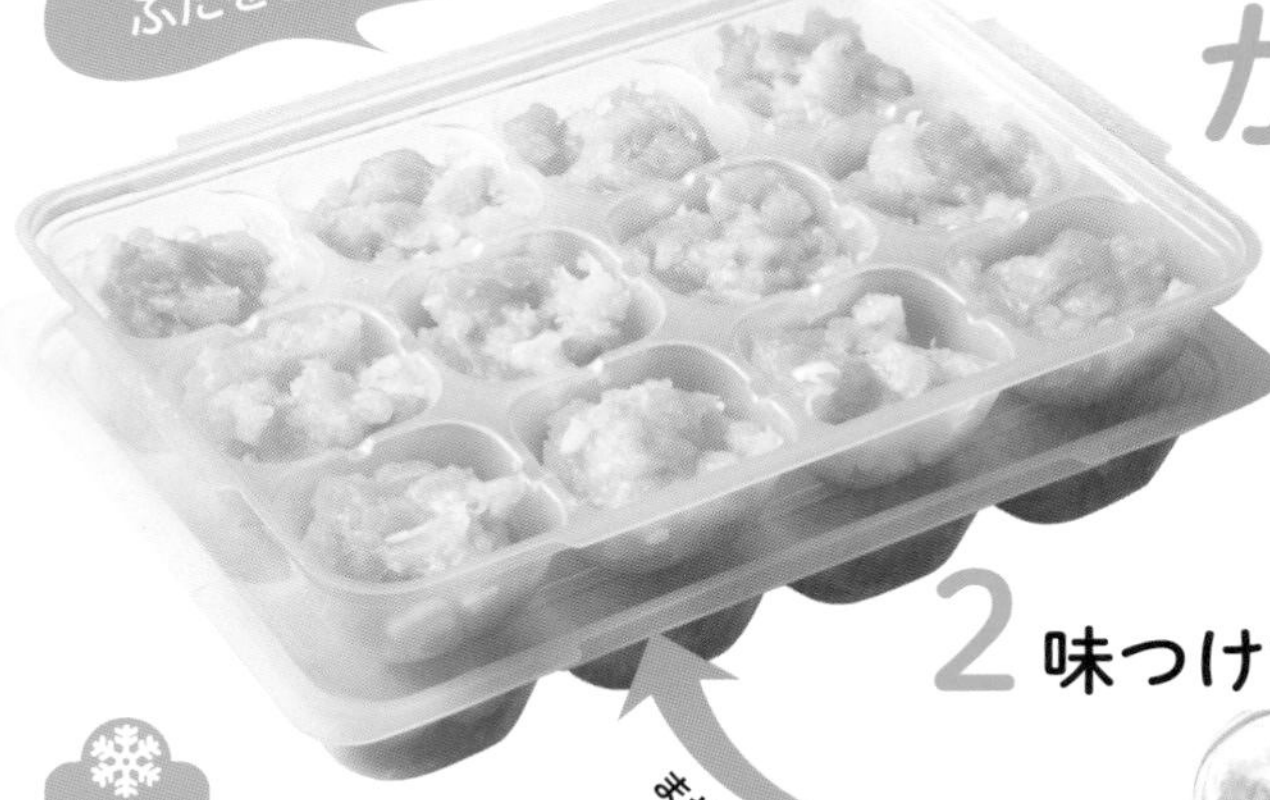

冷凍保存 3～4週間 ふたをするか、ラップをかける。

かじきをたたくかわりに、まぐろ（ねぎとろ用）を使ってもOK。その場合は、調味料をまぜるだけ。

次のページにつづく

モミモミつぶすだけ！ 包丁いらず

はんぺんボール

材料（15ml×12個のフリージングトレー1つ分）
はんぺん…1枚（100g）
しらす干し…30g
冷凍枝豆（さやから出したもの）…25g
かたくり粉…小さじ1
※枝豆はかたくてかみ砕けないことがあるので、3才ごろまでは入れないでください。

1 塩抜きする

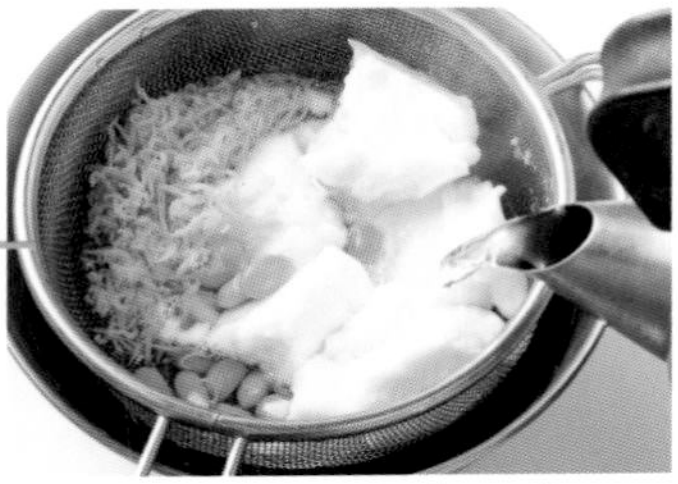

はんぺんは一口大にちぎってざるに入れ、しらす干し、枝豆も入れ、熱湯をかけて塩抜きする。

2 袋でつぶす

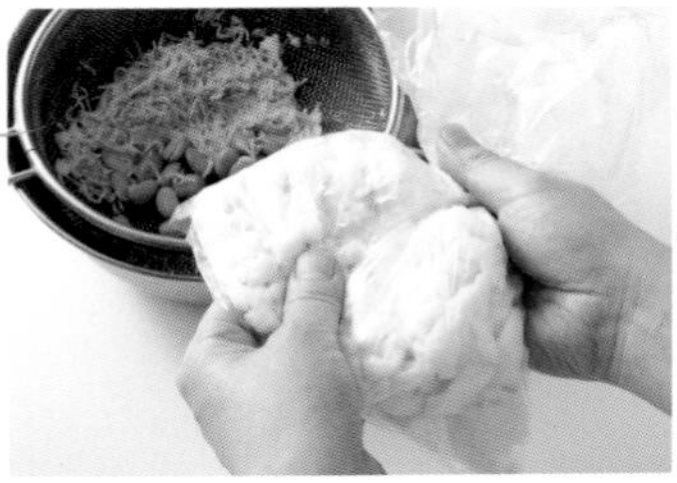

ポリ袋にはんぺんを入れ、手でもんでつぶし、しらす干し、枝豆、かたくり粉を加えてまぜ、トレー1つに分け入れる。

まぜて入れる

ふたをして冷凍

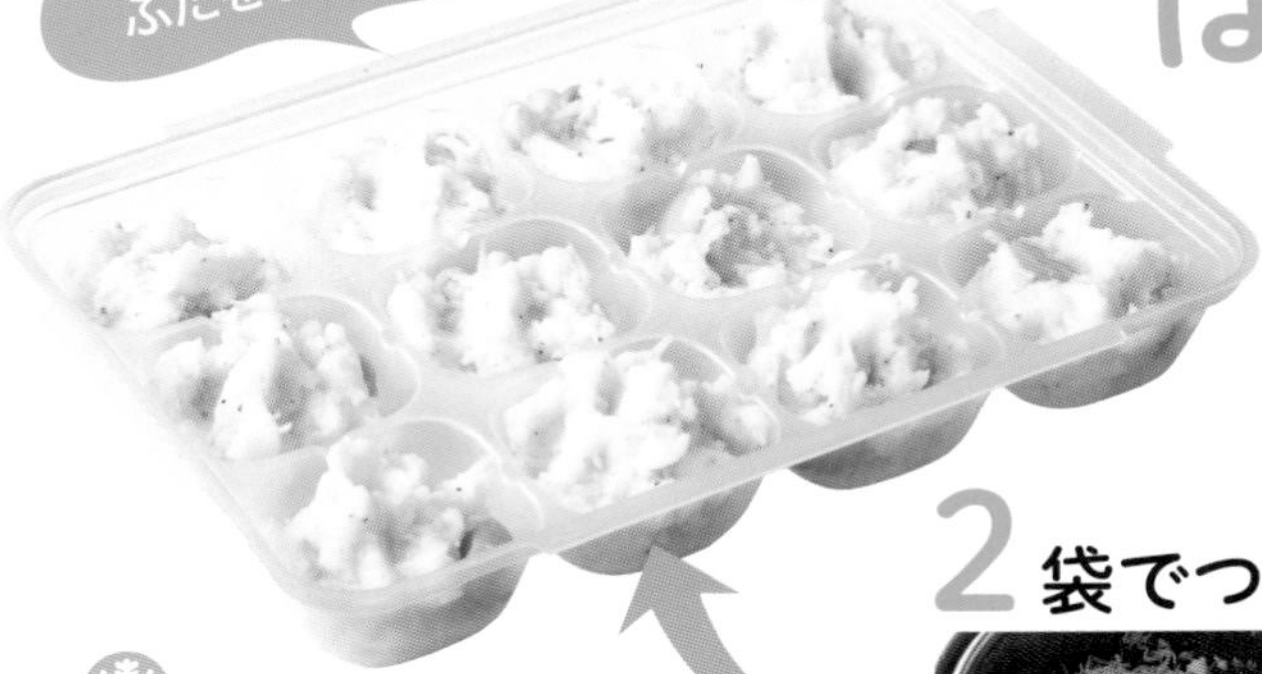

冷凍保存 3～4週間 ふたをするか、ラップをかける。

かじきボールを使って

かじきdeナゲット

多めの油でカリッ、ふわっと揚げ焼きに

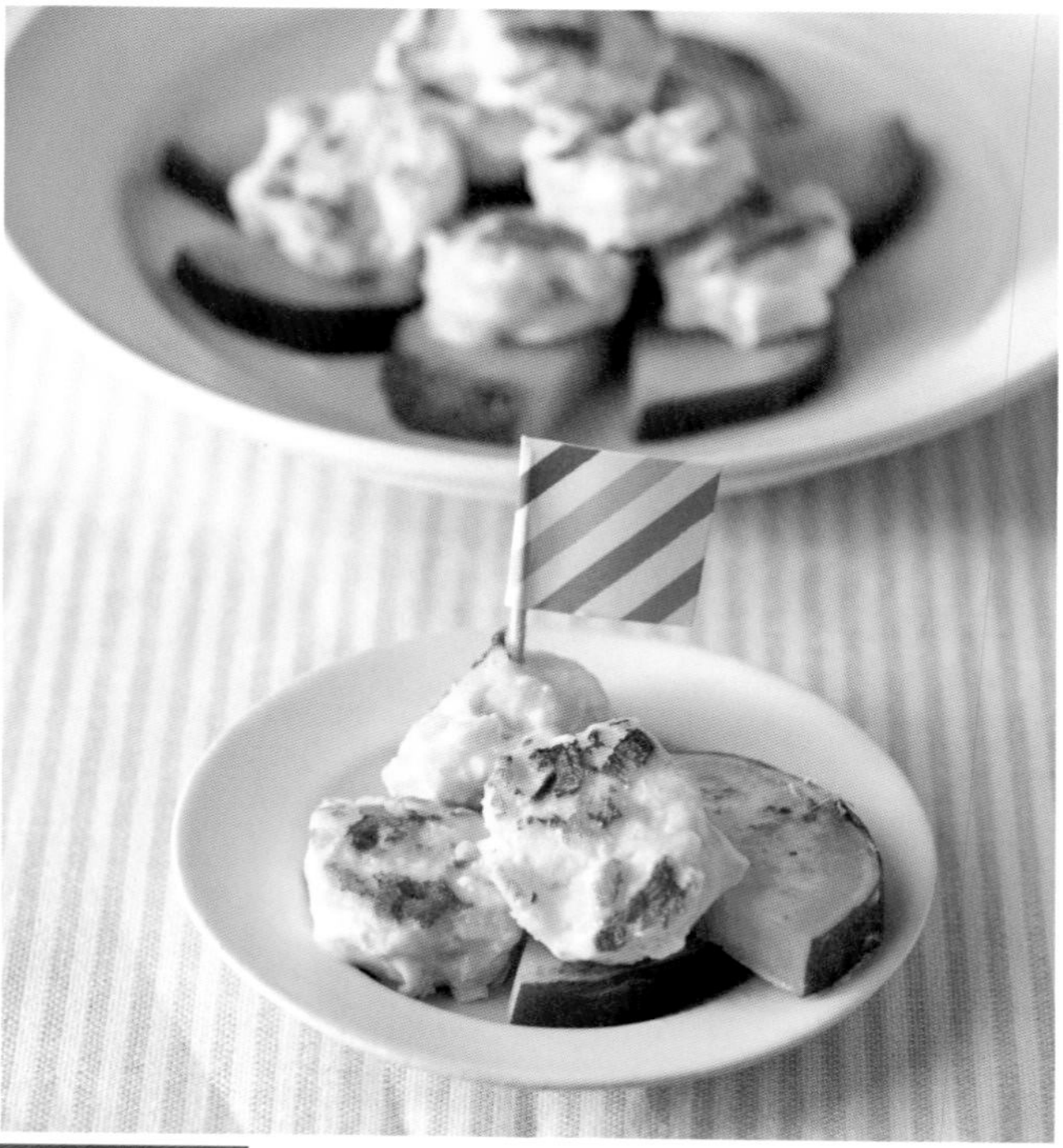

材料（大人2人+幼児1人分）
かじきボール…12個
さつまいも…3〜4㎝
米油…大さじ4〜5
塩…適量

作り方

1 さつまいもは5㎜厚さの半月切りにする。
2 フライパンに米油を弱めの中火で熱し、1、かじきボールを並べる。軽く焼き色がついたら返し、ふたをして4〜5分蒸し焼きにする。
3 ふたをあけ、油ハネに注意しながらときどき上下を返し、焼き色がついたものからとり出す。器に盛り、塩を振る。

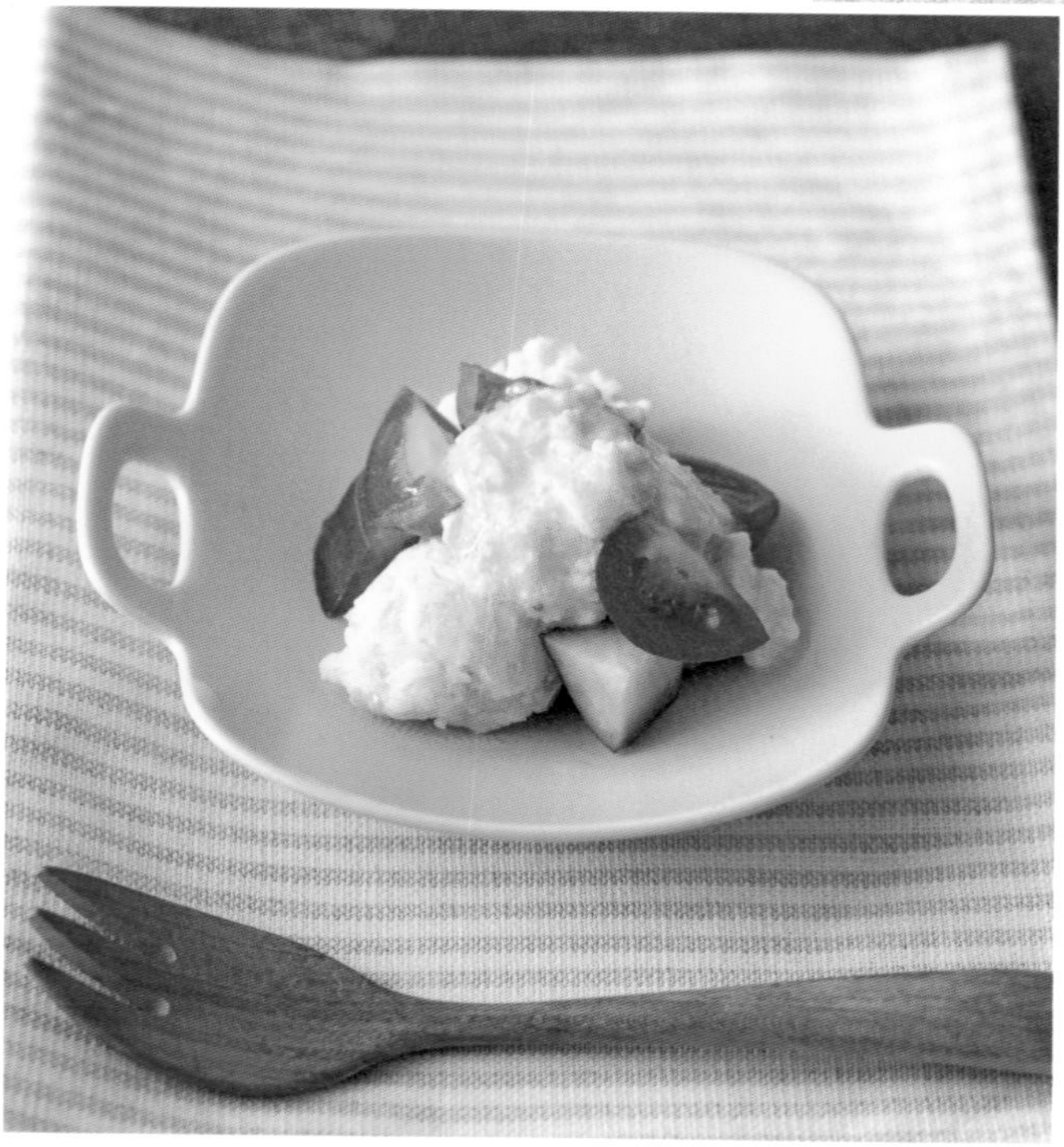

ゆでかじきのタルタルサラダ

ゆでるとしっとり食感に変わる

材料（大人2人+幼児1人分）
かじきボール…12個
きゅうり…½本
ミニトマト…5個
ゆで卵…1個
A ヨーグルト（無糖）…大さじ2
　オリーブ油…大さじ1
　塩、こしょう…各少々

作り方

1 きゅうりは1㎝角に切り、ミニトマトは4等分に切る。
2 ゆで卵はフォークでつぶし、Aを加えまぜる。
3 塩少々（分量外）を入れた熱湯で、かじきボールを4〜5分ゆで、ざるに上げる。1といっしょに器に盛り、2をかける。

はんぺんボールを使って

はんぺんのカラフルぞうすい

癒やしのふわふわ&とろけるロどけ

材料（大人2人+幼児1人分）
はんぺんボール…12個
卵…1個
キャベツ…1枚
ミニトマト…5個
あたたかいごはん…茶わん2杯分

作り方
1 卵は割りほぐす。キャベツは1～2cm角に切り、ミニトマトは半分に切る。
2 鍋に水2.5カップを入れて沸かし、キャベツ、ミニトマト、はんぺんボールを加えて中火で2～3分煮る。
3 ごはんを加え、はんぺんボールを少しくずし、とき卵を回し入れて火を通す。大人はしょうゆ、または塩少々で味をととのえても。

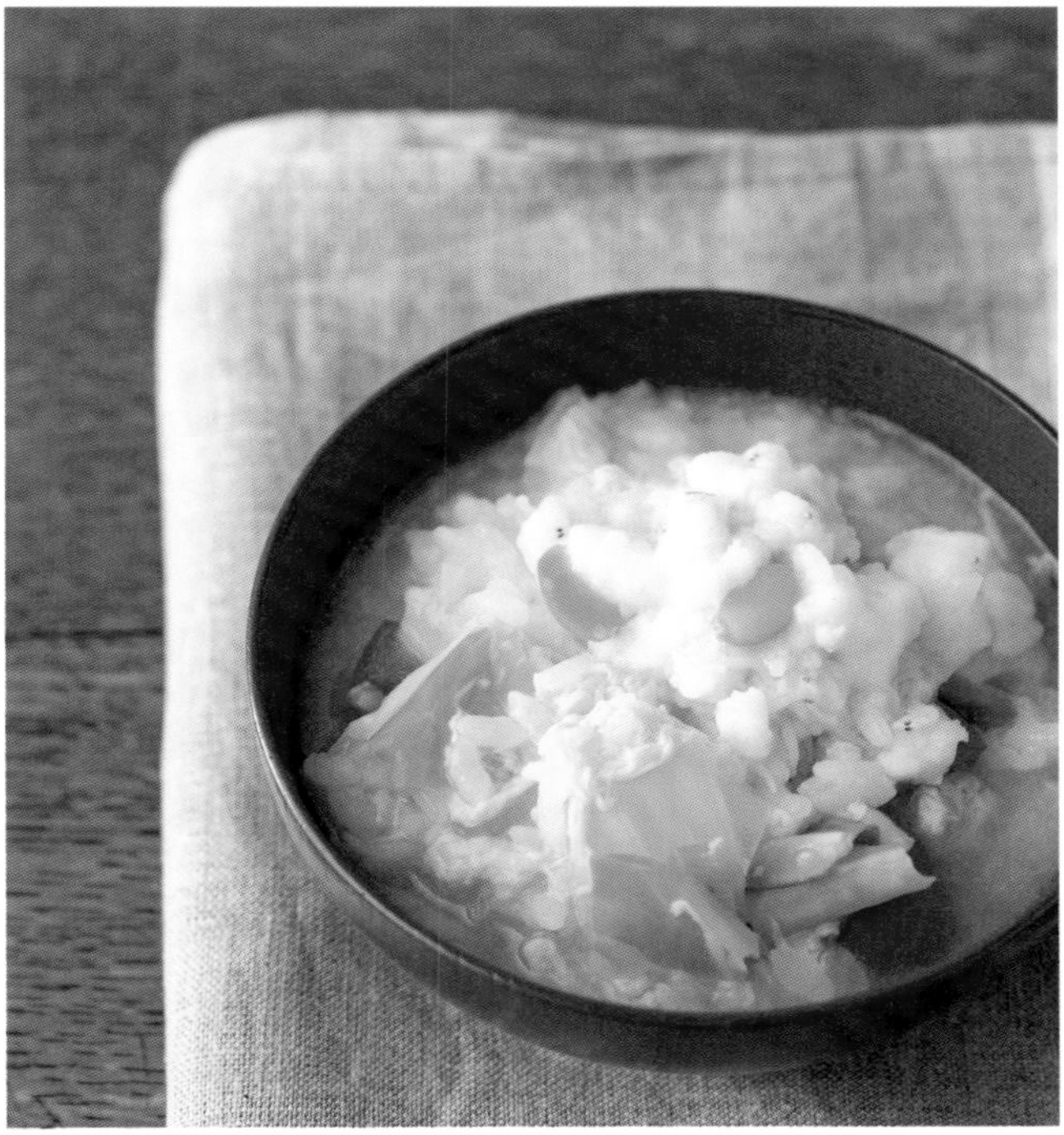

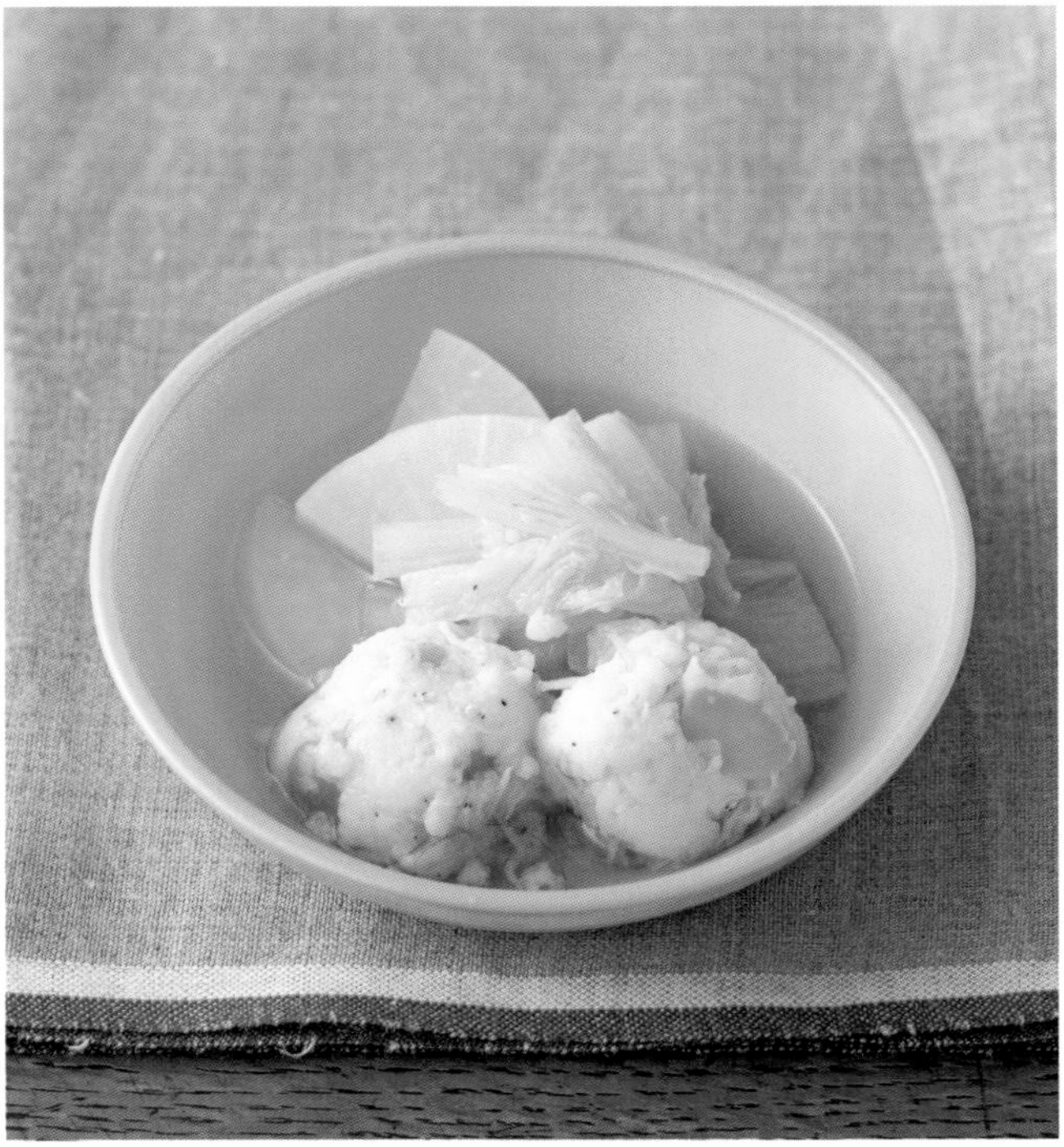

はんぺんと野菜の煮物

上品なやさしい煮物がすぐできる

材料（大人2人+幼児1人分）
はんぺんボール…12個
大根…5cm
白菜…大½枚
しょうゆ…少々

作り方
1 大根はいちょう切り、白菜はざく切りにする。
2 鍋に水2カップ、1を入れ、ふたをして中火で5分煮る。
3 大根がやわらかくなったら、はんぺんボールを加え、2～3分煮る。しょうゆで味をととのえる。

冷凍OK

多めに炊いてストックしておこう！

炊飯器で一発！ 最強おかずごはん

具だくさんの炊き込みごはんなら、おかず＋ごはんが一度に完成します。
余った分は冷凍しておけば、「何もない」ときの救世主に。

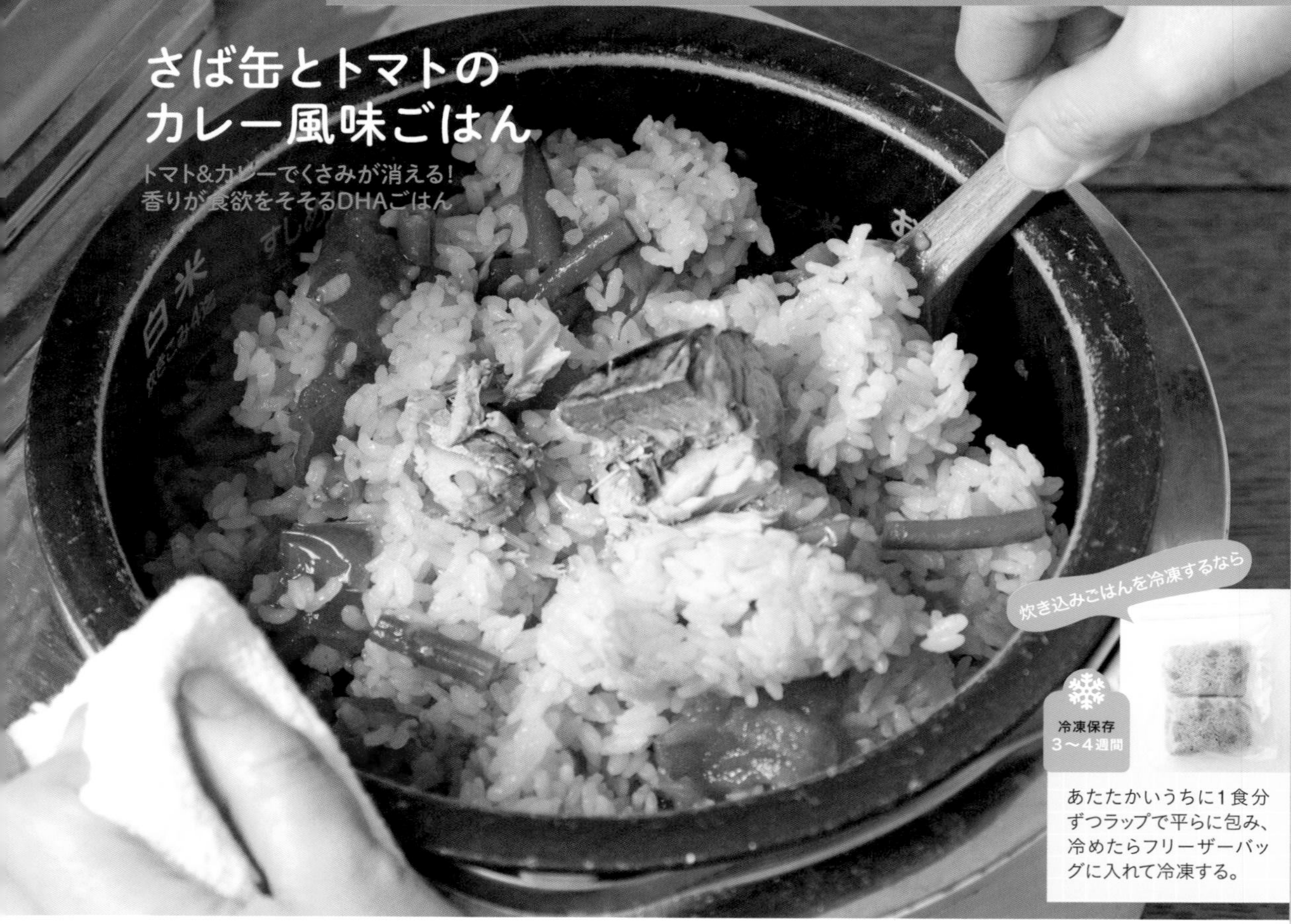

さば缶とトマトのカレー風味ごはん

トマト&カレーでくさみが消える！
香りが食欲をそそるDHAごはん

炊き込みごはんを冷凍するなら

冷凍保存
3～4週間

あたたかいうちに1食分ずつラップで平らに包み、冷めたらフリーザーバッグに入れて冷凍する。

材料（作りやすい分量）
米…3カップ（540ml）
さば水煮缶…1缶（190g）
さやいんげん（2cm長さ）…6～7本
トマト（ざく切り）…大1個
A［酒、しょうゆ…各大さじ1
カレー粉…小さじ½
おろしにんにく…少々

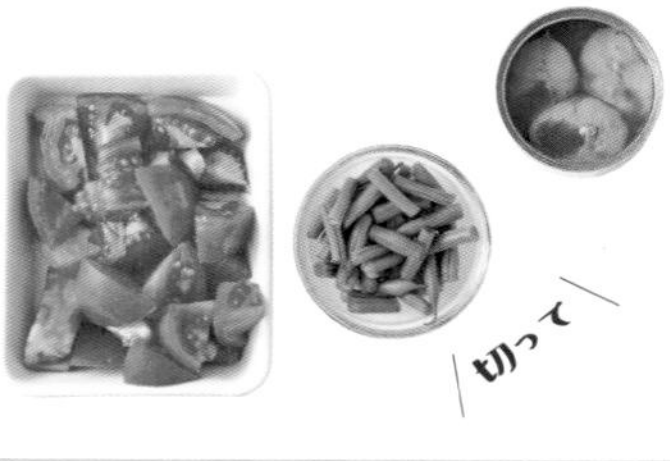

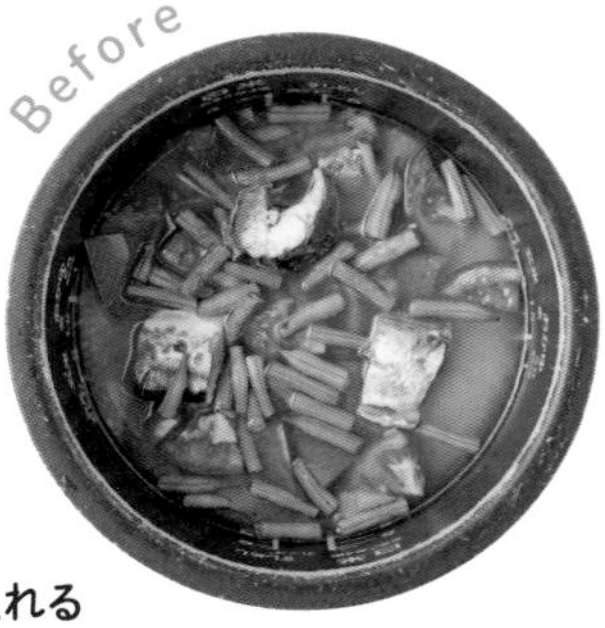

材料を入れる

米は洗ってざるに上げ、炊飯器の内がまに入れる。A、さばの缶汁、トマトを加えてから、3の目盛りまで水を注ぎ、さば、いんげんをのせる。

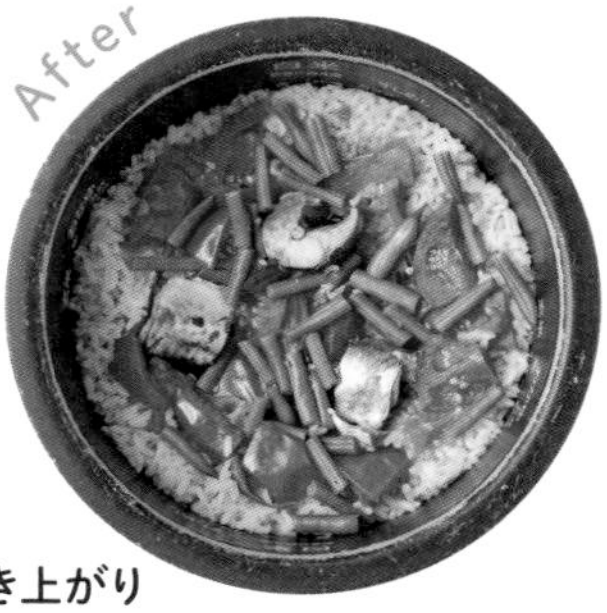

炊き上がり

早炊きモードで、または普通に炊く。底から返すようにまぜる。

豚ひき肉とさつまいもの ほっこりごはん

シンプルな塩味が、さつまいもの甘みと
肉のうまみを引き立てる

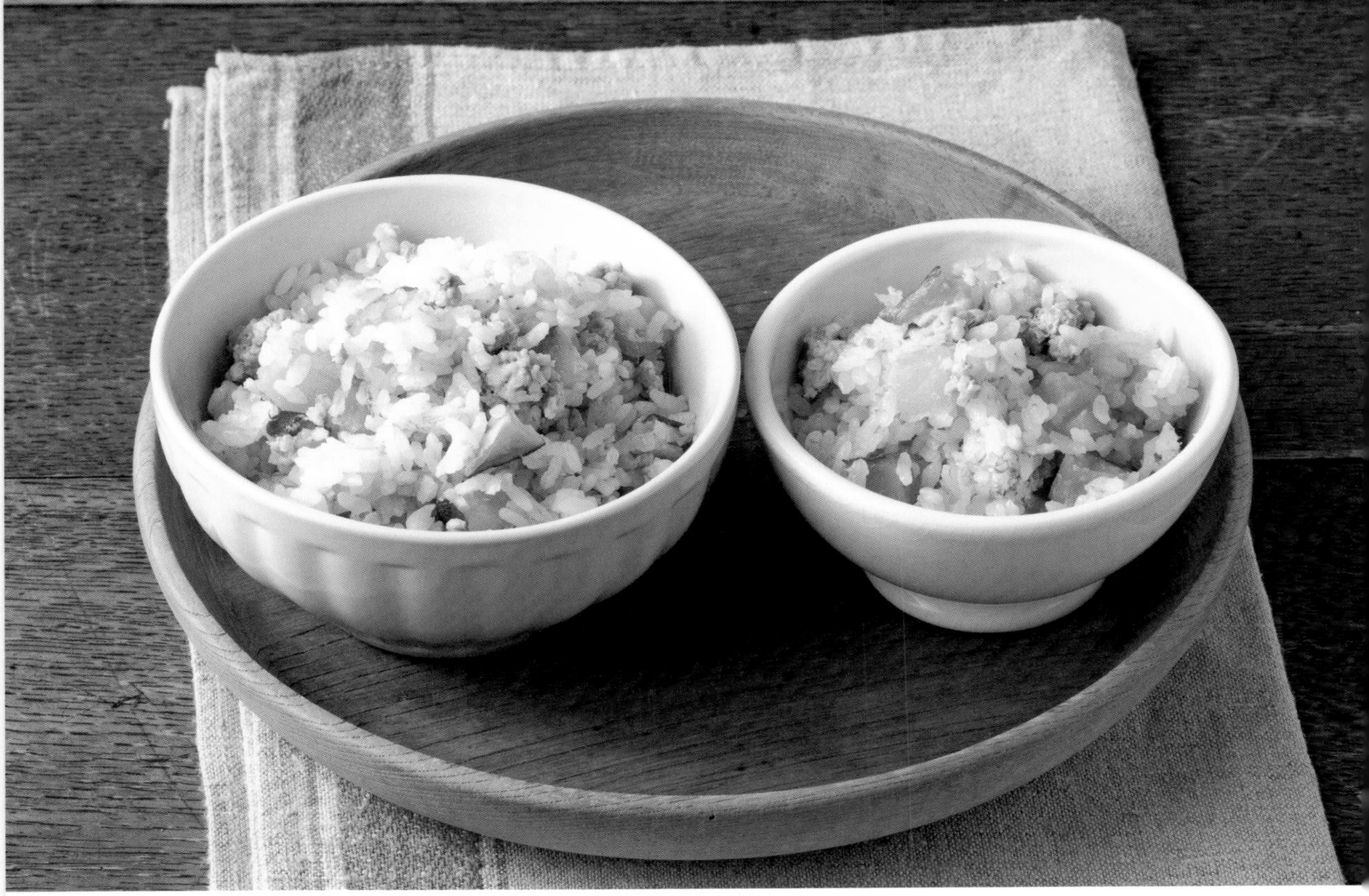

材料（作りやすい分量）
米…3カップ（540ml）
豚ひき肉…300g
塩…小さじ½
さつまいも（1㎝角）…1/2本（120g）
干ししいたけ（スライス・ちぎる）…10g
A［酒…大さじ1
　おろししょうが…小さじ1
　ごま油…少々

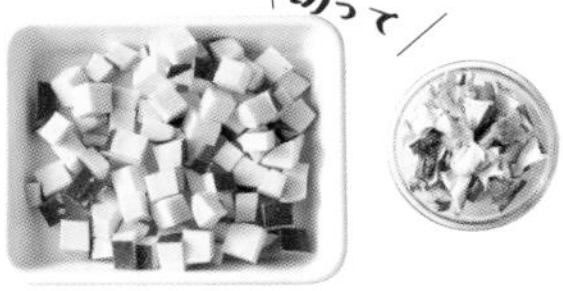

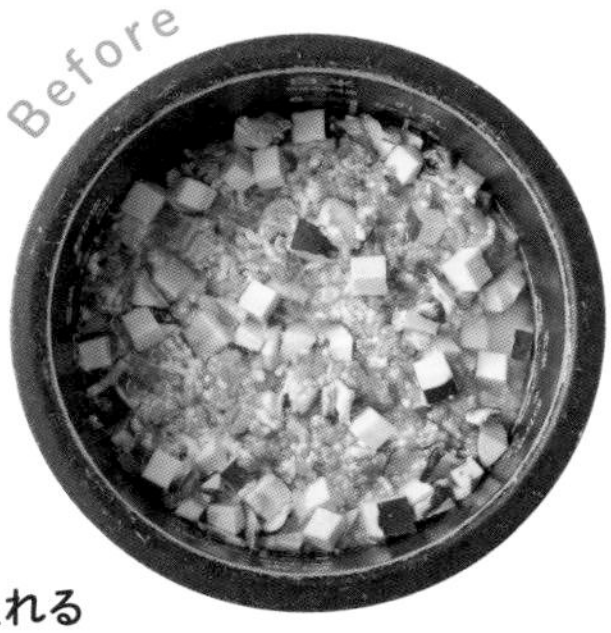

材料を入れる

米は洗ってざるに上げ、炊飯器の内がまに入れる。Aを加えてから、3の目盛りまで水を注ぎ、干ししいたけ、さつまいも、塩をまぶしたひき肉をほぐしてのせる。

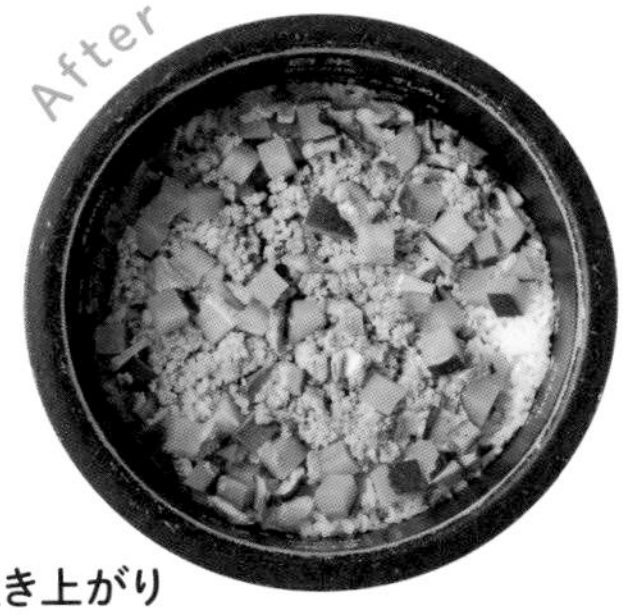

炊き上がり

早炊きモードで、または普通に炊く。底から返すようにまぜる。

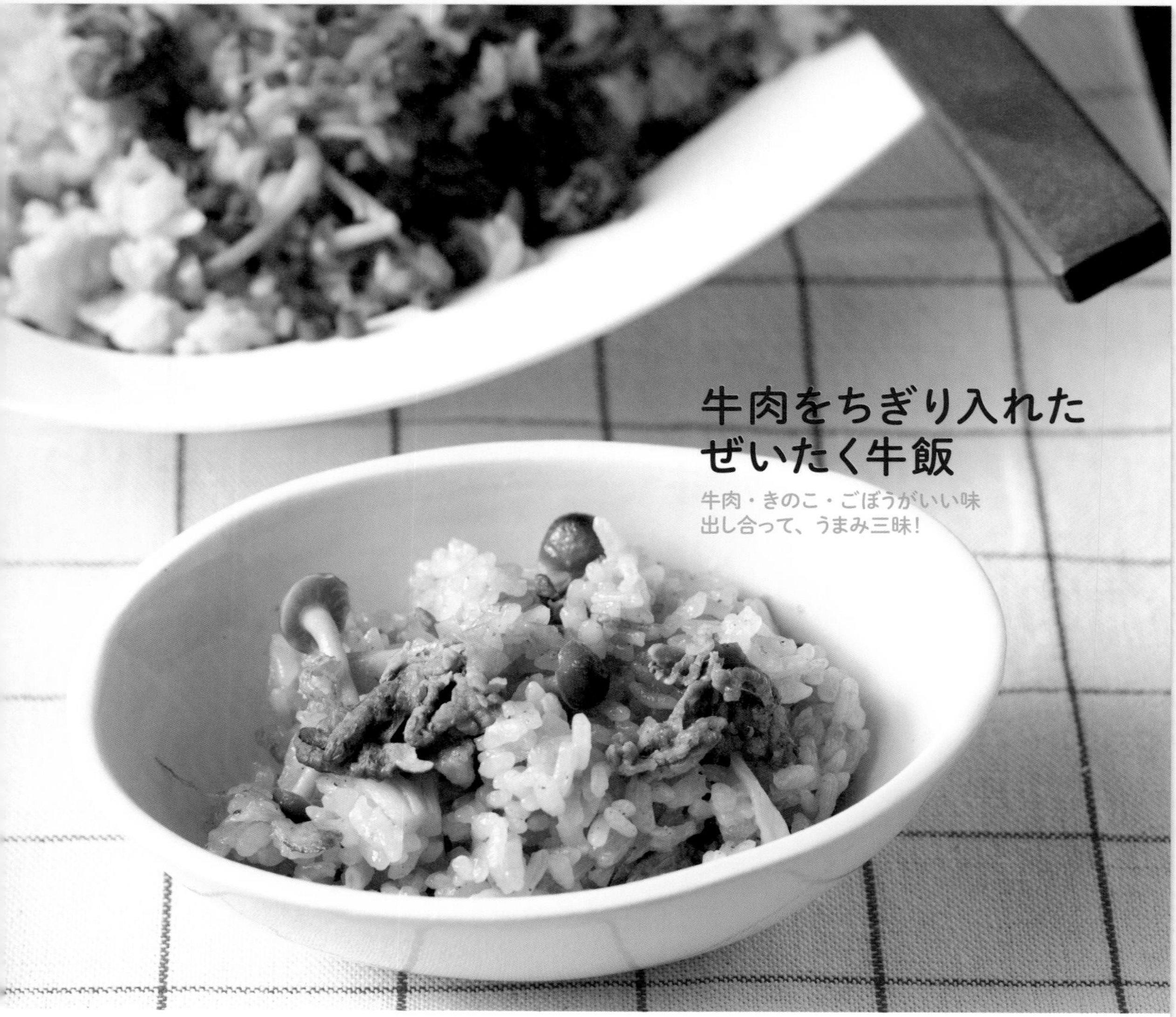

牛肉をちぎり入れた ぜいたく牛飯

牛肉・きのこ・ごぼうがいい味
出し合って、うまみ三昧!

材料（作りやすい分量）
米…3カップ（540ml）
牛こまぎれ肉（ちぎる）…250g
しめじ（ほぐす）…小1パック
ごぼう（ささがき）…20cm
おろししょうが…少々
A［酒、しょうゆ、みりん
　…各大さじ2

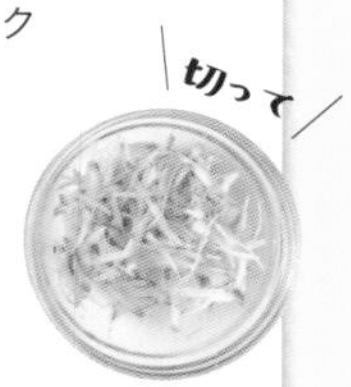

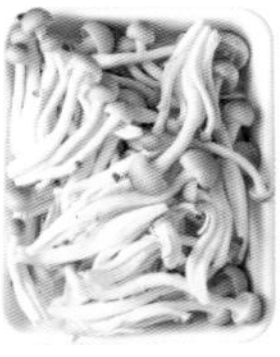

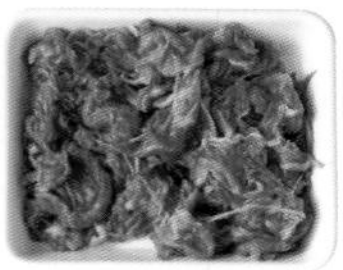

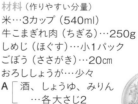

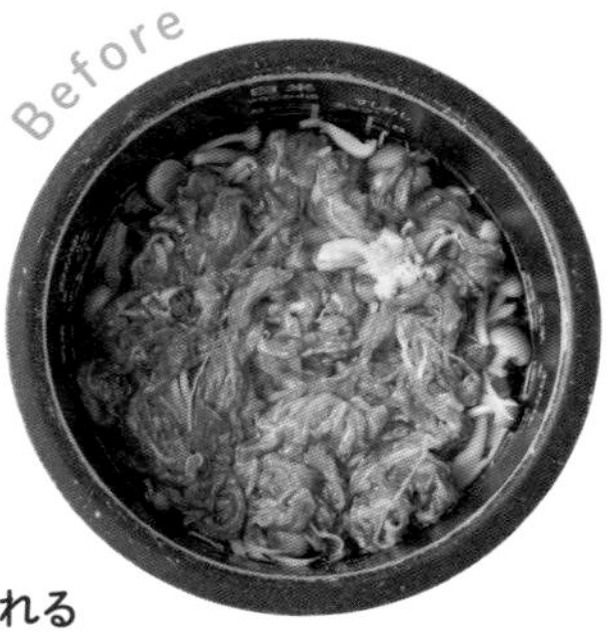

材料を入れる

米は洗ってざるに上げ、炊飯器の内がまに入れる。Aを加えてから、3の目盛りより少し少なめに（すしめし用の目盛りまで）水を注ぎ、ごぼう、しめじ、牛肉、しょうがの順にのせる。

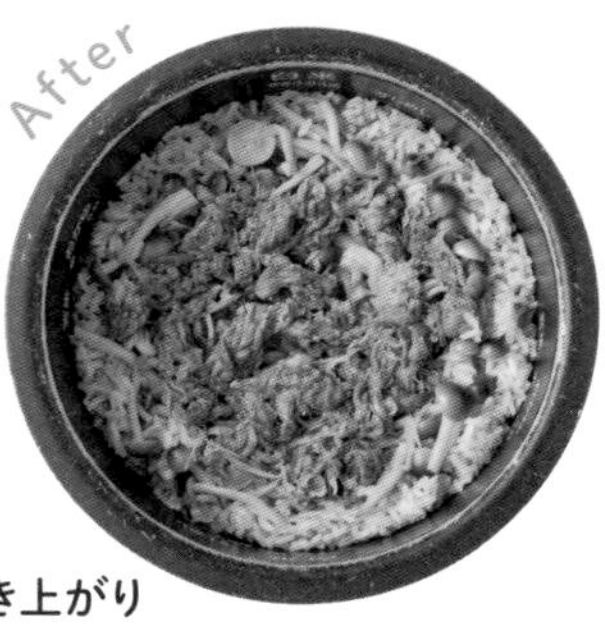

炊き上がり

早炊きモードで、または普通に炊く。底から返すようにまぜ、器に盛り、大人は好みで万能ねぎの小口切りを散らす。

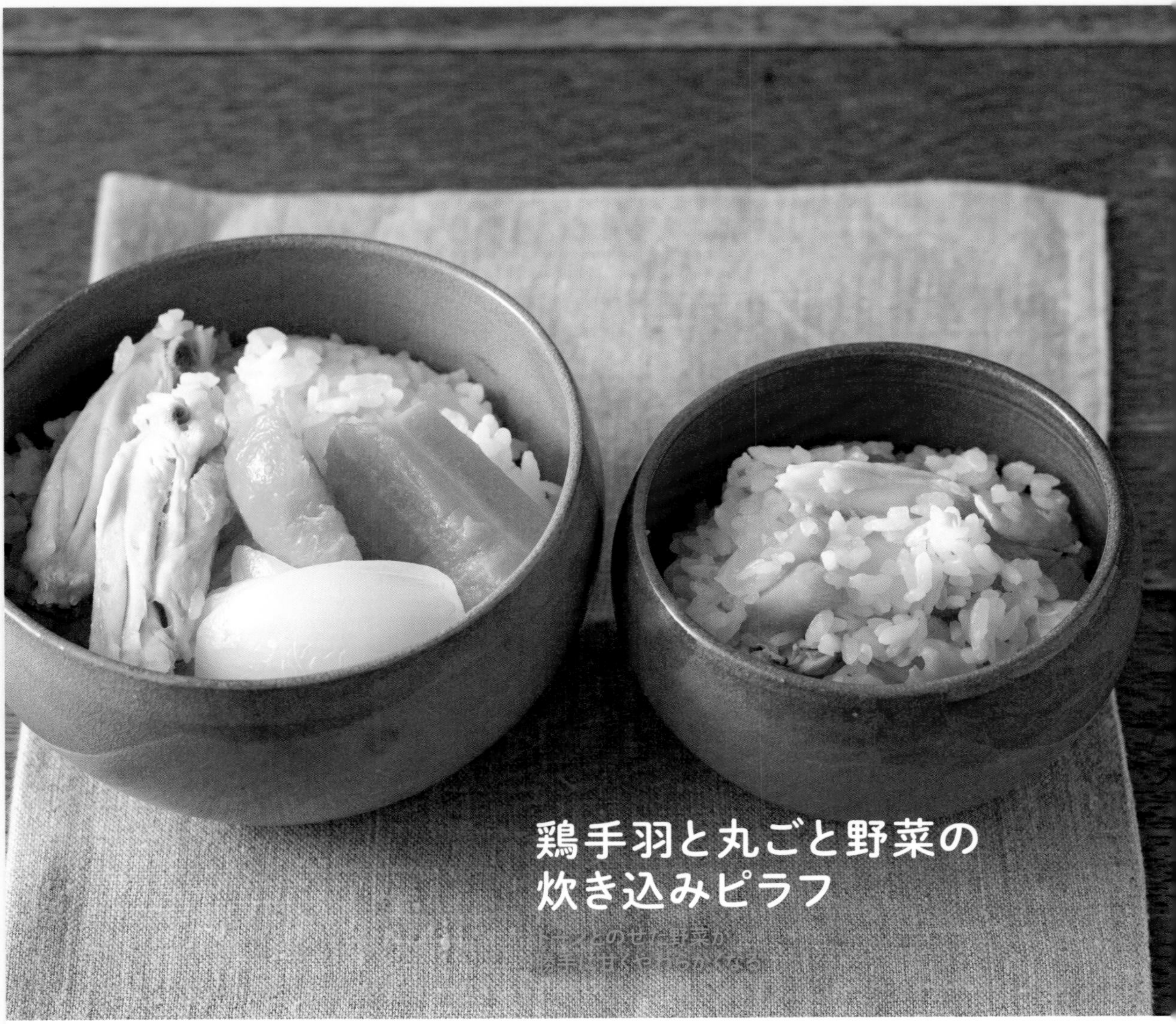

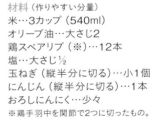

鶏手羽と丸ごと野菜の炊き込みピラフ

ドンとのせた野菜が
[illegible]甘くやわらかくなる

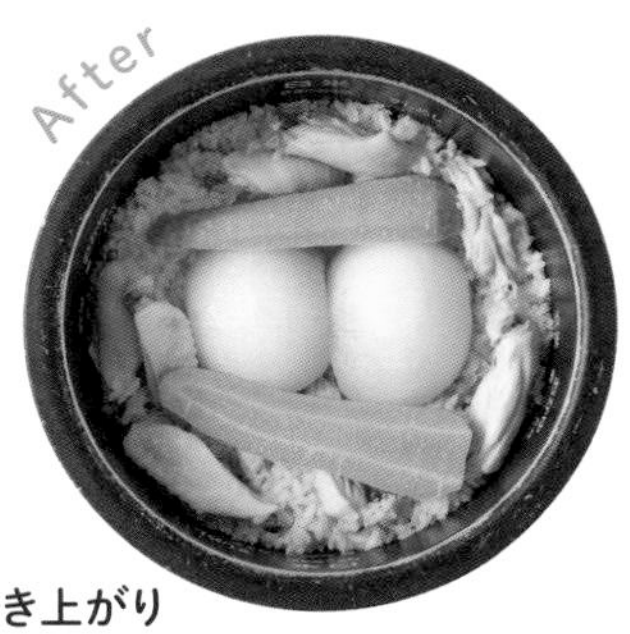

炊き上がり

早炊きモードで、または普通に炊く。底から返すようにまぜ、しゃもじで野菜を食べやすく切る。

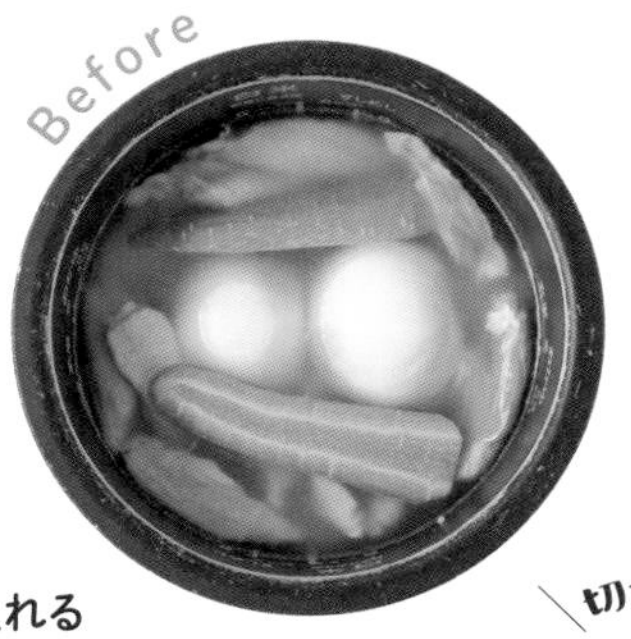

材料を入れる

米は洗ってざるに上げ、炊飯器の内がまに入れ、オリーブ油をまぶす。3の目盛りまで水を注ぎ、塩をまぶしたスペアリブと、玉ねぎ、にんじん、にんにくをのせる。

材料（作りやすい分量）

米…3カップ（540ml）
オリーブ油…大さじ2
鶏スペアリブ（※）…12本
塩…大さじ½
玉ねぎ（縦半分に切る）…小1個
にんじん（縦半分に切る）…1本
おろしにんにく…少々

※鶏手羽中を関節で2つに切ったもの。

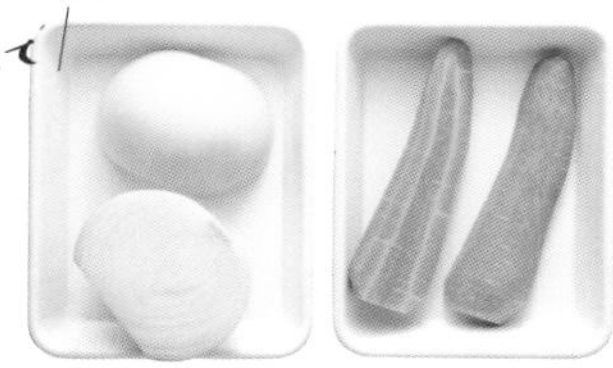

頼りたい日は賢く利用！

おそうざいの選び方・食べ方のコツ

市販のおそうざいは味が濃いのが気になるし、油脂や添加物も多い。
でも、忙しいママが、料理を１００％自分でするのは無理！
たまにラクをしたい日に、賢く利用するコツをまとめました。

揚げ物を選ぶなら肉・魚のから揚げ

野菜のかき揚げ	40%
天ぷら	25〜30%
フライ	15〜20%
から揚げ	5〜7%
素揚げ	3〜5%

UP
吸油率

衣が厚く、油にふれる面積が広いほど、油をよく吸います。また、食材の水分と油が置きかわるため、水分の多い野菜のかき揚げは吸油率トップ！　選ぶなら肉や魚（たんぱく質）のから揚げ、竜田揚げがおすすめです。

メインを買ったら野菜を加えてひと工夫

たとえば、揚げ物はせん切りキャベツを敷き、大根おろし＋ポン酢しょうゆで食べる。シューマイはキャベツとしめじを敷き、電子レンジで加熱する！　焼き鳥にはゆで野菜、カット野菜などを添えましょう。

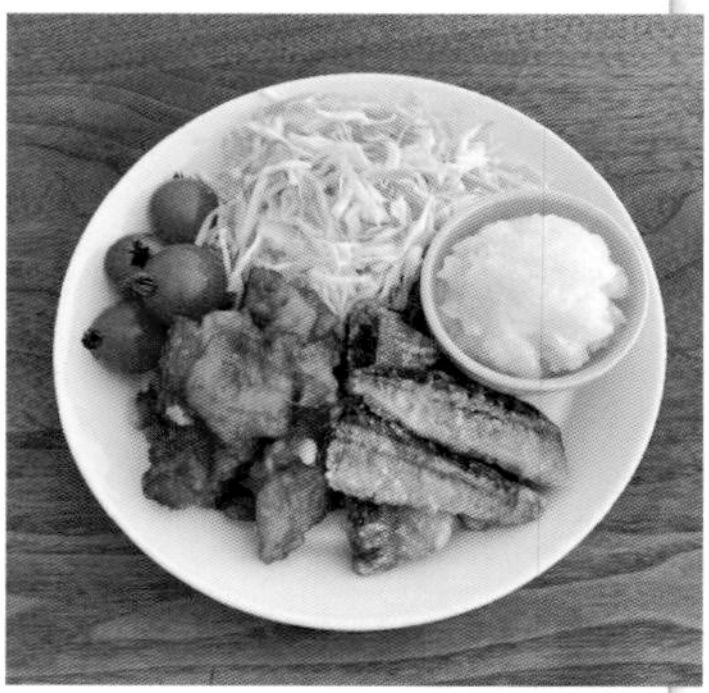

時間がない日はのり巻き＋具だくさん汁

子どもが待てないとき、サッと出せるのが「のり巻き」。納豆巻きや、卵と高野豆腐巻きなど。塩分を排出するカリウムがとれるように、いもや野菜を入れた具だくさん汁を添えられると◎。

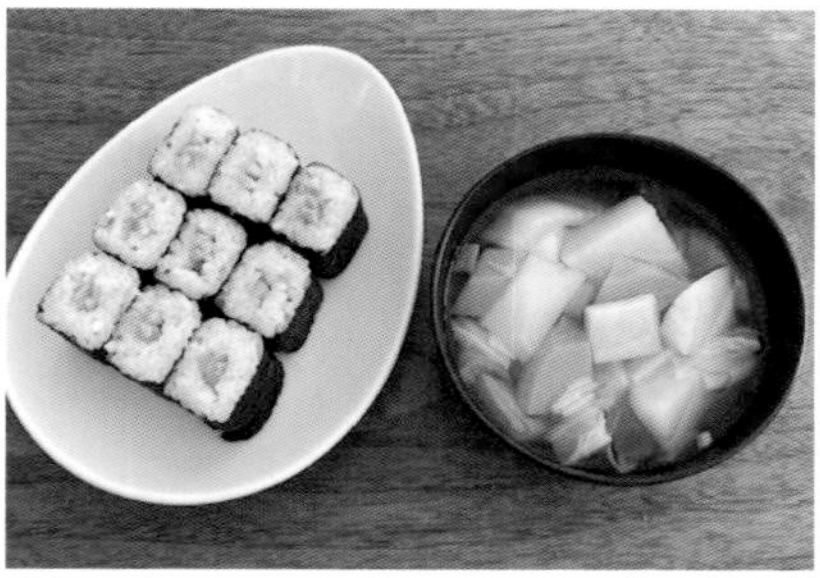

副菜はかさ増しして栄養価UP&減塩に

副菜は味が濃いめなので、ひじきの煮物であればごはんにまぜて「ひじきごはん」、豆腐とあえて「白あえ」に。酢の物やサラダは、きゅうり、パプリカ、レタス、ツナなどを加えてかさ増ししましょう。

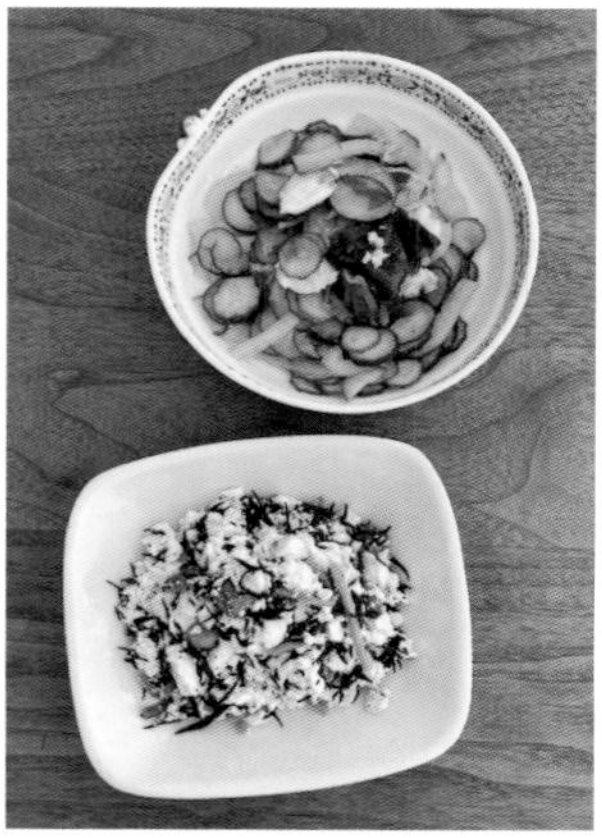

PART

4

好き嫌いを解決！

食材別レシピ

自我が芽生える幼児期は、好き嫌いが目立つ時期でもあります。

好きなものしか食べなかったり、小食だったり……、

栄養がとれているのか心配になりますが、あきらめないで！

とろみをつける、味や食感をかえるなど

ちょっとした調理の工夫で食べやすくしてあげましょう。

がきっとくる！

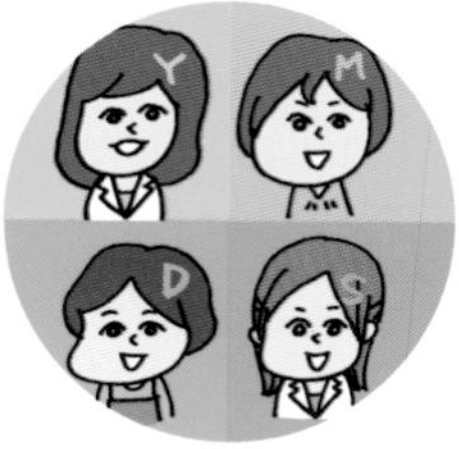

このやり方なら食べるかも？ 親はチャレンジ精神で！

Y：2才ごろ、かぼちゃがすごく嫌いに。ボソッとすると食べないので、ポタージュ、かりんとうなど、食感を変えて出しつづけたら、食べるようになりました。

M：あるときいきなり食べ始めて、「おいし〜♡」なんて言うんですよね。「あ、あきらめなくてよかった」と思う瞬間。幼児期の味覚のインプットは、長い目で見るしかないんだと思います。

D：嫌いな時期に、強引に食べろ！とはいかないですからね〜。↘

Y：無理強いするとイヤな思い出が残るので、そこまではしなくても。

D：ほうれんそうが苦手でも、ほかの緑黄色野菜は食べているからOK！と、前向きに。同じ栄養源の中でチョイスできればいいですよね。

S：好きな味にまぜて慣れさせる手も？ バナナのスムージーに野菜を入れたら、意外といけるんだ！と発見して、また飲みたくなる。旬の野菜にしたらおいしくて食べられた、など。親はいろいろチャレンジ精神で!!

みんなでおいしい雰囲気があると食べちゃうんですよね

実は子どものころ これが食べられなかった！

M：**かき**

“食べたらあたる”神話が怖くて、先入観から食べたことがありませんでした。大人になって食べてみたら、なんだ！ めちゃくちゃおいしい！と思って（笑）。食わず嫌いでした。

「あきらめなくてよかった」と思う瞬間

娘の友だちに偏食の子がいて、嫌いなものを知っていたので、あえて出したんです。でも、みんなで「おいしい」っていう雰囲気があったから、食べたんですよ。

それ、あります！　友だちと食べる〝ごはんの会〟は、よく開催していました。

日々忙しいと、「この子は食べられない」と思ってしまうけれど、余裕があるときにそんな機会もあるといいですよね。↘

子どもが嫌いだからと、親が自分の食べ物も制限することが多いけれど、それも残念。食卓に出てこなければ、子どもは食べるきっかけがなくなり、そのまま苦手になってしまう……。

親は自分のためにも、食べつづけてほしい!!　親がおいしく食べていれば、いずれは食べるようになるかもしれませんよ。

かむ力がつくと、苦手が解消することも！

奥歯が生えそろう3才ごろまでは、かむ、すりつぶす、という機能が未熟だからイヤがる、ということもありますね。

ミニトマトは小さく切ったり、とうもろこしはこまかくバラしたり。小さいころは、やっていたなあ……。↘

ミニトマトを丸ごと食べられるというのは、味覚よりも機能を獲得したんですよね。子どもは変化するから、遊びでも運動でもそうですが、〝嫌いなんだ〟と思わないほうが吉！です。

なす

親の作る「なすのみそ汁」が嫌いで……。皮つきのほうが栄養はあるけれど、みそ汁では皮がイヤだったんですよね。料理家になって、調理法を変えたら好きになりました。

ゴーヤー

子どものころ、沖縄料理店で食べたゴーヤーがすごく苦くて嫌いに！　結婚して庭にゴーヤーカーテンを作り、おそるおそる食べたら、苦みがクセになるおいしさでした。味覚が変わったんですね。

トマト

小学2年生のとき、朝食でトマトを食べたあとに具合が悪くなって嘔吐して以来、しばらくは苦手に。6年生の夏の自由研究で「朝食作り」をしたことがきっかけで、復活できました。

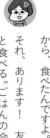

幼児の食事作りのキホン

味つけのこと

家族で薄味を心がけましょう

大人とくらべて、かむ力、消化機能が未熟なので「薄味」「食べやすく調理する」が基本です。3才ごろまでは特に気をつけてあげましょう。

幼児期の目安は1日に塩小さじ1/2（3g）

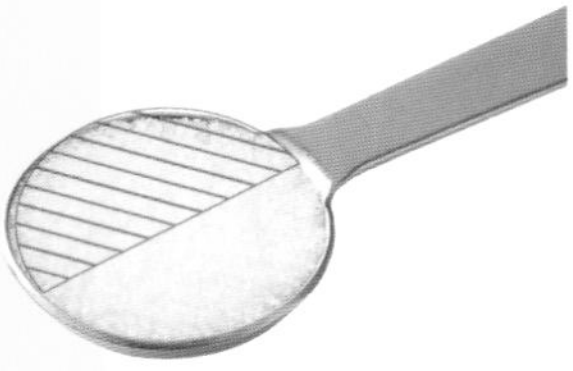

塩分量を小さじ1でくらべると？

塩　小さじ1＝6g
しょうゆ　小さじ1＝0.9g
米みそ　小さじ1＝0.7g
ウスターソース　小さじ1＝0.5g
トマトケチャップ　小さじ1＝0.2g

子どもは腎機能が未熟で、塩分をうまく排出できません。塩分過多にならないよう要注意！　大人の半分以下の塩分が目安です。加工食品やスナック菓子、外食は、家庭より味が濃いので食べすぎないようにしましょう。

調味料を減らして、食材のうまみを生かす

かつお節のうまみ

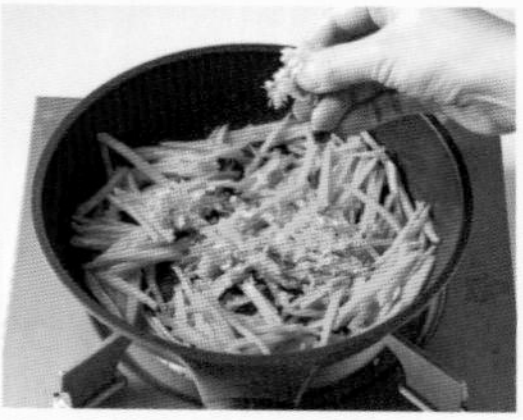

かつお節やかつおだしは、必須アミノ酸が豊富で、うまみがたっぷり。食塩無添加のだしパックも手軽です。

肉や魚介のうまみ

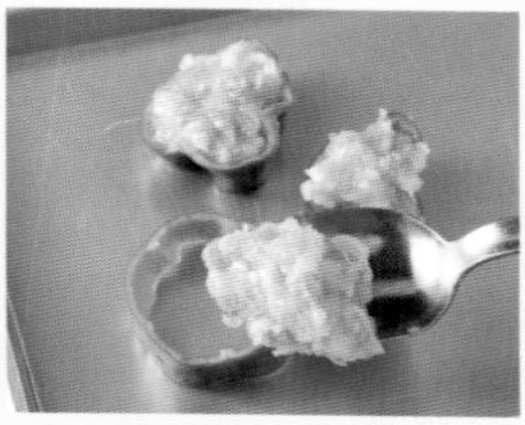

淡泊な野菜が苦手な子は、肉、魚やあさりなどの魚介と合わせると、うまみが増して食べてくれることもあります。

野菜のうまみ

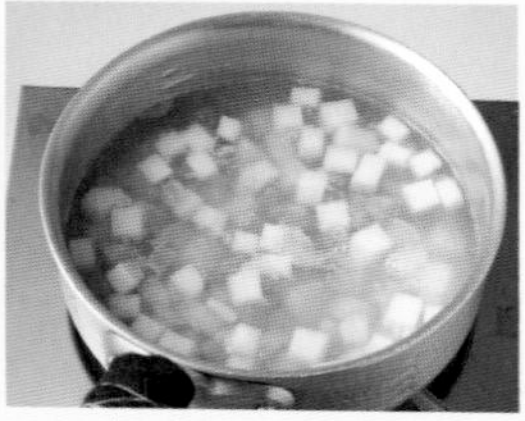

玉ねぎ、大根、ごぼう、いも類などは、じっくり煮るとうまみや甘みがアップ。汁物や煮物で使ってみて。

とり分けてから、大人用に薬味や辛みを

大人も塩分を控えると、生活習慣病の予防になります。健康のために、子どもといっしょに減塩生活を！

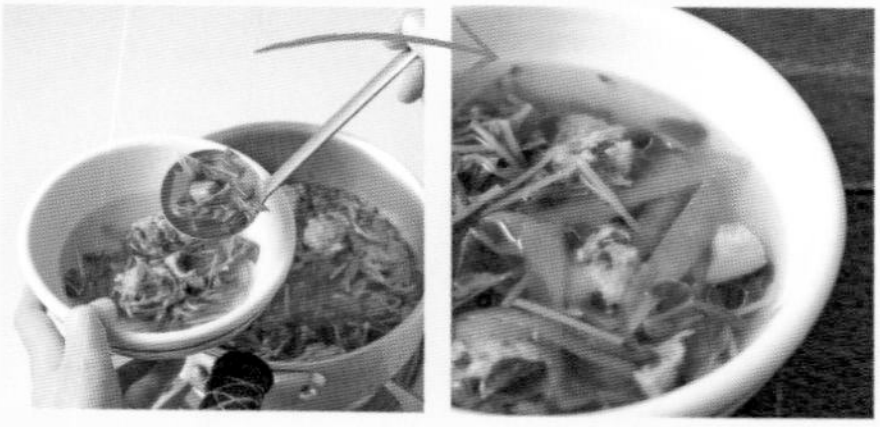

おろししょうが、ラー油、七味とうがらしを加えたり、レモンをしぼるなど酸味をプラスしたりすると、味のもの足りなさをカバーできます。

調理用に良質な油を選ぶ

ごま油

中華料理などに。香りがよく、コクが出るので、食欲アップにもつながります。

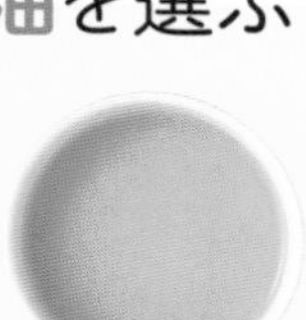

オリーブ油

加熱しても酸化しにくいので、和洋中を問わず、加熱調理全般におすすめ。

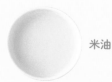

米油

γ－オリザノールやビタミンEを含んで栄養価が高く、クセがなく使いやすいです。

調理のこと 食べやすさを大切にしましょう

ちょっとしたテクで子どもの苦手を解消！

繊維が口に残る
青菜、きのこ、薄切り肉など

刻む
小さく切る

かたくてかみにくい
根菜、わかめ、あさり、薄切り肉など

長めに加熱する（根菜、わかめ）
加熱しすぎない（肉、魚、貝類）

モソモソする
かぼちゃ、いも類など

水分でのばす
カリッと焼く

ポロポロする
ひき肉、刻んだ野菜など

とろみをつける

➡98ページからの、食材別「食べやすく調理する」Pointを参考に！

「のどに詰まる」「むせる」に注意する

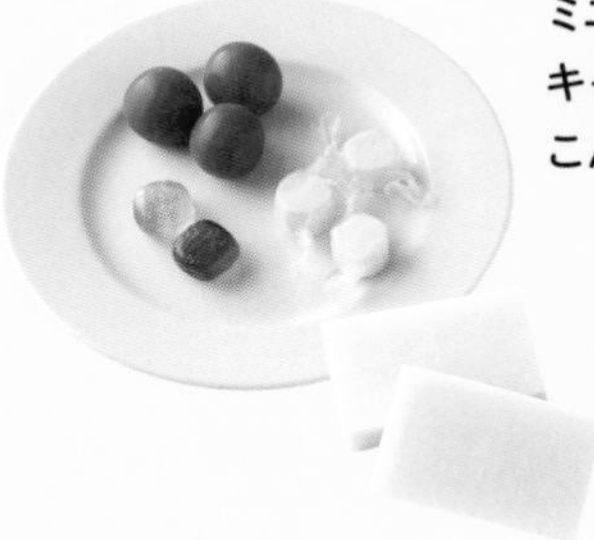

ミニトマト　ぶどう　あめ
キャンディーチーズ
こんにゃく もち　など

丸い形のミニトマト、ぶどう、チーズは、2等分や4等分にします。こんにゃくは1～2才は小さく刻み、もちは2才以降に小さく切ってから与えましょう。

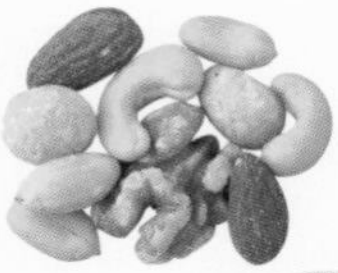

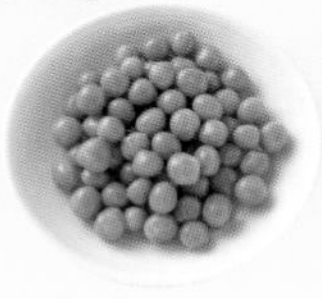

ナッツ類
豆類

かたくてかみ砕けない食品は、のどに詰まらせたり、気管に入ったりする事故が多いため、3才ごろまでは食べさせないで。少し大きい子でも、ゆっくりとかみ砕いて食べるように見守りましょう。

「消化不良」「食物アレルギー」に注意する

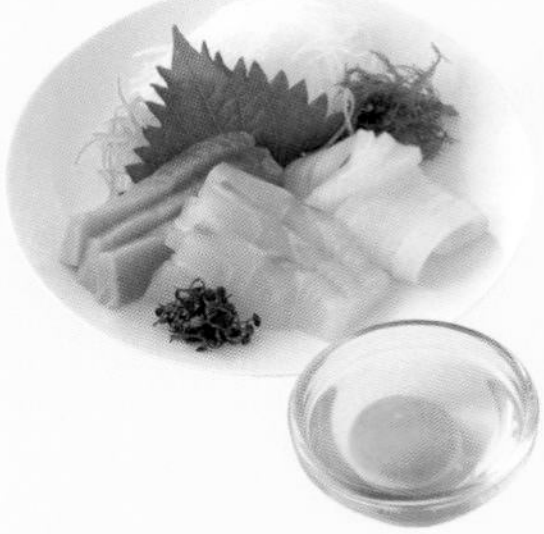

生卵
刺し身

生ものは食中毒や、消化不良が心配です。生卵、刺し身はいずれも2才以降に、新鮮なものを、様子を見ながら少量ずつトライしましょう。

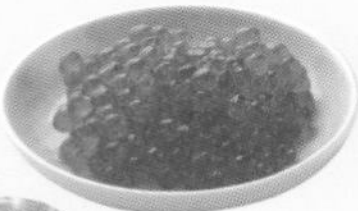

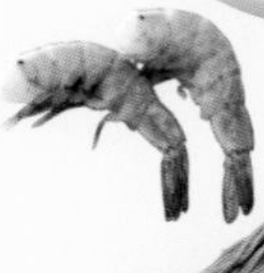

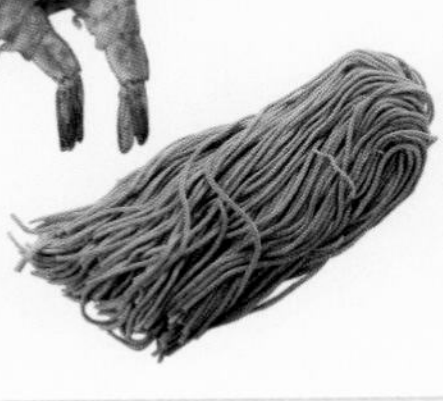

魚卵　えび・かに
そば　ナッツ類
ごま

幼児期に初めて食べる食品は、食物アレルギーを発症するリスクがあります。いずれも少量から試し、魚卵やえび・かにはよく加熱してから与えます。

肉を食べないを解決！

「肉はかたいから嫌い」と
苦手意識を持たせないように
かみやすい形状、やわらかさにする
工夫をしましょう。

肉を食べやすく調理する

point さっと煮て、火を通しすぎない

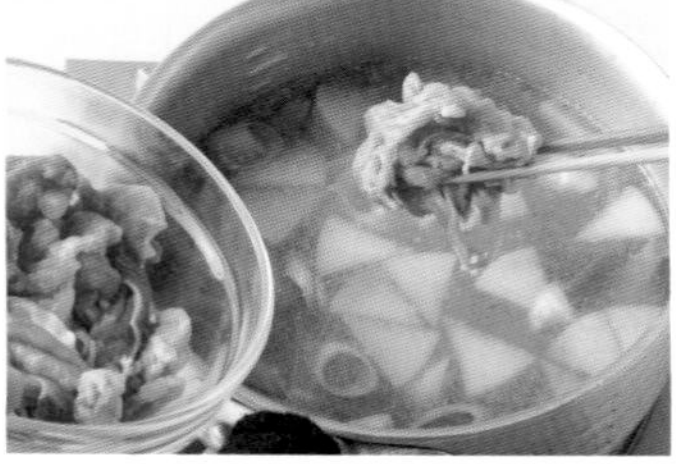

汁物や煮物に肉を加えるときは、「仕上げに入れてさっと煮る」。または「余熱で火を通す」ようにすると、かたくなりにくいです。

point くるくる巻いてかじりやすく

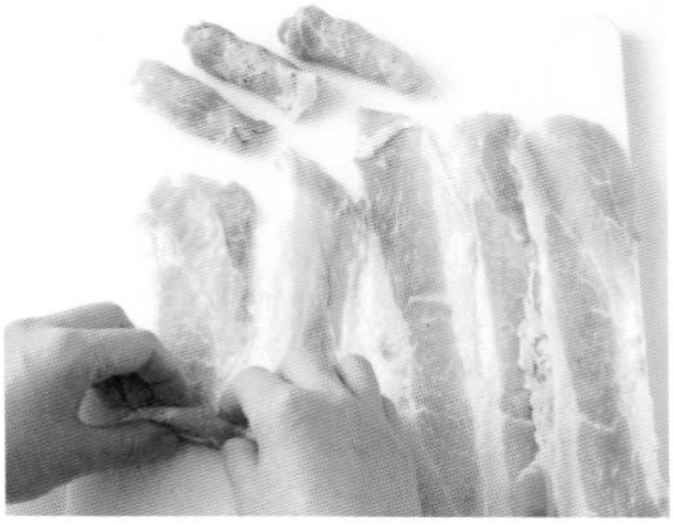

ペラペラした薄切り肉は、くるくる巻いて棒状にすると、かじりやすくなります。ゆでた野菜を芯にして巻くのもおすすめ。

point かたくり粉でとろみをつける

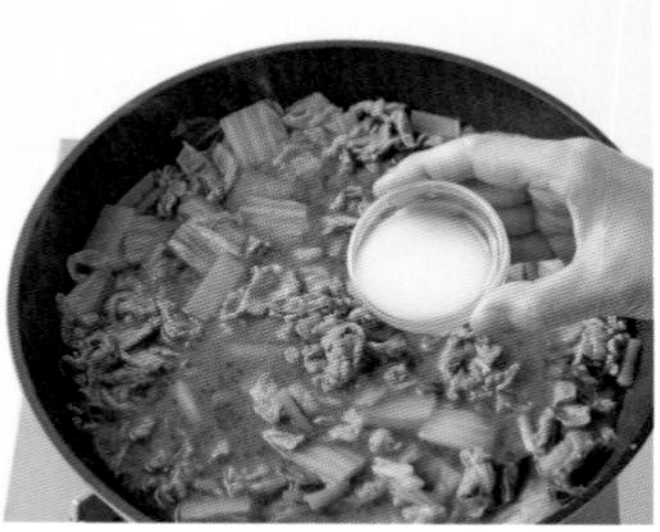

汁けの多いいため物や煮物は、とろみを少しつけると、口の中でまとまって食べやすくなります。水どきかたくり粉を活用して。

point かたくり粉をまぶす

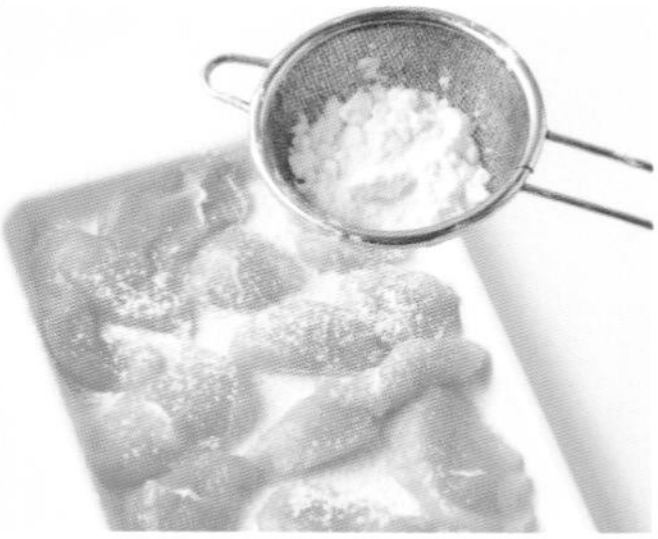

鶏胸肉やささ身には、かたくり粉をまぶすのがおすすめ。つるんとした口当たりで食べやすくなり、パサつきも防げます。

栄養ママG《グループ》リアルトーク

子どもには焼き鳥、から揚げなど、やわらかい鶏肉料理を選びがち。でも、鶏肉は鉄が少ないので、牛肉や豚肉も食べてほしい！

豚薄切り肉なら、下味なしでかたくり粉をまぶして焼く「くわ焼き」（写真右）がやわらかいですね。表面に甘辛だれをからめるので、減塩にもなります。

シチューやあんかけなども、とろみがあるので食べやすいですよね！

薄切り肉はくるくる巻くのもテクニック。

「野菜の豚肉巻き」（写真左）は、今でも人気のおべんとうおかず。わが家は週5で、おべんとう3つ（笑）。

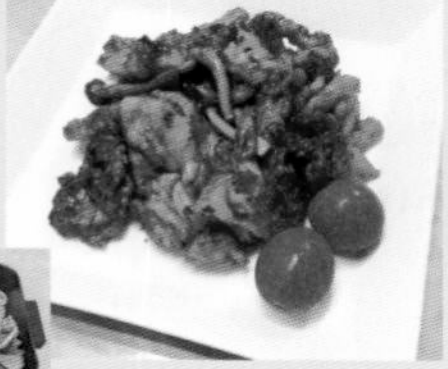

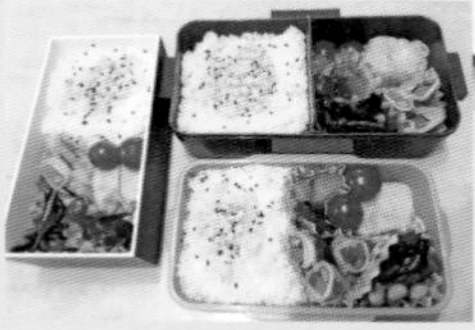

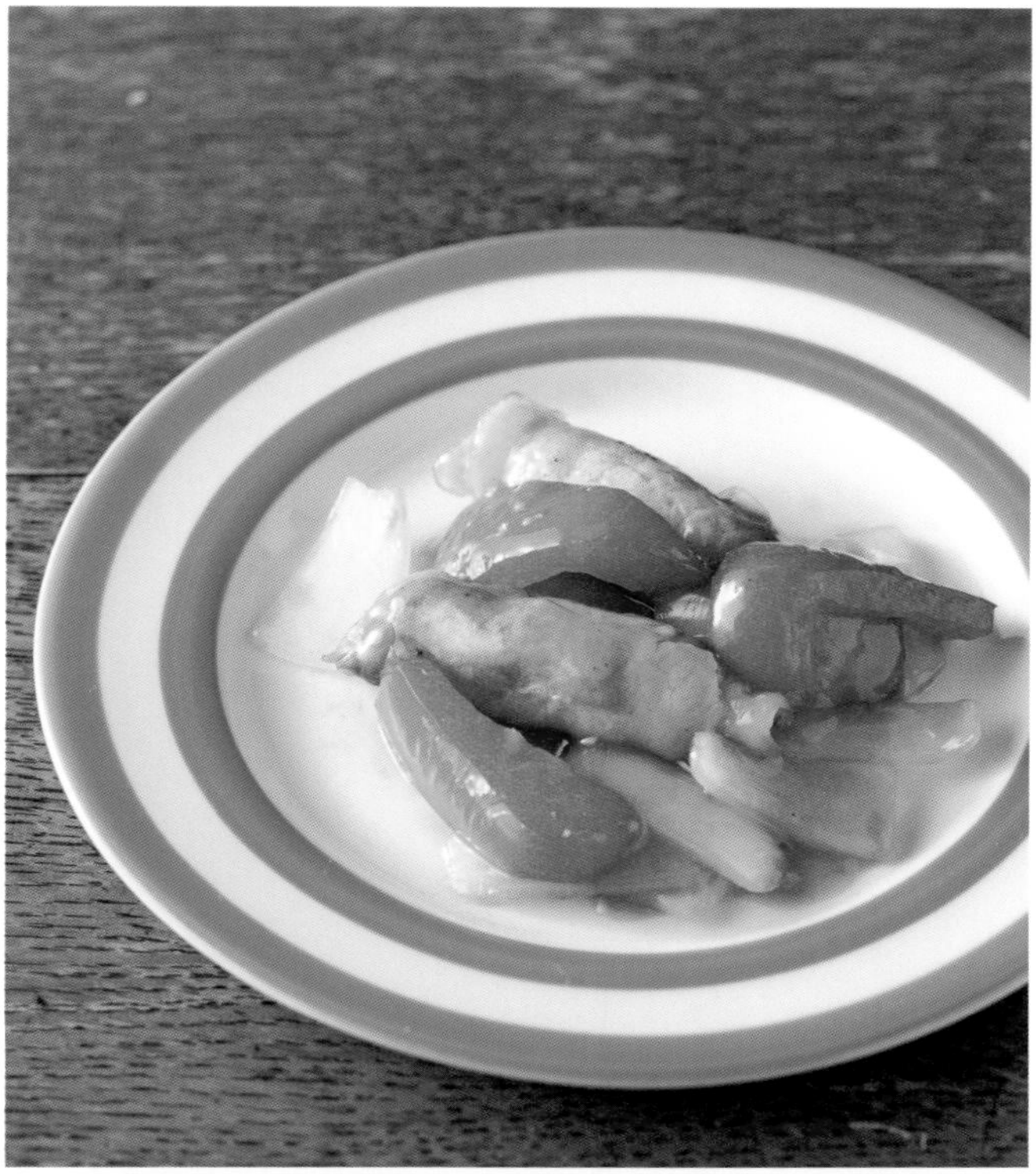

かたくり粉をまぶして巻くので
やわらかくなる! かじりやすくなる!

くるくる巻き酢豚

材料(大人2人+幼児1人分)

豚しゃぶしゃぶ肉…150g
かたくり粉…大さじ½
塩、こしょう…各少々
玉ねぎ…½個
パプリカ(赤)…½個
ごま油……大さじ½
A しょうゆ、酢、きび砂糖…各大さじ1
　おろししょうが…小さじ½
　酒(または水)…大さじ4
　かたくり粉…大さじ½

作り方

1 玉ねぎ、パプリカは横半分に切ってから、1㎝幅に切る。Aは合わせておく。
2 まないたに茶こしでかたくり粉、塩、こしょうを振り、その上に豚肉を重ならないように並べ、1枚ずつくるくると巻く。
3 フライパンにごま油を中火で熱し、玉ねぎ、パプリカをさっといため、脇に寄せる。2を並べ、転がしながら火を通し、ふたをして弱火にし、3分ほど蒸し焼きにする。
4 Aを軽くまぜてから加えて中火にし、とろみが出るまでいためる。

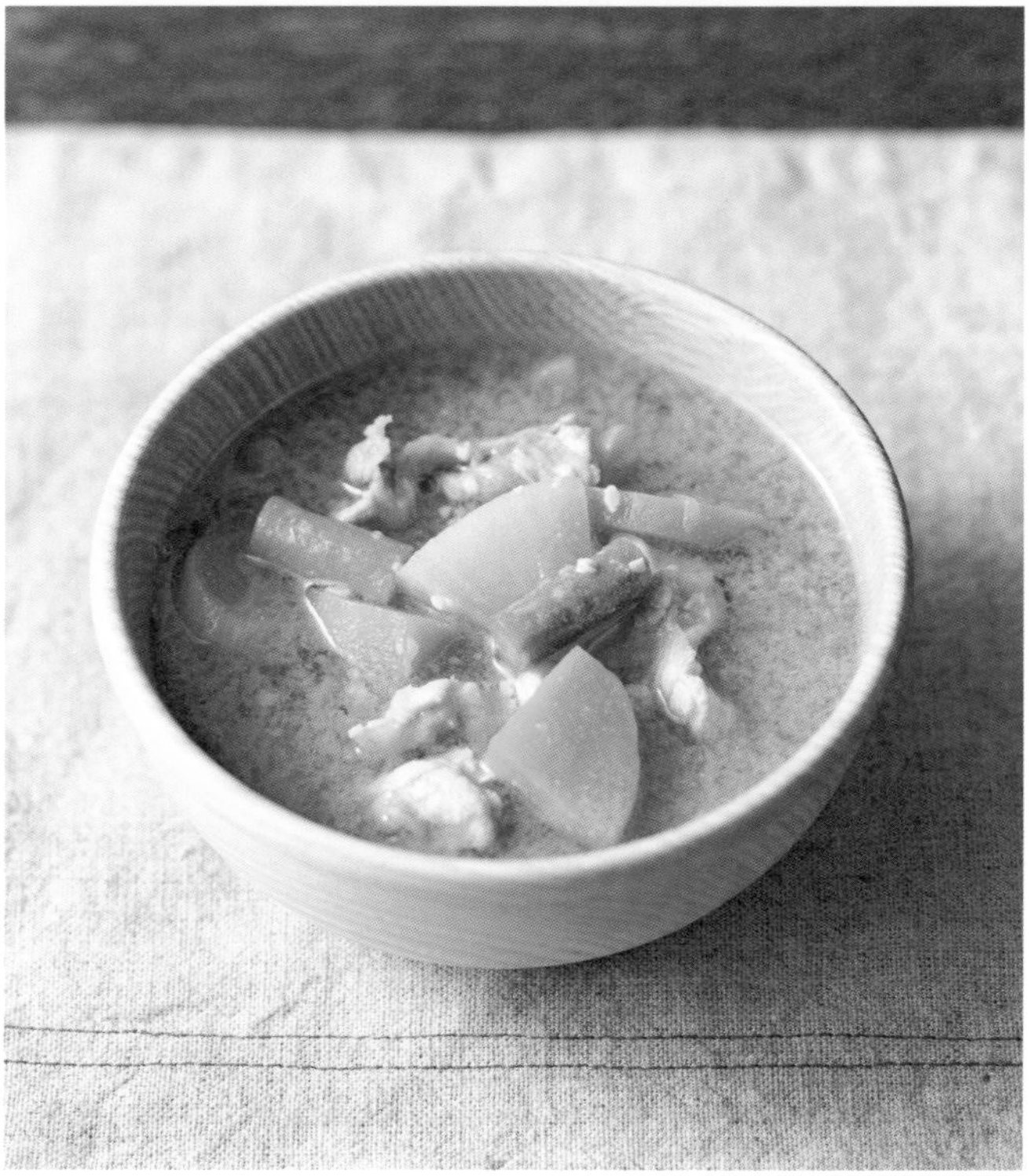

野菜はじっくり煮てやわらかく。
「肉は最後に入れる」のがコツ

やわらか豚汁

材料(作りやすい分量)

豚こまぎれ肉…100g
大根…4㎝
にんじん…4㎝
ねぎ…10㎝
さやいんげん…5〜6本
ごま油…大さじ½
だし…3カップ
みそ…大さじ1.5
おろししょうが…少々

作り方

1 大根、にんじんは5㎜厚さのいちょう切りにする。ねぎは5㎜厚さの斜め切りにする。いんげんは2〜3㎝長さに切る。豚肉は食べやすい大きさに切る。
2 鍋にごま油を中火で熱し、野菜をすべて入れていためる。だしを加え、煮立ったらアクをとり、弱火にして5〜10分煮る。
3 みそをとき入れ、しょうがを加え、豚肉を加えて手早くほぐし、火を止める。ふたをして1〜2分おいて火を通す。

辛くないのにちゃんとカレー味！
じゃがいもの“とろみ”でポロポロしない

豚ひき肉のじゃがカレー

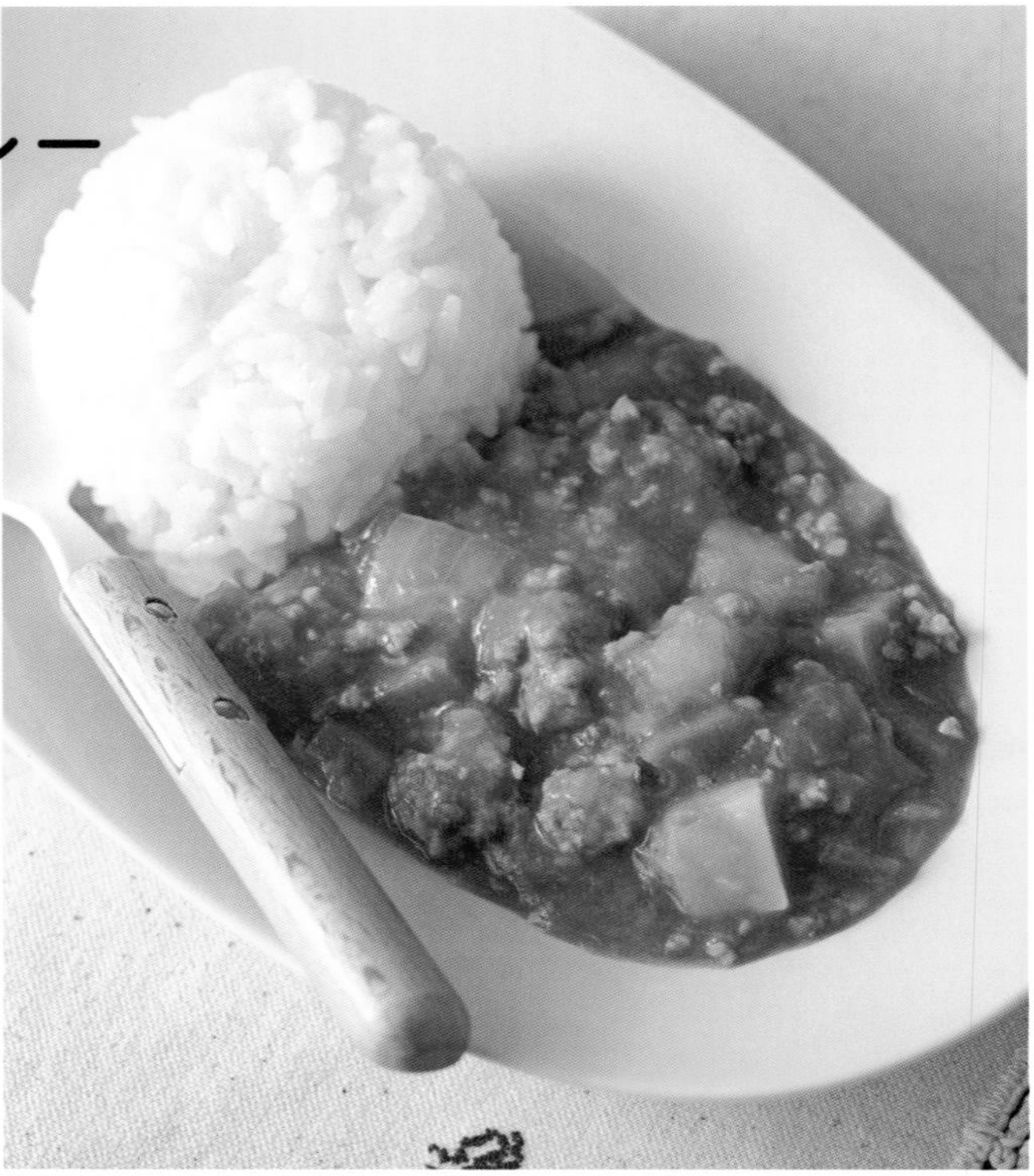

材料（大人2人＋幼児1人分）

豚ひき肉…150g
じゃがいも…1個
にんじん…$\frac{1}{3}$本
玉ねぎ…$\frac{1}{2}$個
トマト…1個
バター…5g
カレー粉…小さじ$\frac{1}{2}$
塩…小さじ1
あたたかいごはん…適量

作り方

1 じゃがいも$\frac{1}{2}$個、にんじん、玉ねぎは1㎝角に切る。残りのじゃがいも（$\frac{1}{2}$個）はすりおろす。トマトはざく切りにする。
2 フライパンにバターを中火でとかし、角切りの野菜をいため、カレー粉を加えてさらにいためる。
3 トマト、水1.5カップを加え、上にひき肉をあらくほぐして加え、ふたをして5〜10分煮る。様子を見て、火を弱める。
4 すりおろしたじゃがいもを加え、とろみが出るまで煮て、塩を加えてまぜる。
5 器にごはんを盛り、4をかける。

とろみをつけるだけで
肉がグンと食べやすくなる

牛肉のあんかけ丼

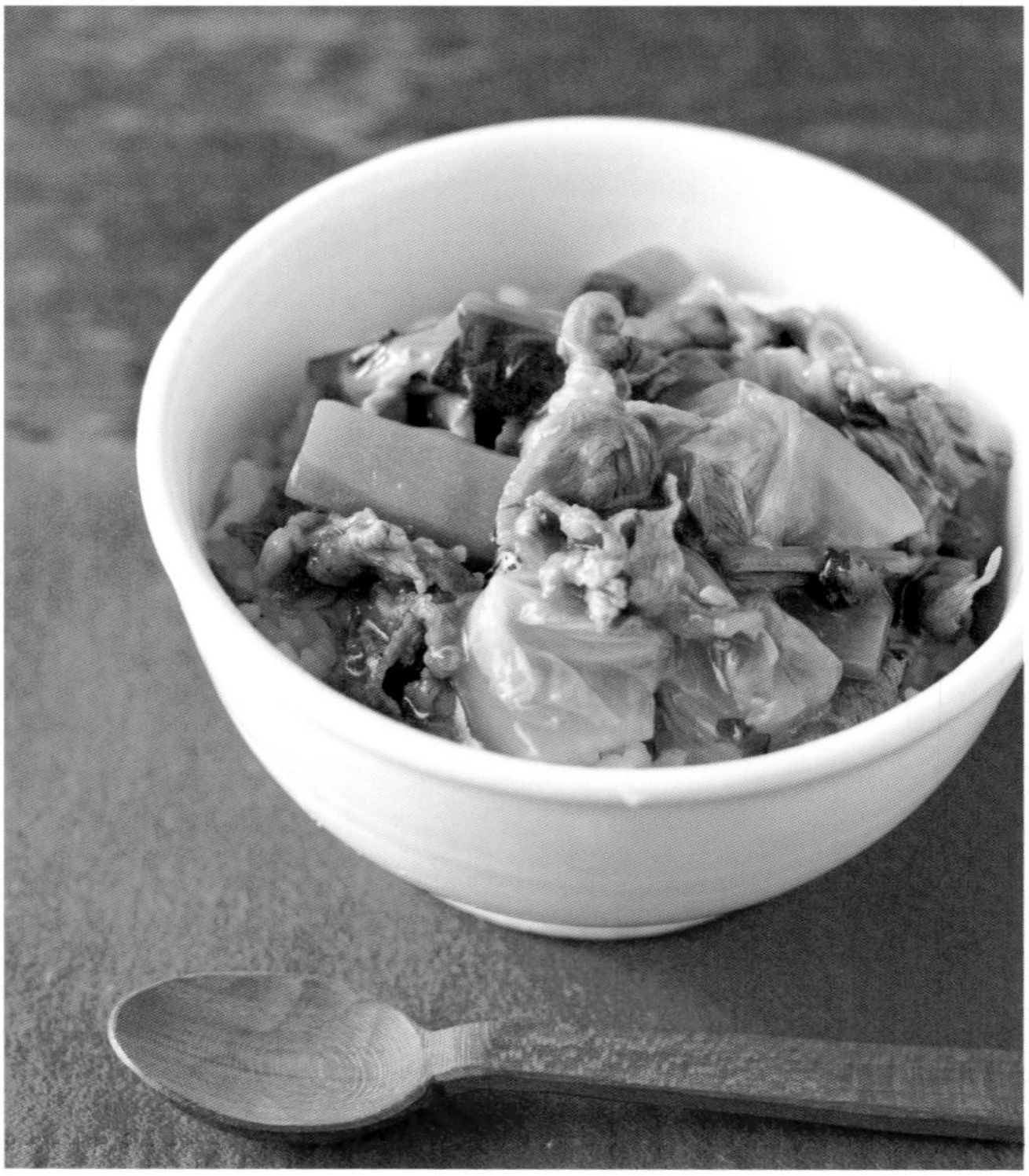

材料（大人2人＋幼児1人分）

牛こまぎれ肉…150g
小松菜…1〜2株
白菜…小2枚
にんじん…3㎝
ごま油…大さじ$\frac{1}{2}$
A［しょうゆ、みりん…各大さじ1
　 おろししょうが…少々
B［かたくり粉、水…各大さじ2
あたたかいごはん…適量

作り方

1 小松菜は3㎝長さ、白菜は3㎝角に切る。にんじんは短冊切りにする。
2 フライパンにごま油を中火で熱し、1をさっといためる。水1カップを加えてふたをし、野菜がやわらかくなるまで4〜5分煮る。
3 Aを加え、牛肉をちぎって（またはキッチンばさみで切って）加え、火を通す。
4 Bをまぜてから加え、とろみをつける。
5 器にごはんを盛り、4をかける。

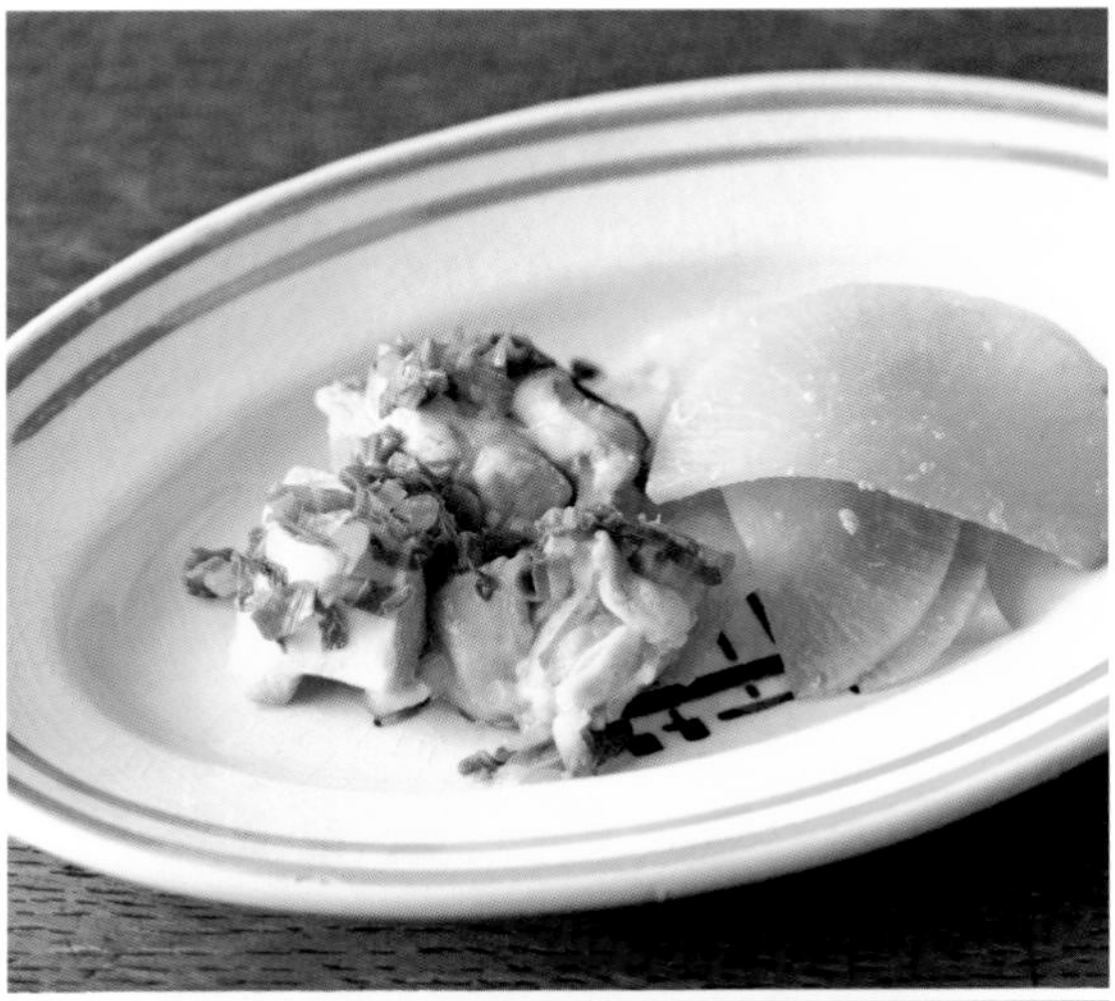

ポン酢だけで子ども好みの味に決まる

鶏もも肉のポン酢煮

材料（大人2人＋幼児1人分）
鶏もも肉…小1枚（250g）
大根…5cm
大根の葉…適量
ポン酢しょうゆ…大さじ2

作り方
1 鶏肉は小さめの一口大に切ってポリ袋に入れ、ポン酢しょうゆを加えてもむ。大根は薄い半月切りにし、葉は刻む。
2 フライパンに大根を敷き詰め、鶏肉をポン酢しょうゆごと大根の上にのせ、大根の葉を散らす。
3 ふたをして中火にかけ、煮立ったら少し火を弱め、3〜5分蒸し煮にする。

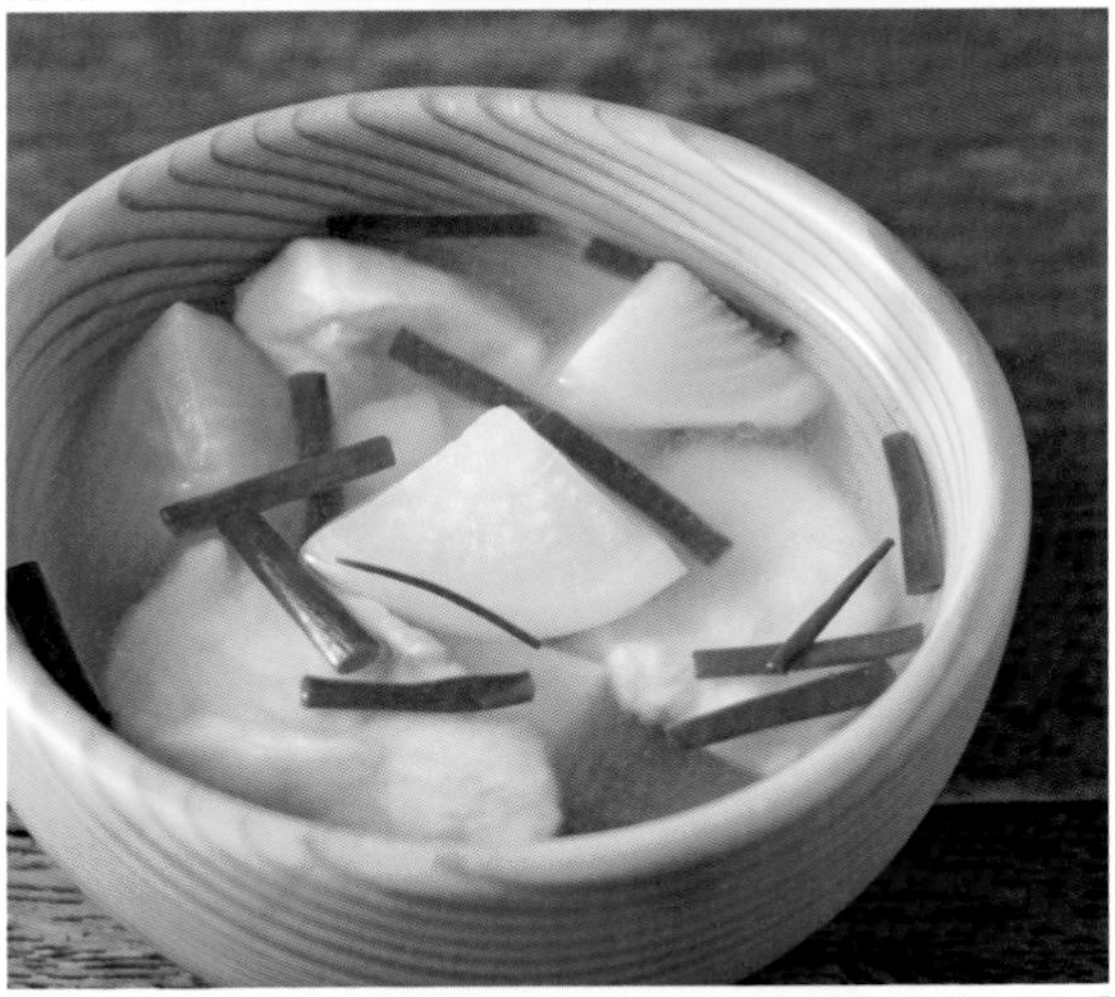

余熱5分で驚くほどしっとり食感に

鶏ささ身のスープ

材料（大人2人＋幼児1人分）
鶏ささ身…2本
酒…少々
塩…小さじ½
かたくり粉…適量
かぶ…2〜3個
万能ねぎ…1〜2本
しょうゆ…少々

作り方
1 かぶは1〜2cm角に切る。万能ねぎは2cm長さに切る。
2 ささ身は繊維を断つように1cm厚さのそぎ切りにし、酒、塩をまぶす。
3 鍋に水2カップ、かぶを入れて中火にかけ、ふたをしてやわらかくなるまで煮る。
4 ささ身の水分をふいてかたくり粉をまぶし、3の鍋に落とし入れる。万能ねぎとしょうゆを加えて火を止め、ふたをして5分おく。

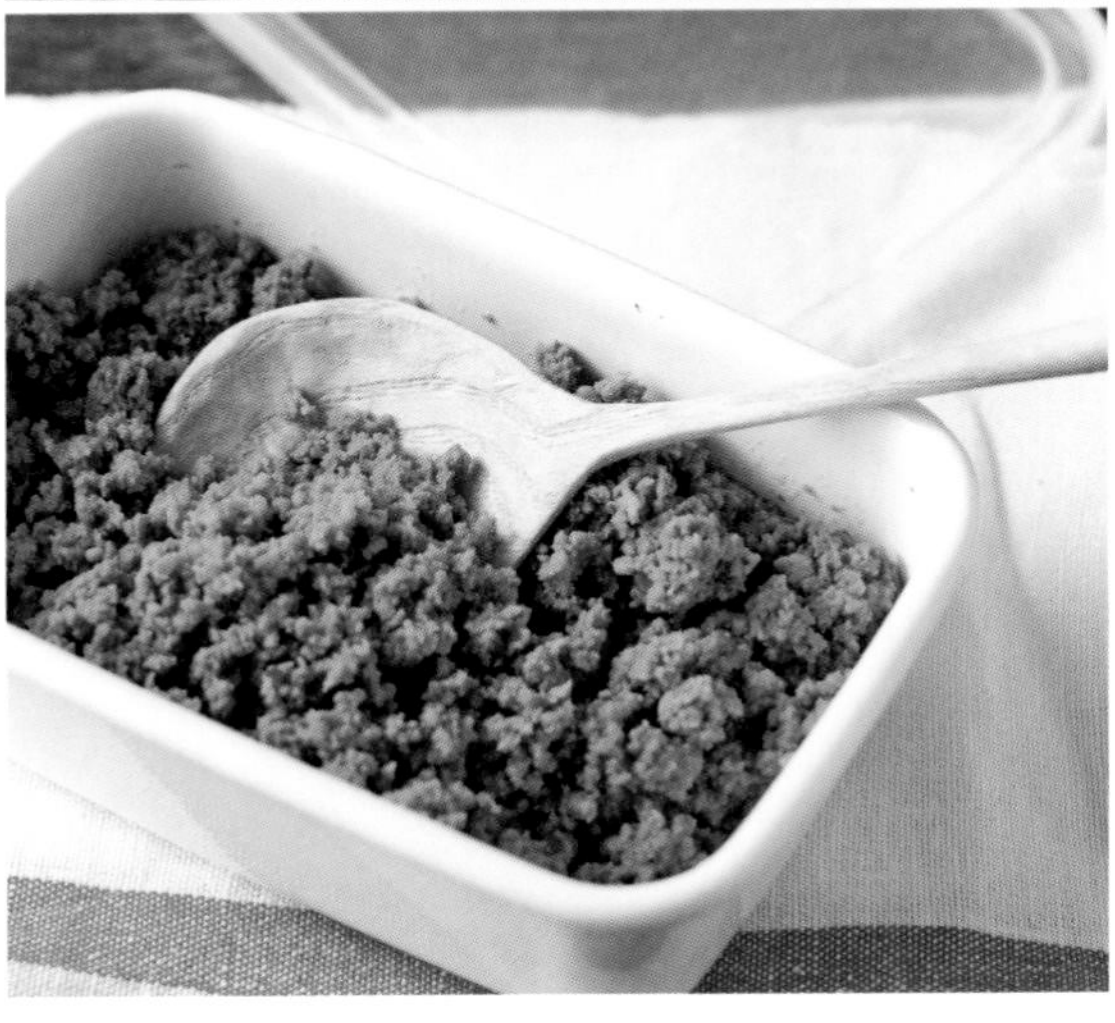

毎日少しずつ！鉄強化の作りおき

レバー入り牛そぼろ

材料（作りやすい分量）
牛ひき肉…200g
鶏レバー…60g
牛乳…大さじ1
焼き肉のたれ（市販）
…大さじ3
※レバーは豚や牛でもOK。

作り方
1 レバーは牛乳をからめて10分おき、水で洗い流して水けをふき、包丁でこまかくたたく。
2 フライパンにひき肉、1、焼き肉のたれを入れてゴムべらでよくまぜ、中火にかける。
3 煮立ってきたら火を弱め、泡立て器でフライパンを傷つけないようにたたいてひき肉をほぐし、そぼろ状になったらゴムべらにかえ、汁けがなくなるまでまぜながら煮る。

魚介を食べないを解決！

魚は下処理のいらない切り身を使って
フライパンで焼けば簡単！
くさみを消して、やわらかく加熱すれば
子どもが喜ぶレシピになります。

魚介を食べやすく調理する

point 子どもの好きな味つけにする

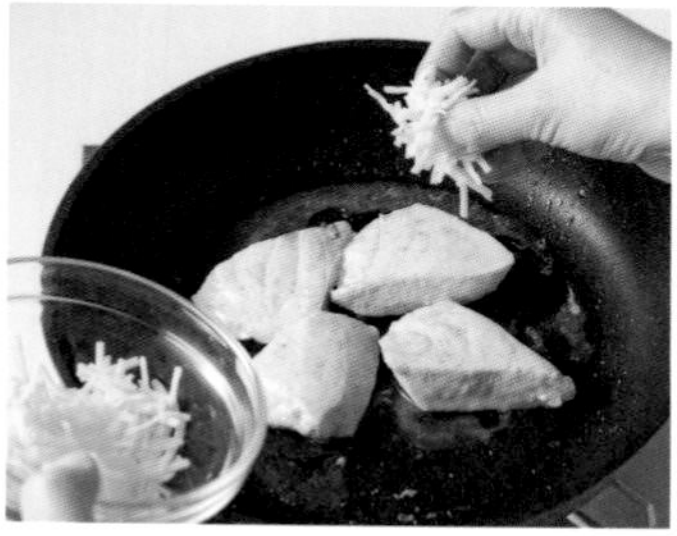

照り焼きなど和風味だけではなく、子どもの好きなカレー、トマト、チーズ味などに。カレーチーズや、みそトマトなどもおすすめです。

point 新鮮な魚を選べばおいしい！

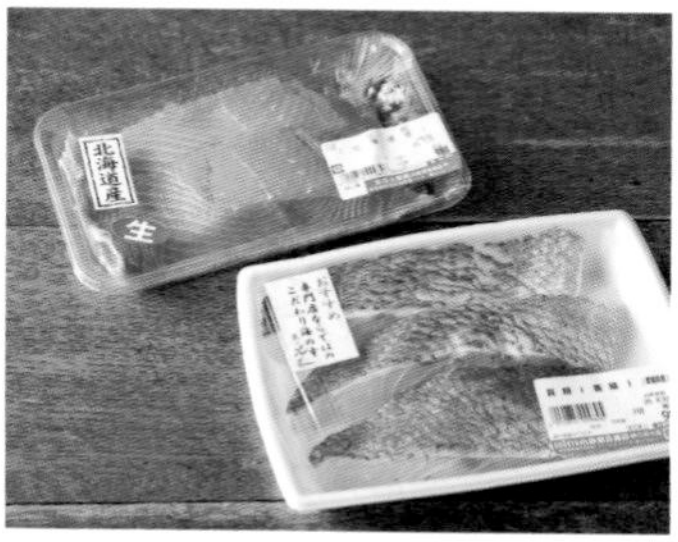

切り身はなるべく水分（ドリップ）の出ていないものを選びます。ドリップが出ると味も落ちてしまうので、鮮度の高いうちに調理を。

point あさりは火を通しすぎない

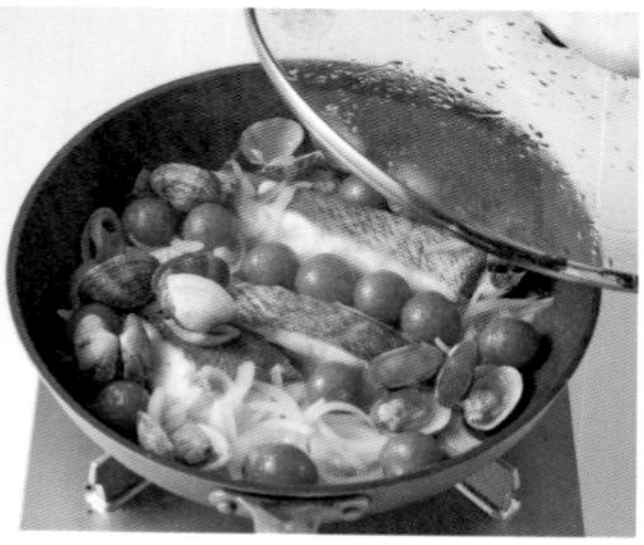

貝類は、火を通すほど身がかたくなってしまいます。あさりを入れたみそ汁やアクアパッツァは、口があいたらすぐ火を止めて。

point くさみを消すには「酒」と「塩」

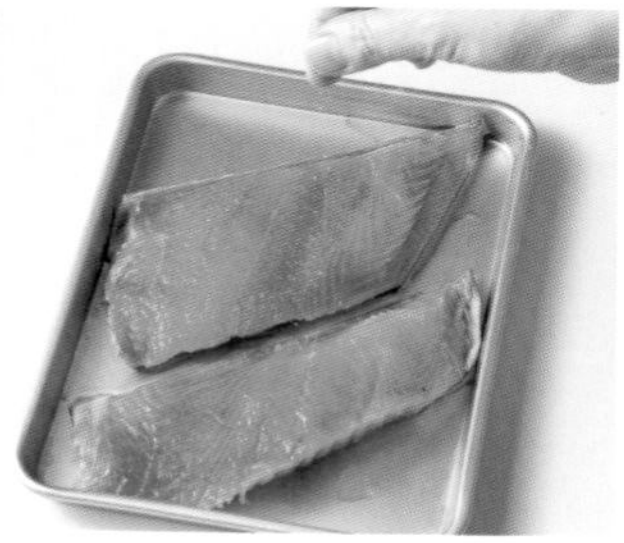

魚に酒、塩を振り、出てきた水分をふくと、くさみをとり除けます。それがめんどうなら、魚の表面の水分をふきとるだけでも効果があるので、やってみて！

栄養ママG《グループ》リアルトーク

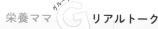

魚はグリルを使いたくない、という声が多いです。

魚は自分でさばく（写真右）マニアですが（笑）、この章は全部、フライパンレシピ。

魚がめんどうなら、究極に簡単なのは「しらす丼」ですね。大人は薬味たっぷりでどうぞ（写真左）。

娘はトマト味が好きなので、「アクアパッツァ」をよく作ります。コーンやチーズをトッピングしたり。

刺し身が残ったら、しょうがじょうゆ、かたくり粉をつけて焼くのは、どう？ サイズも食べやすいですよ。

揚げ物、煮つけも人気！ 魚のまぜごはんや3色丼もよく食べてくれます。

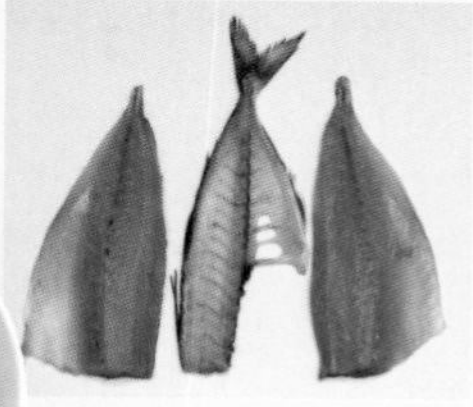

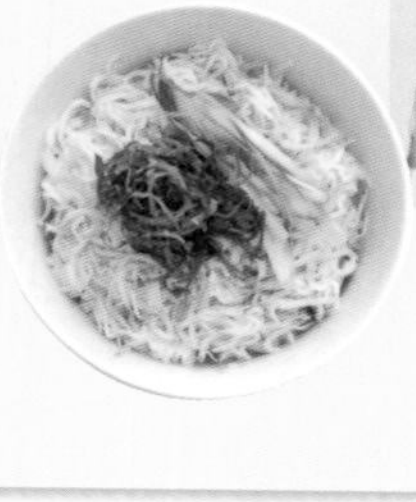

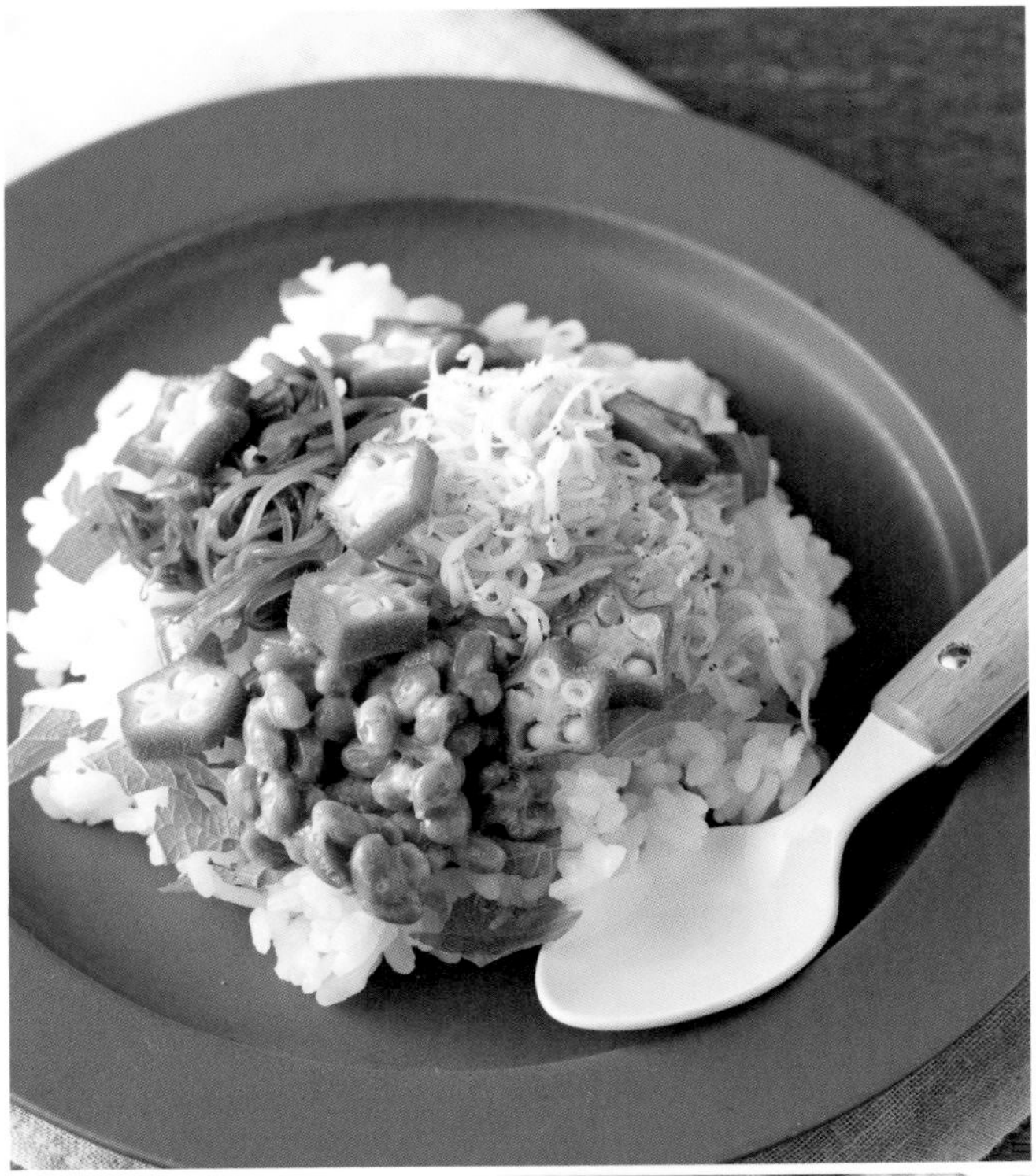

大好きなしらす干しで栄養強化!
忙しい朝や帰宅後にもおすすめ

ネバネバしらす丼

材料（大人2人+幼児1人分）

しらす干し…40g
納豆…2パック
めかぶ（味つき）…2パック
オクラ…2〜3本
青じそ…5枚
あたたかいごはん…適量

作り方

1 オクラは塩ゆでにし、薄切りにする。
2 器にごはんを盛り、手でちぎった青じそを散らし、しらす干し、納豆、めかぶをのせ、1を散らす。大人は好みでしょうゆ、めんつゆなどをかける。

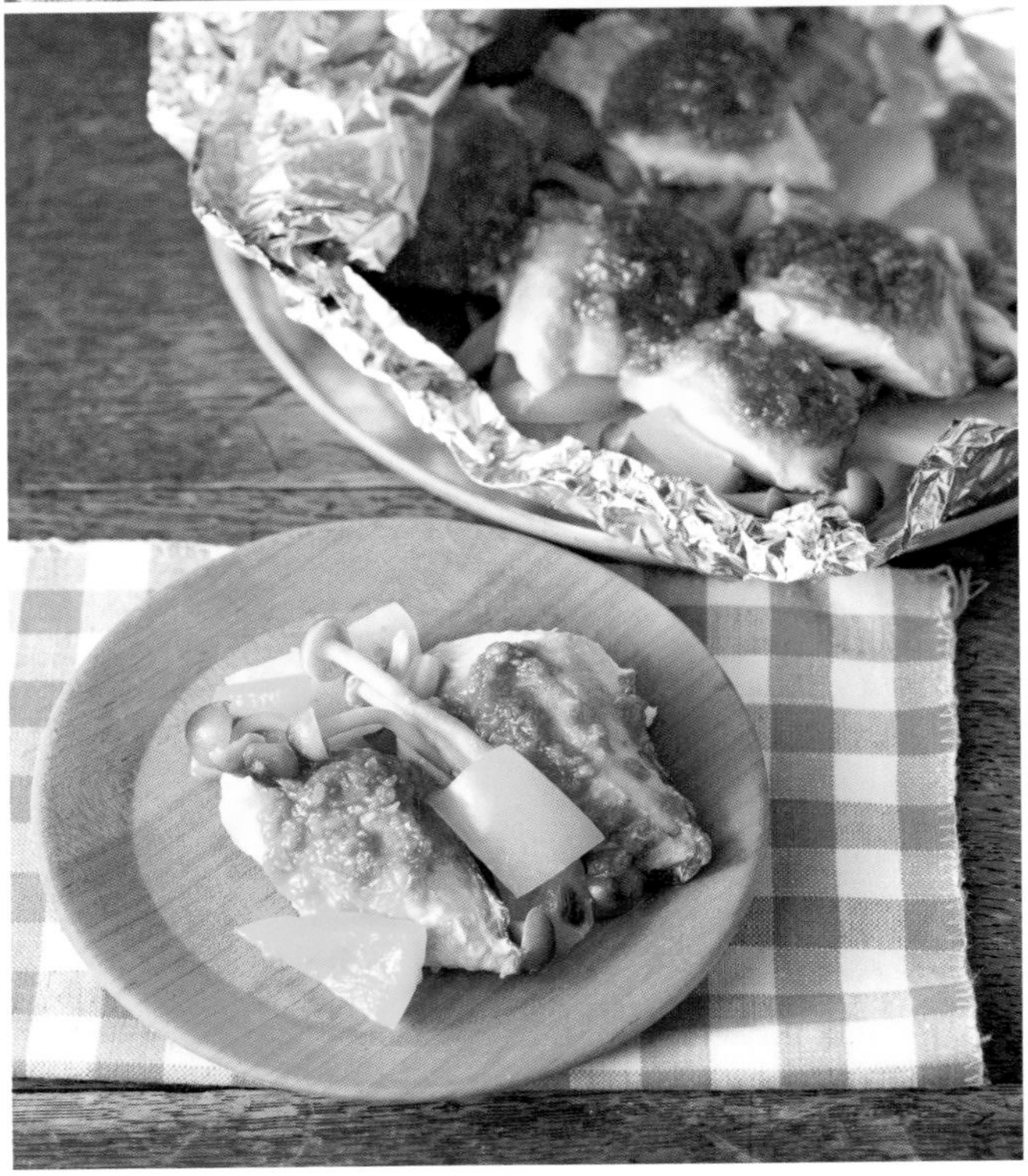

みそには魚のくさみを消す効果が!
はちみつ入りでまろやかな味に

鮭のみそホイル焼き

材料（大人2人+幼児1人分）

生鮭…大2切れ
酒…大さじ½
塩…少々
じゃがいも…小1個
パプリカ（黄）…½個
しめじ…½パック
A［みそ…大さじ3
　 はちみつ…大さじ1

作り方

1 鮭は酒と塩を振って10分ほどおき、水分をふいてくさみをとり、3〜4等分に切る。
2 じゃがいもは薄い半月切り、パプリカは1.5cm角に切る。しめじは石づきをとってほぐす。Aはまぜ合わせる。
3 フライパンにアルミホイルを広げ、じゃがいもを敷き、パプリカ、しめじを均等に散らし、鮭をのせてAをぬる。上からアルミホイルをかぶせ、4辺を折って閉じる。
4 フライパンの縁から水½カップを加え、ふたをして中火にかける。パチパチと音がしたら少し火を弱め、12〜13分蒸し焼きにする。

魚の火の通し方は「表8割、裏2割」。
野菜ソースでビタミンCをチャージ

鮭のソテー　サルサ風ソース

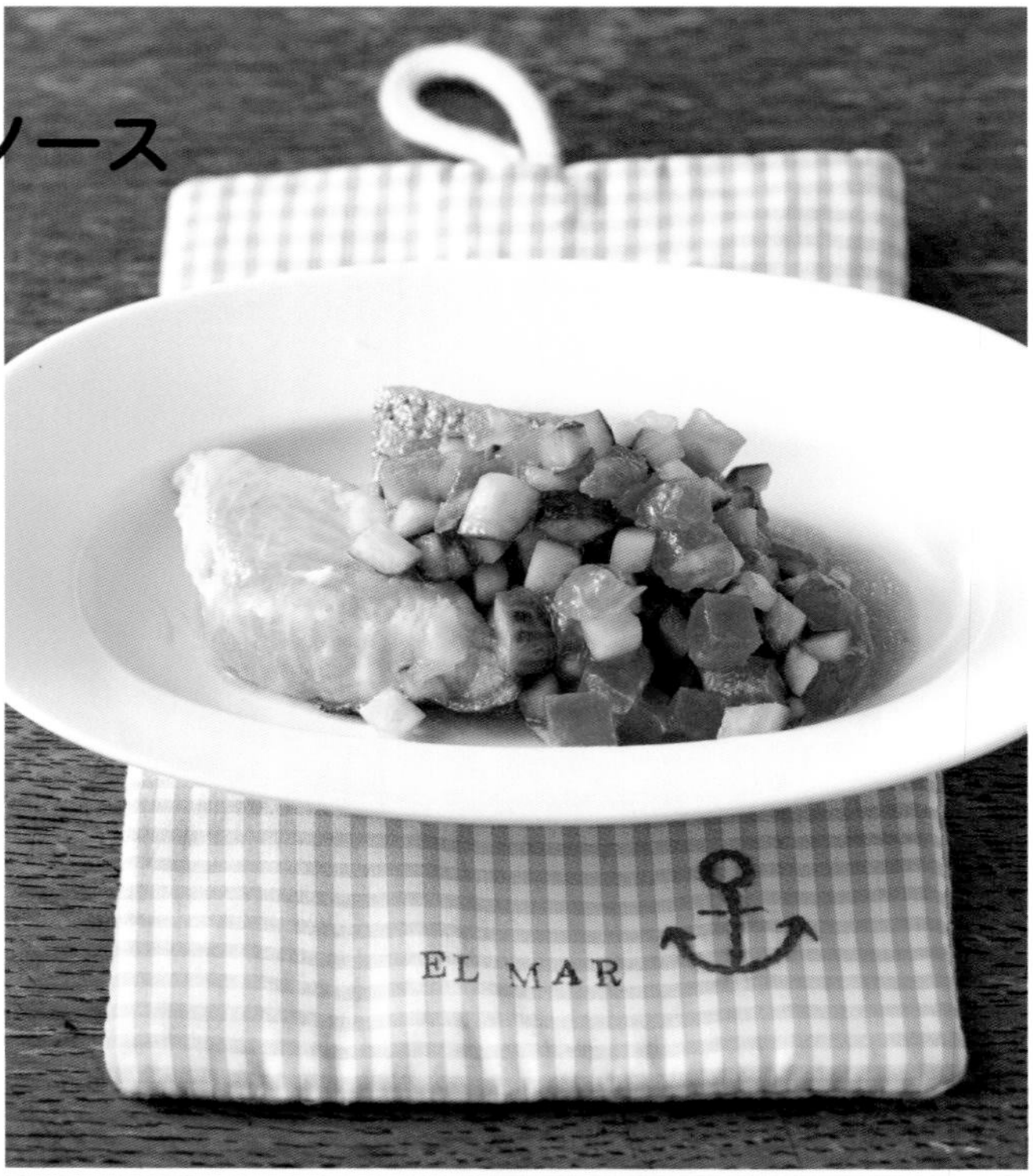

材料（大人2人+幼児1人分）

生鮭…大2切れ
酒…大さじ½
塩…少々
小麦粉…適量
きゅうり…½本
トマト…¼個
A ┌ オリーブ油…大さじ2
　│ 塩…2～3つまみ
　└ おろしにんにく …少々
オリーブ油…大さじ1

作り方

1 鮭は酒と塩を振って10分ほどおき、水分をふいてくさみをとる。3～4等分に切り、小麦粉を薄くまぶす。
2 きゅうり、トマトは7～8㎜角に切ってボウルに入れ、Aを加えてあえる。
3 フライパンにオリーブ油を熱し、鮭を並べて4分ほど焼き、上下を返して1分ほど焼いて火を通す。器に盛り、2をかける。

スピード蒸しで魚も貝もふっくら。
汁ごとごはんにのせても最高！

スピード★アクアパッツァ

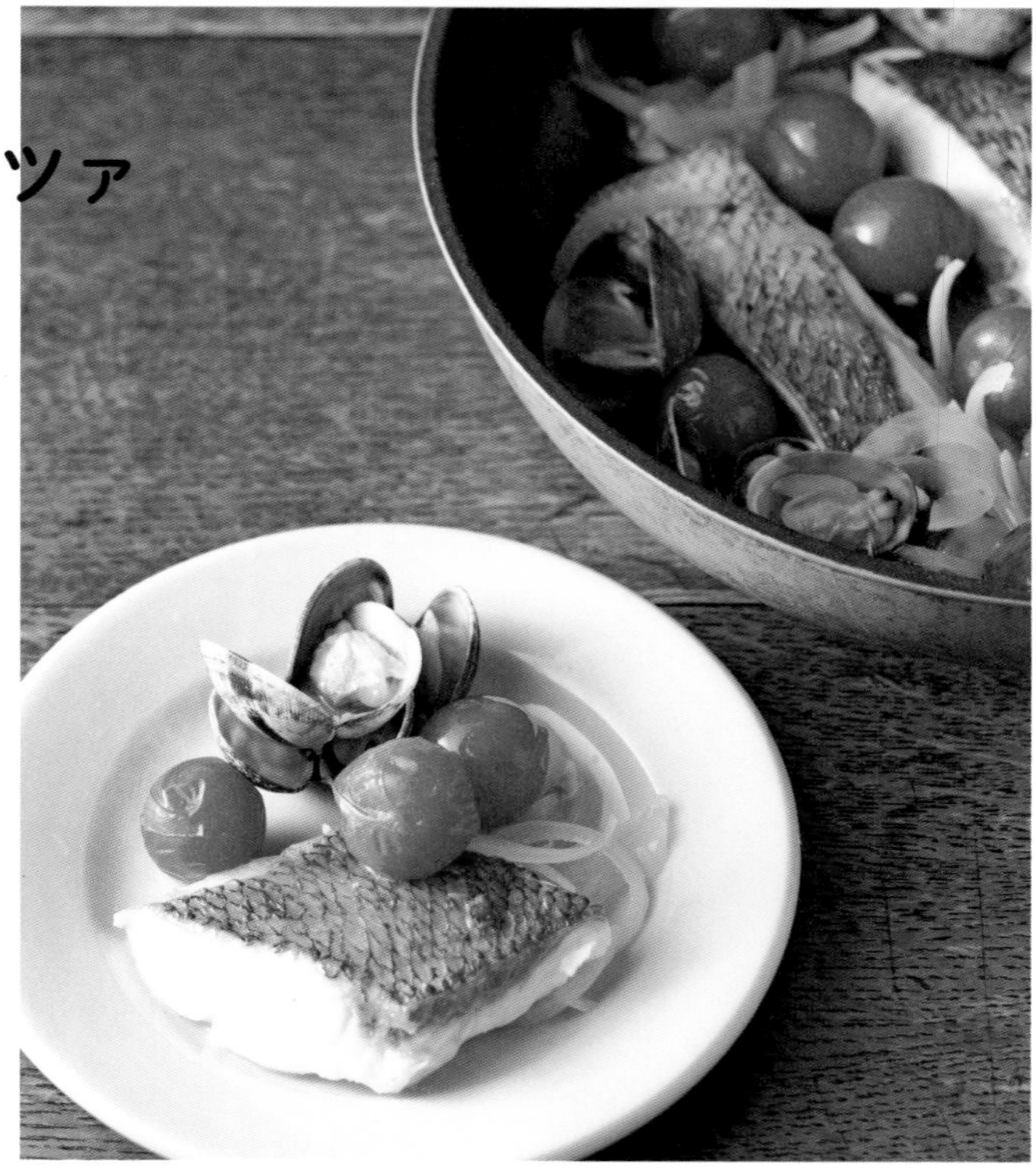

材料（大人2人+幼児1人分）

鯛（たら、すずきなどでも）…大2切れ
塩…少々
あさり（殻つき）…12個
ミニトマト…12個
玉ねぎ…¼個
にんにく…1かけ
白ワイン（または酒）…大さじ2
オリーブ油…大さじ2

作り方

1 鯛は塩を振って10分ほどおき、水分をふきとってくさみをとる。あさりは海水くらいの塩水に30分ほどひたし、砂出しする。
2 ミニトマトはへたをとる。玉ねぎは薄切り、にんにくはみじん切りにする。
3 フライパンにオリーブ油、にんにくを入れて中火にかけ、香りが立ってきたら、鯛の皮目を下にして並べる。
4 こんがり焼けたら返し、両面に焼き色がついたら、あさり、玉ねぎ、ミニトマト、白ワインを加えてふたをする。あさりの口があいたら、すぐに火を止める。

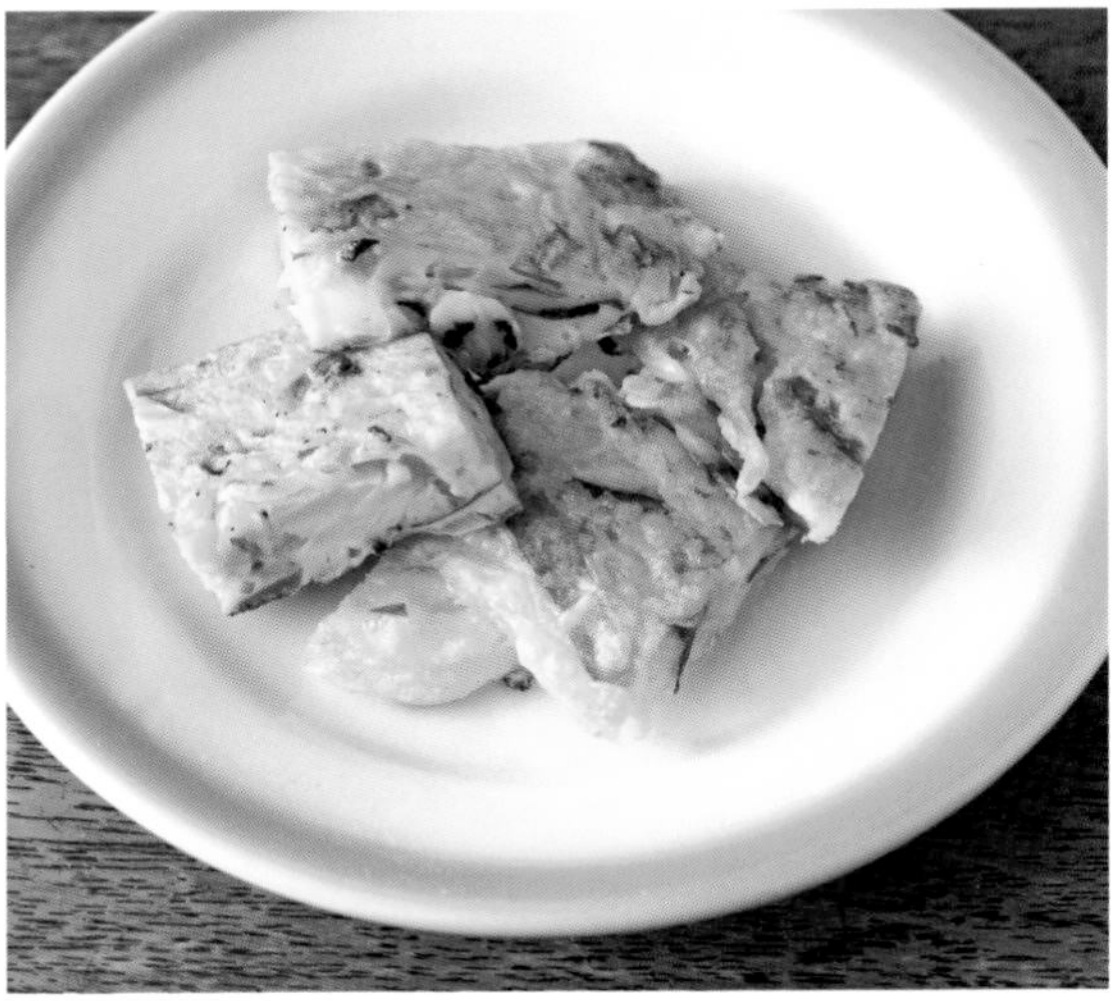

切ってまぜ込んで、食わず嫌い克服!

かきのチヂミ

材料（大人2人+幼児1人分）

かき（加熱調理用）…80g
玉ねぎ…¼個
にら…4本
A
- 小麦粉…大さじ7（60g）
- 塩…小さじ½
- とき卵…1個分
- 酒…大さじ1
- 水…大さじ3

ごま油…大さじ1

作り方

1 かきは3〜4等分に切る。玉ねぎは薄切り、にらは3cm長さに切る。
2 ボウルに玉ねぎ、にら、かきを入れ、**A**を順に加える。
3 フライパンにごま油を中火で熱し、**2**を大きく3〜4回まぜてから入れ、平らに広げる。焼き色がついたら返し、こんがり焼いてとり出し、食べやすく切る。

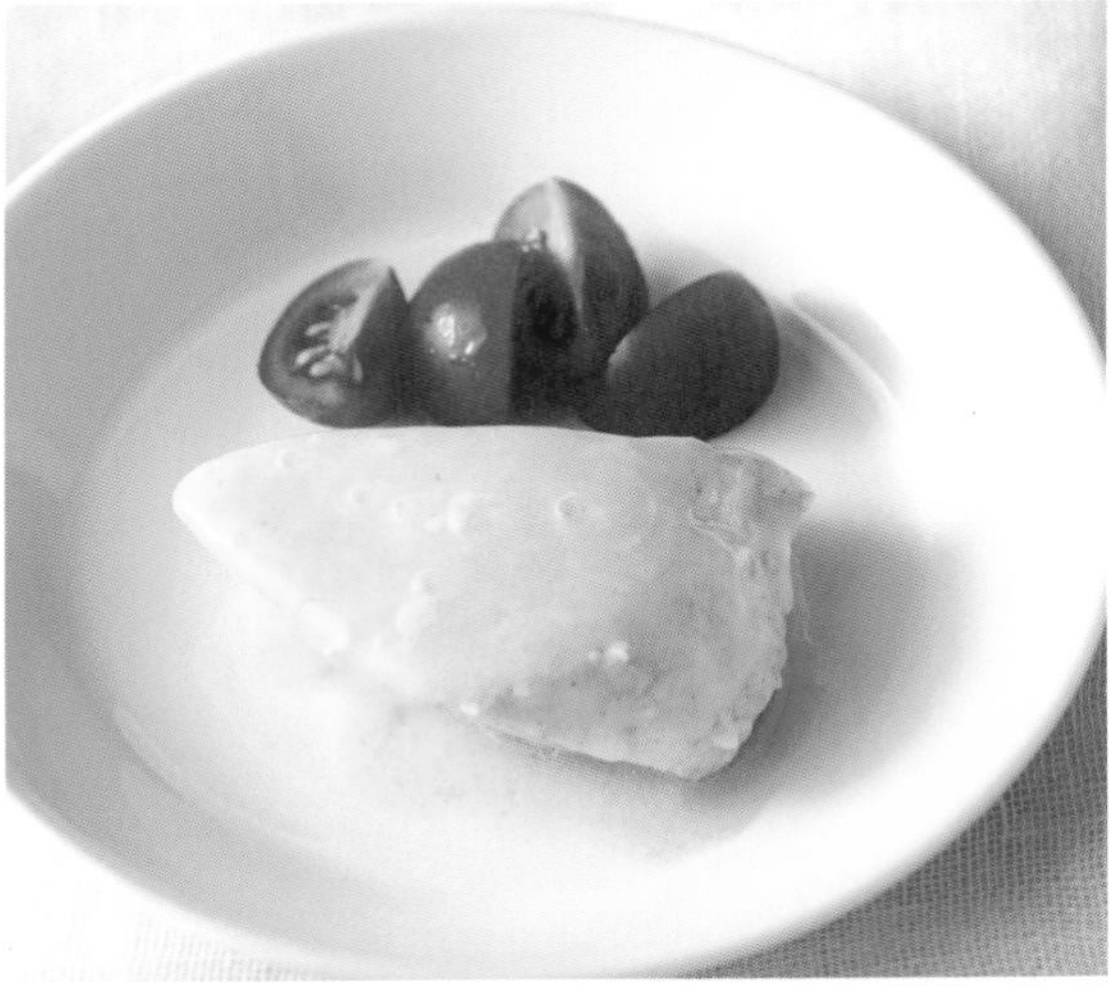

ちょっぴりスパイシーで食が進む

かじきのカレーチーズ焼き

材料（大人2人+幼児1人分）

かじき…大2切れ
酒…大さじ½
塩…少々
A
- ヨーグルト（無糖）…大さじ3
- おろしにんにく…少々
- カレー粉…小さじ½
- 塩…小さじ½

ピザ用チーズ…30g
オリーブ油…大さじ1
ミニトマト…3個

作り方

1 かじきは酒と塩を振って10分ほどおき、水分をふいてくさみをとり、2〜3等分に切る。ポリ袋に**A**とともに入れ、10分以上つける。
2 フライパンにオリーブ油を中火で熱し、**1**を並べる。焼き色がついたら返し、ふたをして1分蒸し焼きにする。
3 チーズをのせてふたをし、とけるまでおく。器に盛り、4等分したミニトマトを添える。

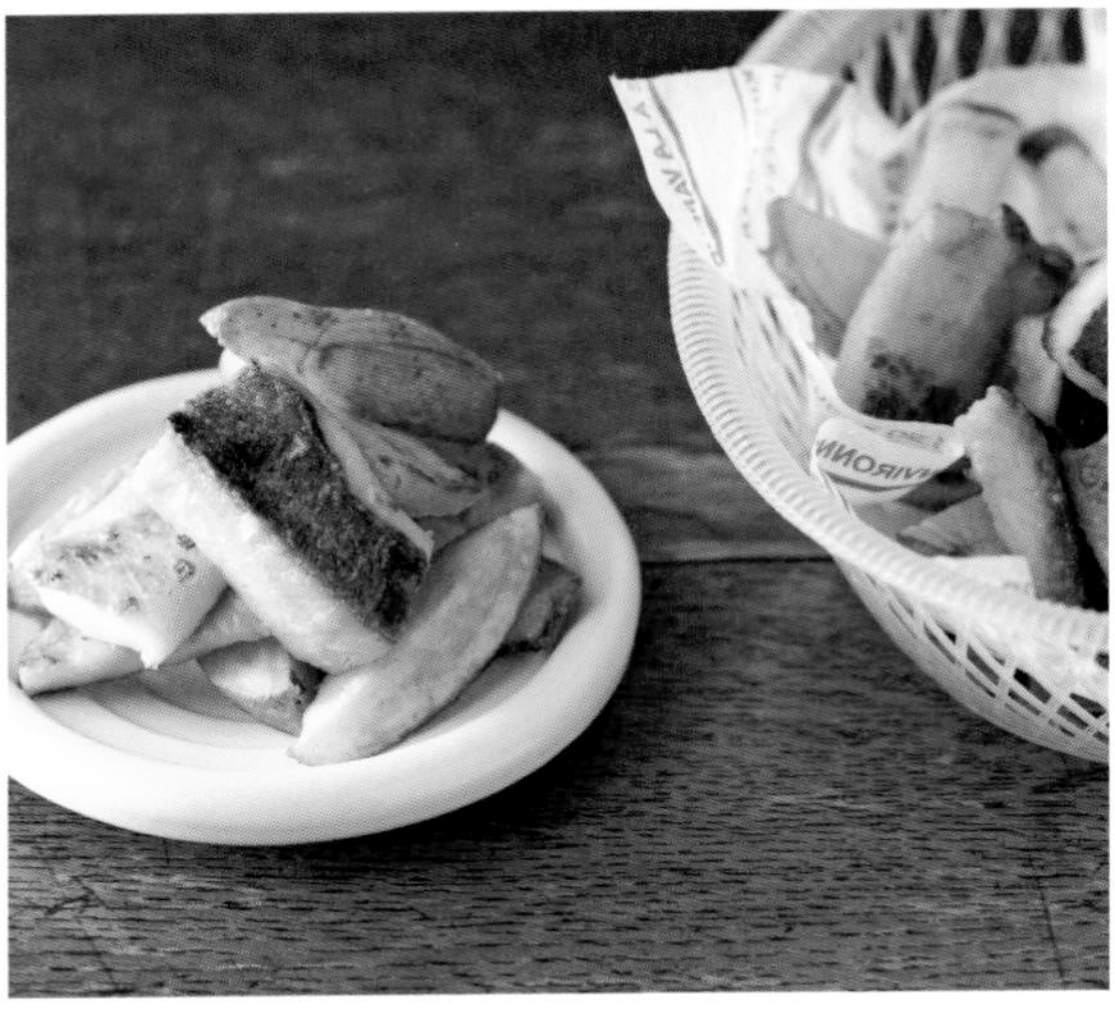

ポテトといっしょにカリッと香ばしく

あじの揚げ焼き

材料（大人2人+幼児1人分）

あじ（三枚おろしにしたもの）…2〜3尾
塩…少々
じゃがいも…小1個
A
- しょうゆ、みりん…各大さじ1
- おろししょうが…少々

かたくり粉…適量
米油…大さじ1〜2

作り方

1 あじは塩を振って10分ほどおき、水分をふいてくさみをとる。縦半分に切り、中央の小骨を切り落とし、長さを半分に切る。じゃがいもは皮ごとくし形に切る。
2 あじに**A**をもみ込み、汁けをきってかたくり粉をまぶす。
3 フライパンに米油を弱めの中火で熱し、じゃがいもを並べる。火が通ってきたら、すき間に**2**を並べ、両面をこんがりと揚げ焼きにする。

色の濃い＝栄養価の高い野菜に限って
クセが強くて食べてくれない……。
刻む、まぜ込む、うまみを足す、
とろみをつけるなど、あの手この手で！

緑黄色野菜を食べないを解決！

緑黄色野菜を食べやすく調理する

point かつお節でうまみをプラス

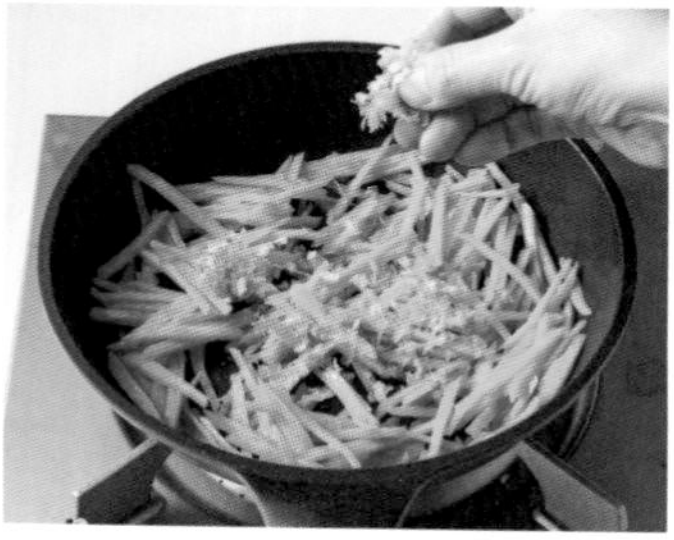

かつお節や、かつお節でとっただしには、脳が“おいしい”と喜ぶうまみがたっぷり。いため物の仕上げに、ササッと振りかけるのもおすすめ。

point 青菜は繊維をこまかく切る

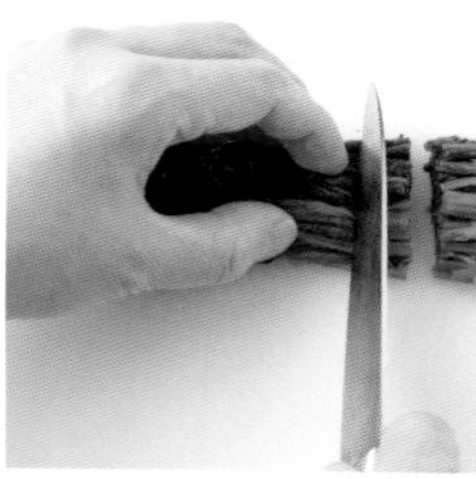

奥歯が生えそろう2才半～3才ごろまでは、青菜の繊維をすりつぶすのは苦手です。1～2cm長さに刻んであげましょう。

point すっぱいトマトは加熱する

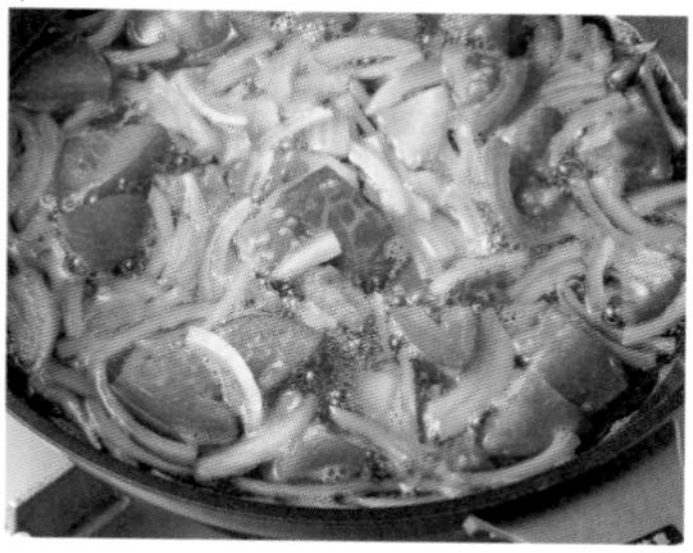

トマトの酸味をいやがる子には、加熱してあげると、酸味がやわらぎます。煮ると甘くなる玉ねぎは相性のいい組み合わせ。

point 肉だねや卵にまぜ込む

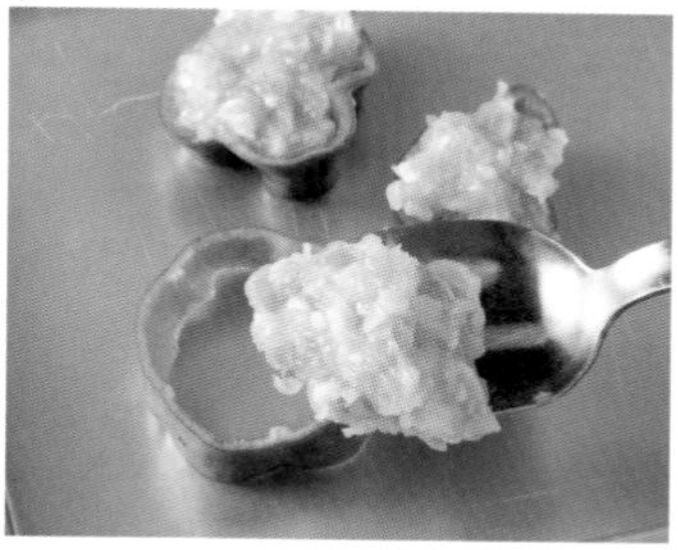

にんじんや青菜が嫌いな子には、肉だねや卵焼き、パンケーキなどにまぜてあげると、食べることも。少量から挑戦してみて。

栄養ママG《グループ》リアルトーク

苦手な野菜も、「ポトフ」や「塩豚と野菜の蒸し煮」（写真右）などは、肉のうまみがしみ込むので、たくさん食べてくれましたよ。

3才の娘は、カリカリ・もちもち・ちゅるちゅる食感ブームなので、野菜のチヂミや、そうめんの具に野菜の揚げ焼きは食べます。

食感は大事ですね！　たとえばスティック野菜にするとかむ回数がふえるので、親も切るだけでラクですし、ディップをつけて食べるのはどう？

野菜入りスムージー（写真左）も、子どもと楽しく作れるのでおすすめ。バナナ入りだから甘めです。

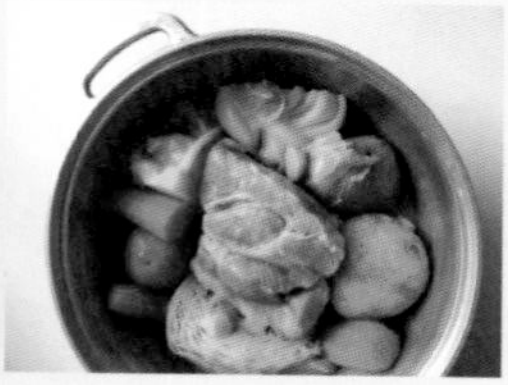

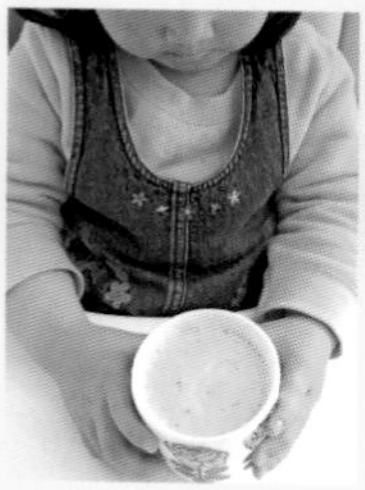

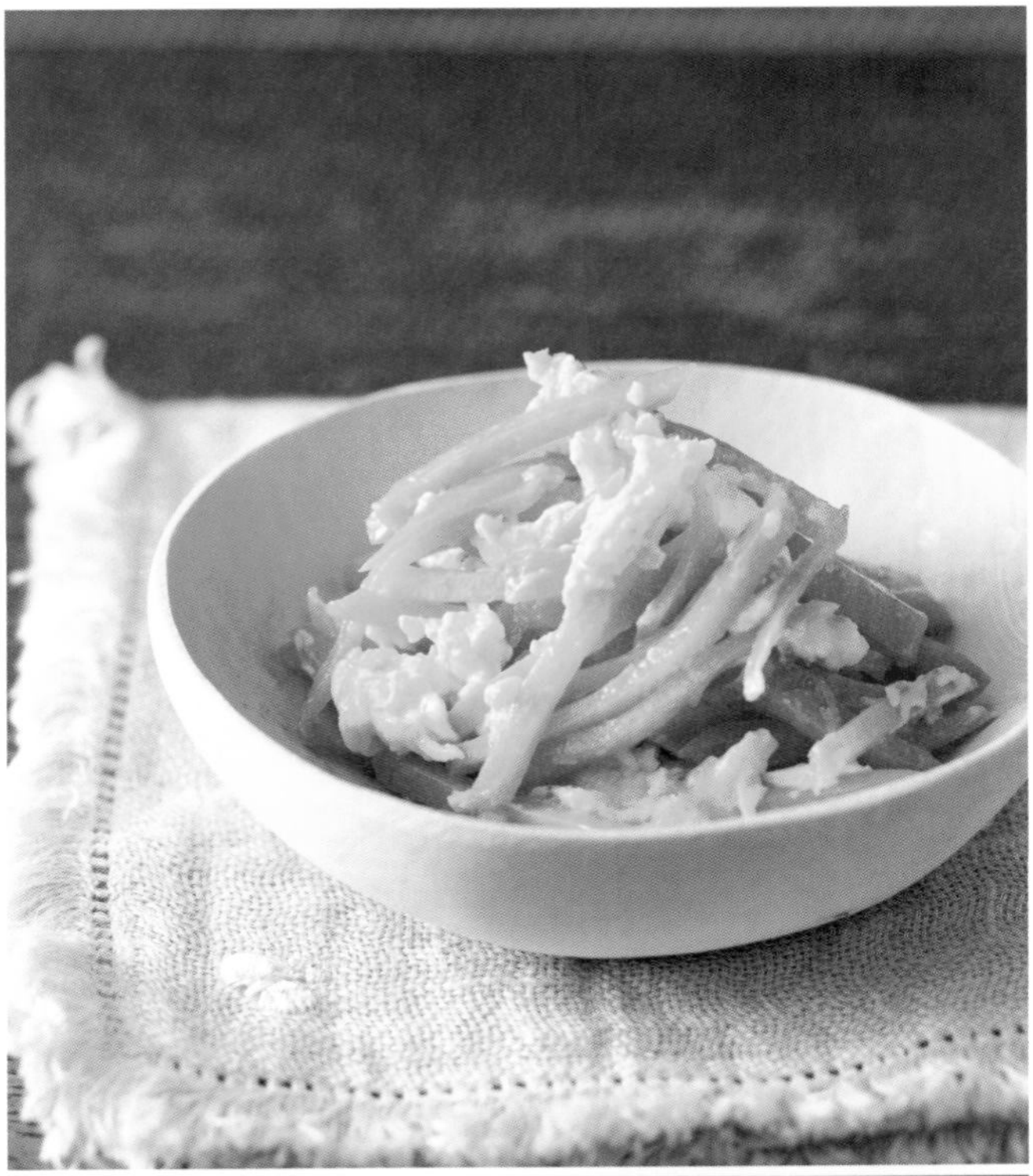

シャキシャキの生が苦手なら
しんなりいためて甘みを出す

にんじんしりしり

材料（大人2人+幼児1人分）
にんじん…1本
卵…1個
かつお節…2〜3つまみ
しょうゆ…少々
ごま油…大さじ1

作り方
1 にんじんはせん切りにする。卵は割りほぐす。
2 フライパンにごま油を熱し、にんじんをしんなりするまでじっくりいためる。
3 かつお節、しょうゆ、とき卵を加え、いため合わせる。

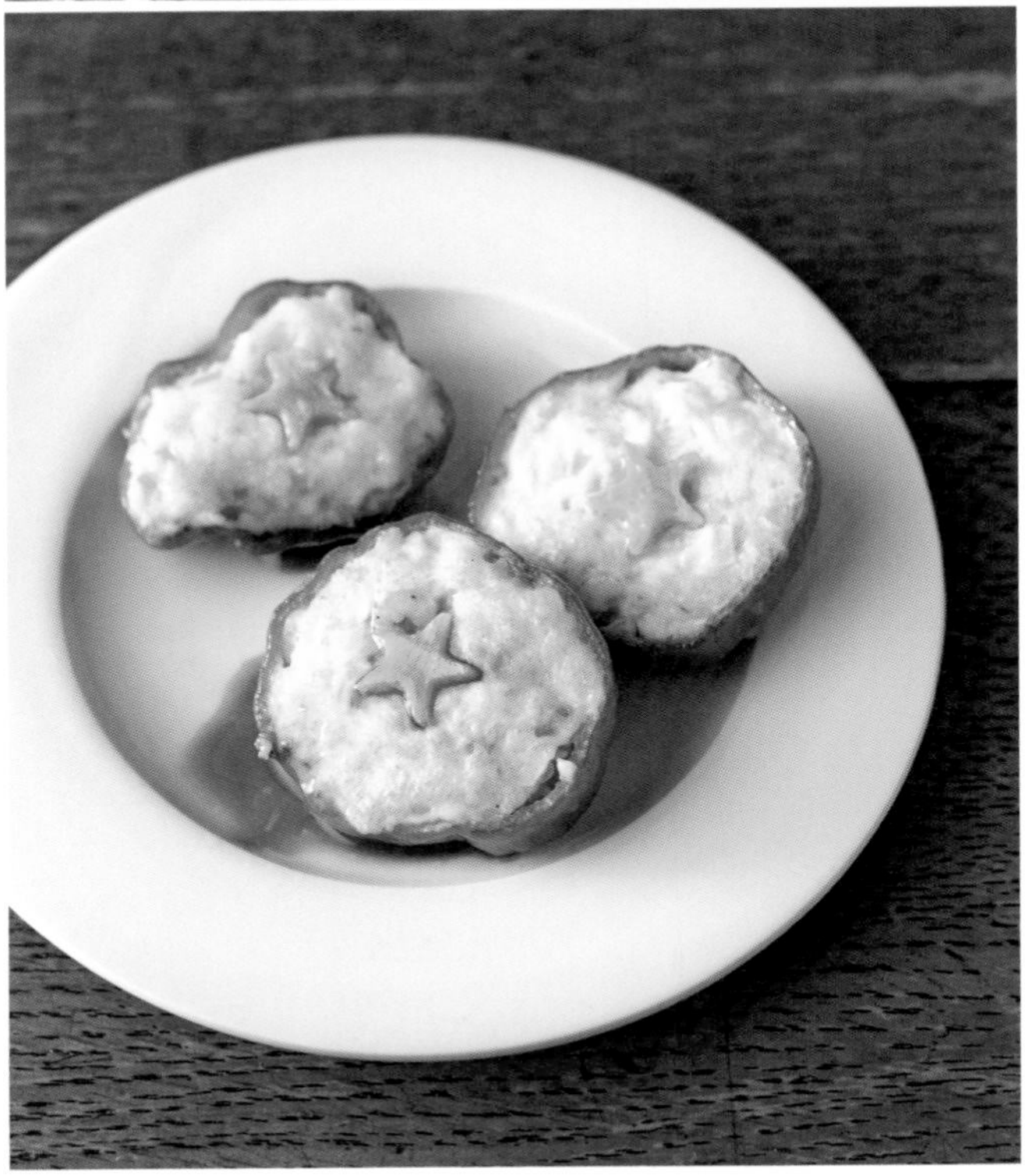

輪切りに詰めると
かわいい見た目&食べやすい

ピーマンの肉詰め

材料（大人2人+幼児1人分）
ピーマン…4個
にんじん…薄切り3枚
ねぎ…10㎝
鶏ひき肉…150g
A［酒…大さじ1
　かたくり粉…大さじ½
　おろししょうが…少々
米油…大さじ½
B［みりん…大さじ3
　しょうゆ…大さじ1

作り方
1 ピーマンは2㎝厚さの輪切りにし、へたと種を除く（大人分は縦半分に切っても）。ねぎはみじん切りにする。にんじんは好みの型で抜き、残りをみじん切りにする。
2 ボウルにひき肉、ねぎ、みじん切りにしたにんじん、Aを合わせてねりまぜ、ピーマンに詰め、型抜きしたにんじんを子ども分にのせる。
3 フライパンに米油を中火で熱し、2を並べ、焼き色がついたらそのままふたをして3〜5分蒸し焼きにする。火が通ったら器に盛る。
4 3のフライパンにBを入れて熱し、少し煮詰めて3にかける。

ゆで野菜や生野菜、何にでも合う
ディップで栄養価UP

野菜ディップ3種

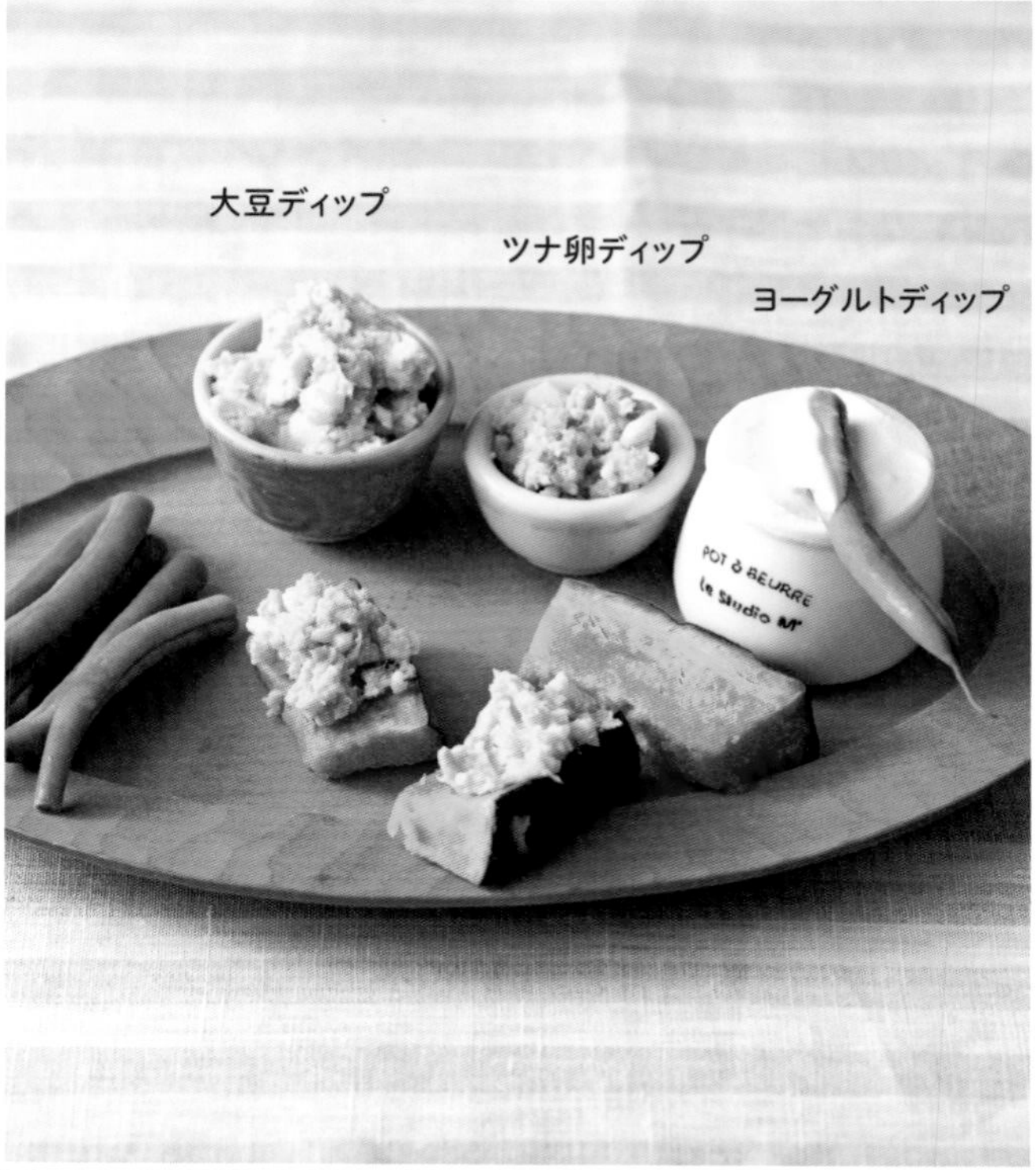
大豆ディップ
ツナ卵ディップ
ヨーグルトディップ

●ヨーグルトディップ

材料（作りやすい分量）と作り方

ヨーグルト（無糖）…100g
オリーブ油…大さじ1
塩…少々

ヨーグルトはキッチンペーパーを敷いたざるに入れてボウルを重ね、2〜3時間水きりする（または、水きり不要の「ギリシャヨーグルト」を使用しても）。オリーブ油、塩を加えてまぜる。

●ツナ卵ディップ

材料（作りやすい分量）と作り方

ゆで卵…1個
ツナ缶…1缶

ツナは缶汁をきってポリ袋に入れ、こまかくほぐす。ゆで卵を加え、つぶしながらまぜる。

●大豆ディップ

材料（作りやすい分量）と作り方

蒸し大豆…50g
オリーブ油…大さじ1
塩…少々

大豆はポリ袋に入れてペースト状につぶし、オリーブ油、塩を加えてまぜる。

鶏のスープがしみ込んで
野菜のクセがやわらぐ

八宝菜風うまみいため

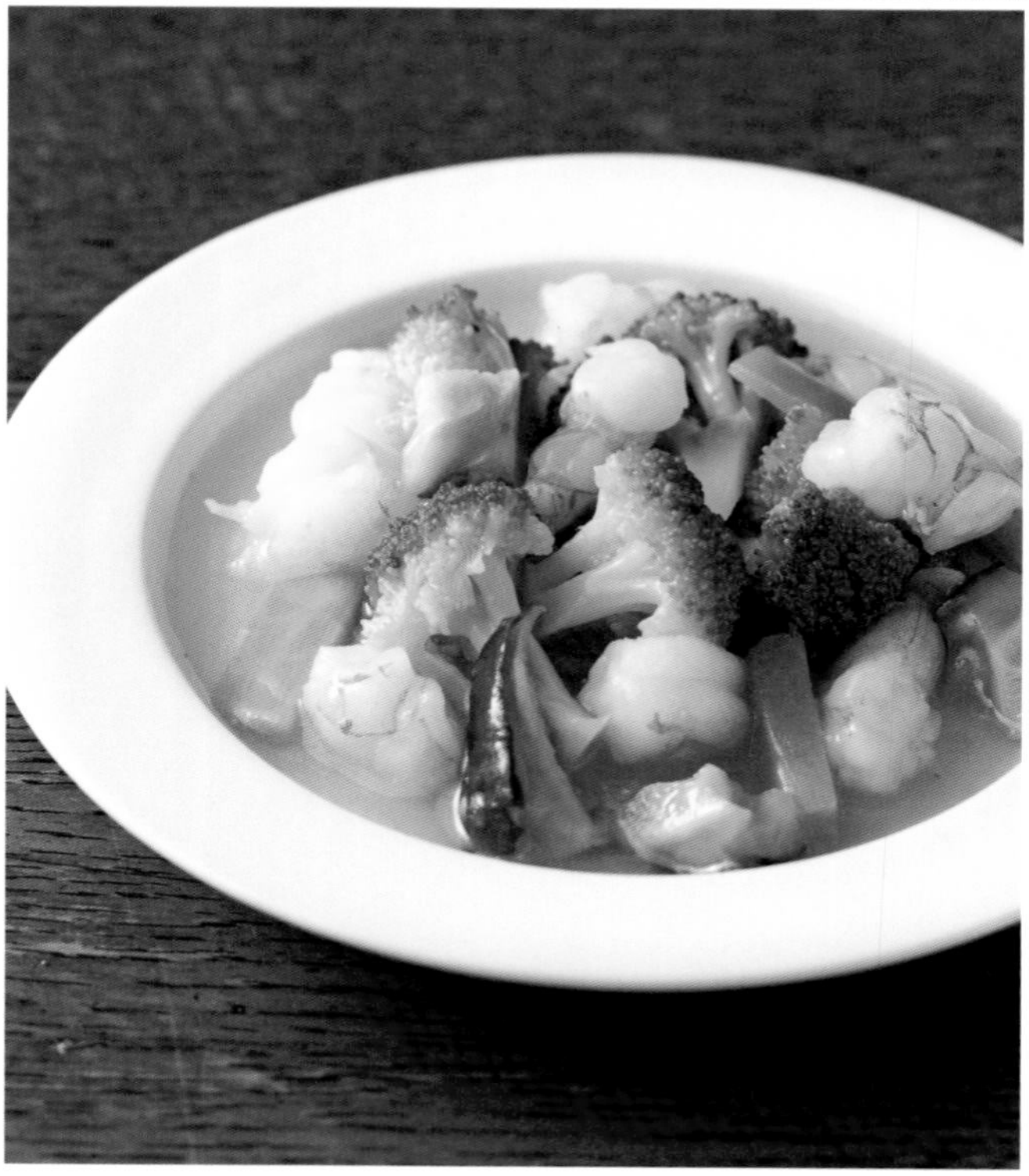

材料（大人2人+幼児1人分）

ブロッコリー…1/2個
にんじん…3cm
むきえび…180g
干ししいたけ（スライス）…5g
A ┌ 水…1カップ
　 │ 鶏ガラスープのもと…小さじ1
　 │ 塩…2つまみ
　 │ おろししょうが…少々
　 └ かたくり粉…大さじ1
ごま油…大さじ½

作り方

1 ボウルにAを合わせ、干ししいたけをちぎって入れる。
2 ブロッコリーは小房に分け、大きければ半分に切る。にんじんは短冊切りにする。えびは1〜2cm幅に切る。
3 フライパンにごま油を中火で熱し、にんじん、ブロッコリー、えびの順にいためる。Aを干ししいたけごと加え、ときどきまぜながら、とろみが出て野菜がやわらかくなるまで煮る。

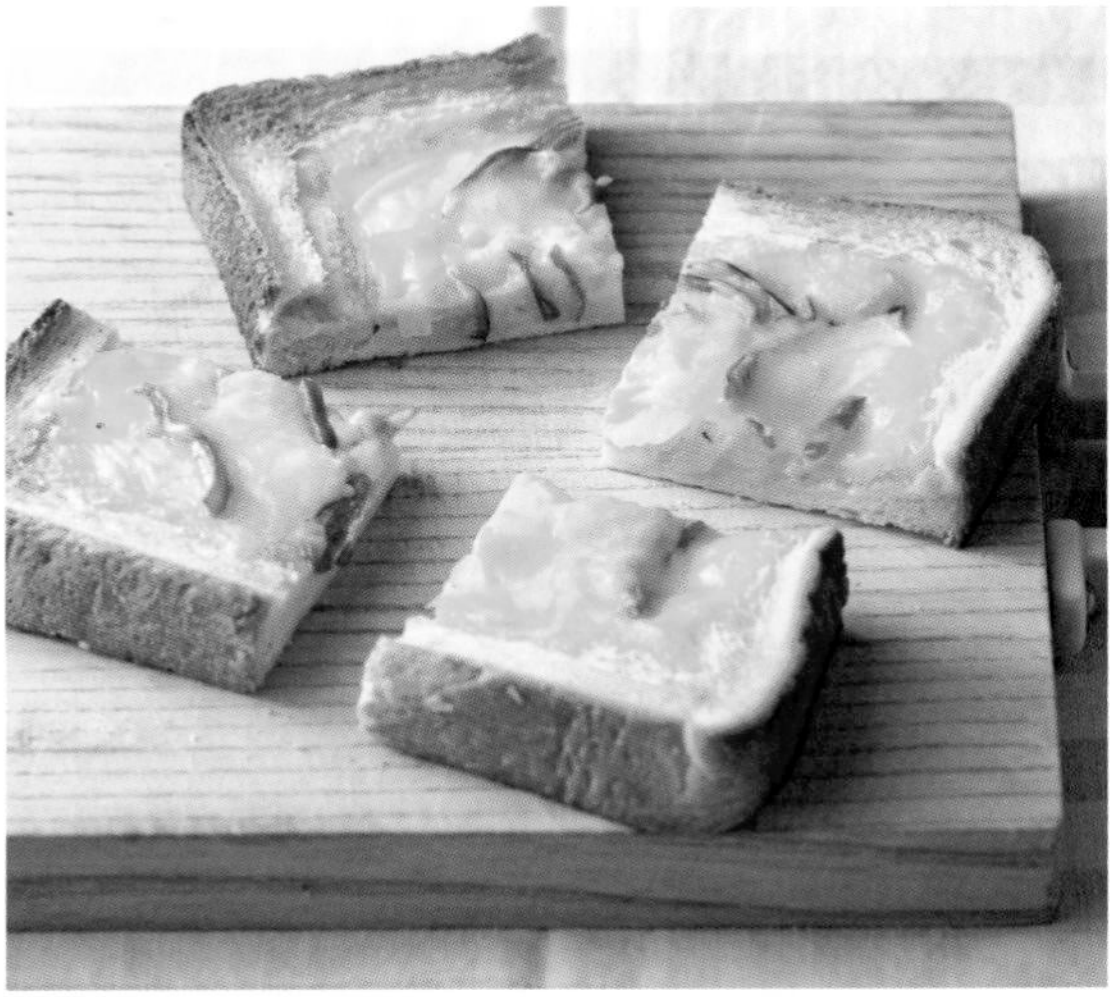

朝食のパンに卵と野菜の栄養を

食パンキッシュ

材料（大人2人+幼児1人分）

ピーマン…1個
玉ねぎ…¼個
卵…2個
ピザ用チーズ…40g
食パン（6枚切り）…3枚

作り方

1 ピーマンは細切り、玉ねぎは薄切りにする。
2 食パンは縁1cmを残してスプーンで押して内側をくぼませ、**1**とチーズを散らす。
3 卵を割りほぐし、**2**のくぼみに流し入れ、オーブントースター（1000W）で卵が固まるまで5〜6分焼く。途中、焦げそうになったらアルミホイルをかぶせる。

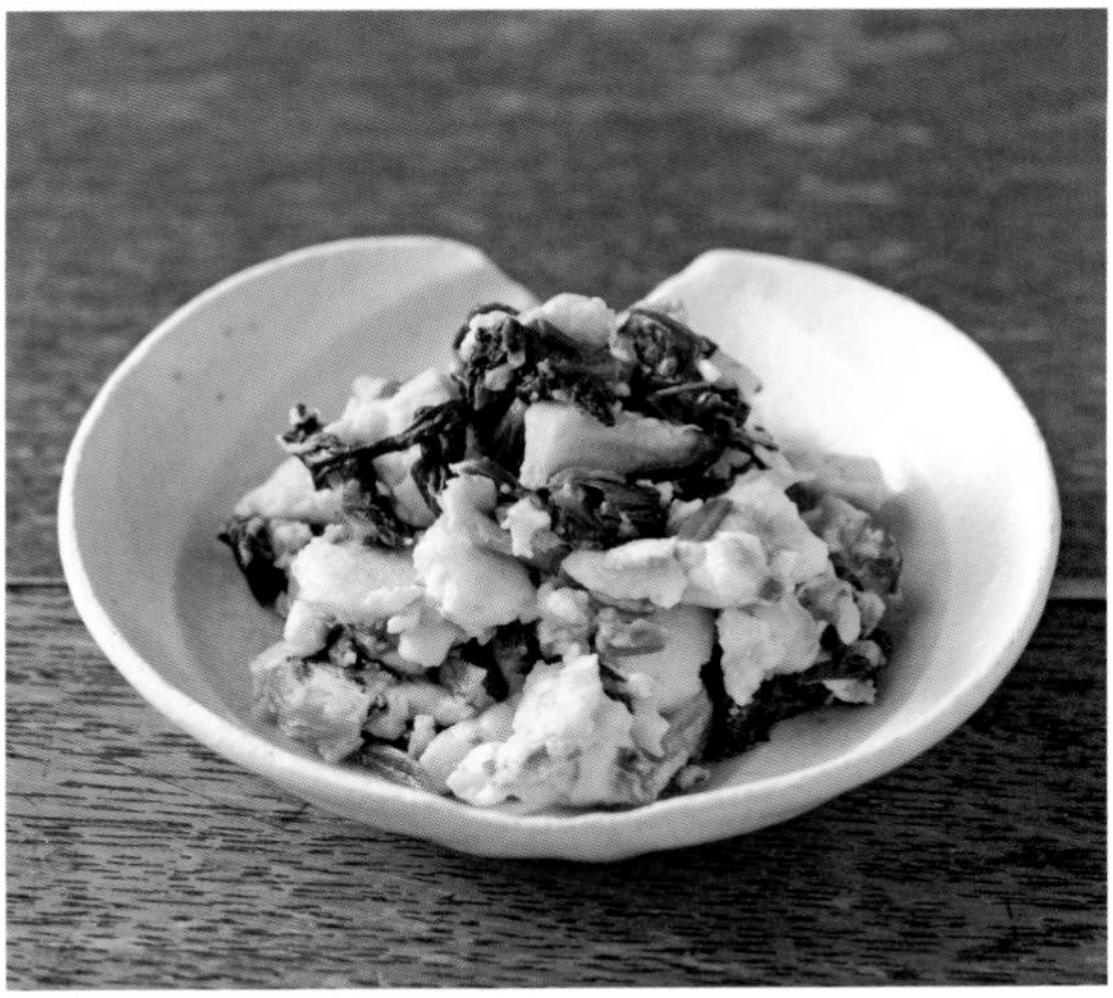

うまみの中に青菜もまぜて

いり豆腐

材料（大人2人+幼児1人分）

ほうれんそう…2〜3株
木綿豆腐…250g
卵…1個
干ししいたけ（スライス）…3g
A［水…大さじ3
しょうゆ、みりん…各少々
かつお節…2g］
ごま油…大さじ1

作り方

1 ほうれんそうは塩ゆでし、水にさらしてかたくしぼり、1〜2cm長さに切る。卵は割りほぐす。
2 フライパンにごま油を中火で熱し、豆腐をくずし入れ、干ししいたけをちぎって加え、水分が出てこなくなるまでいためる。
3 ほうれんそう、**A**を加えて大きくまぜ、とき卵を回し入れ、いため合わせる。

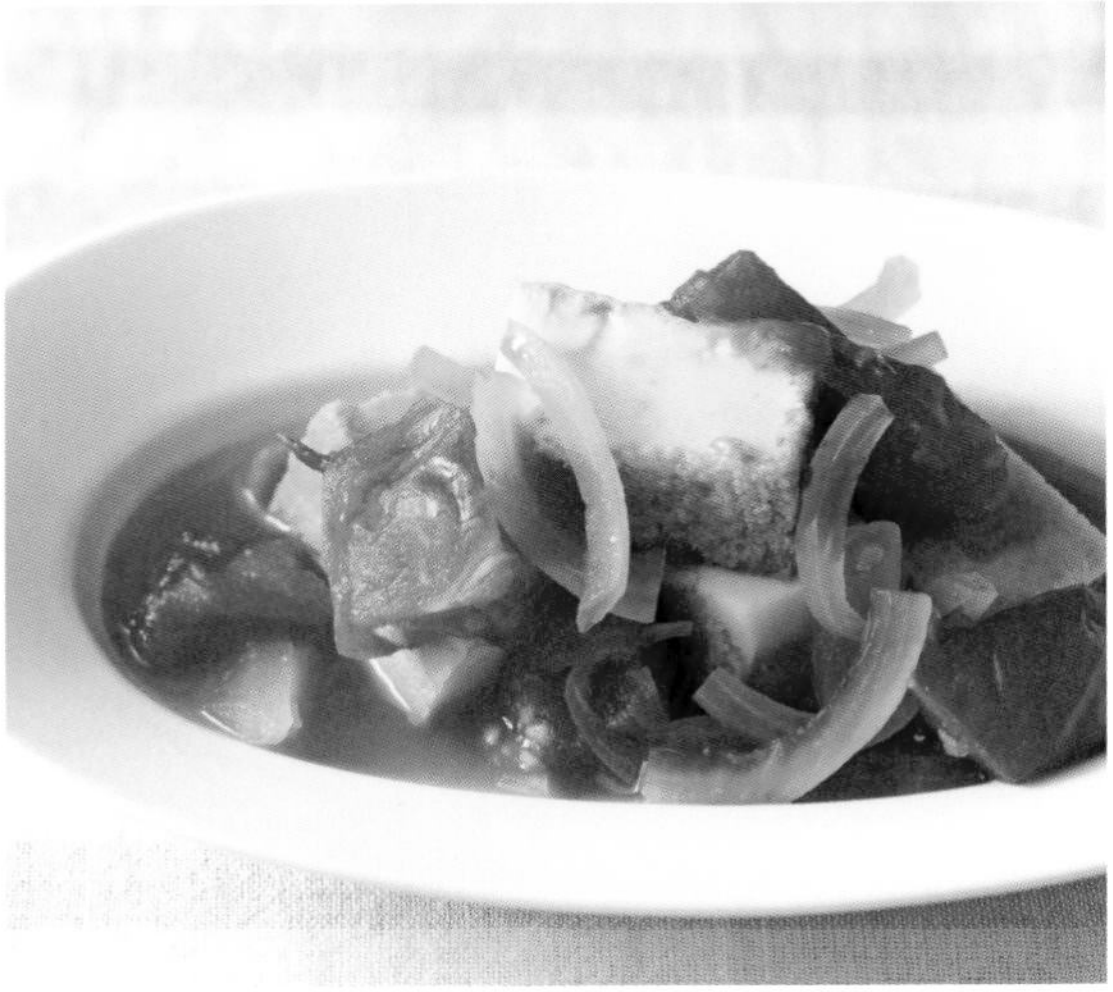

めんつゆ味のトマトがごはんに合う

厚揚げのトマト煮

材料（大人2人+幼児1人分）

トマト…1個
玉ねぎ…½個
厚揚げ…1〜2枚（150g）
めんつゆ（3倍濃縮）…大さじ1.5

作り方

1 玉ねぎは縦半分に切ってから薄切り、トマトはざく切りにする。
2 厚揚げは熱湯をかけて油抜きし、水けをふいて一口大に切る。
3 鍋にめんつゆ、トマト、玉ねぎ、水1カップを合わせて煮立て、**2**を加えて1〜2分煮る。

根菜を食べないを解決！

根菜は薄切りや角切りにして、
楽しく“かみかみ”できるメニューに。
歯ごたえとうまみは子どもも好きなので
敬遠せずに食卓に登場させて！

根菜を食べやすく調理する

point 油で香ばしく揚げる

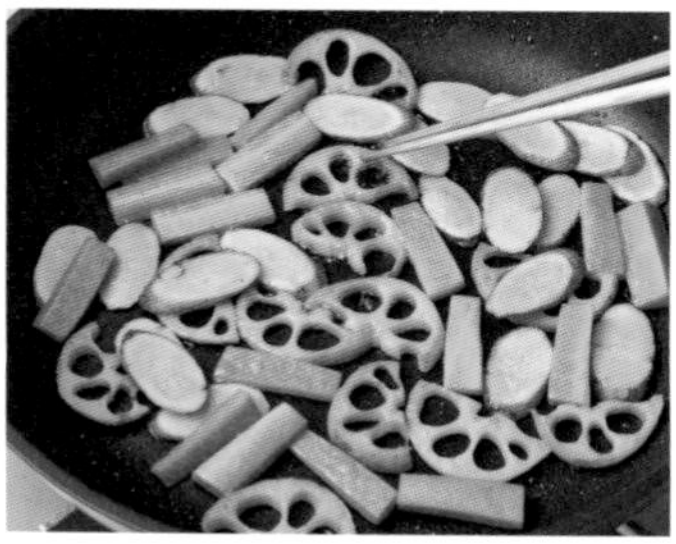

油で焼いたり、揚げたりするのもおすすめ。カリッとした食感で食べやすくなり、コクも増すので子どもが喜ぶ味になります。

point ごぼうは斜め薄切りにする

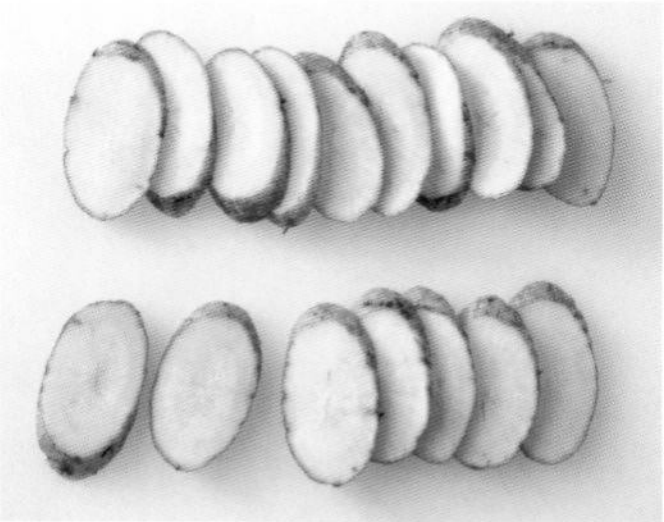

ごぼうはじっくり煮てもかたいので、斜め薄切りや、ささがきに。食べるのに慣れてきたら、厚みのある切り方にもトライしましょう。

point 型抜きする

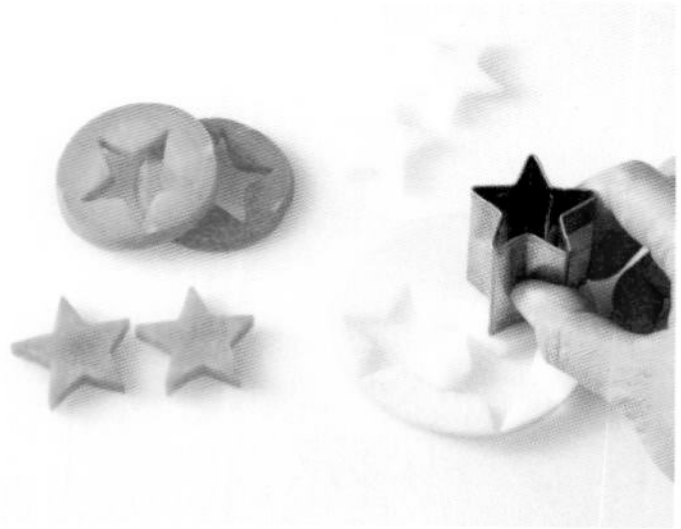

型抜きするだけで、子どもはテンションアップ！　余裕のあるときに、大根やにんじんを型抜きしてゆでておき、飾りに使っても。

point 水から煮てやわらかくする

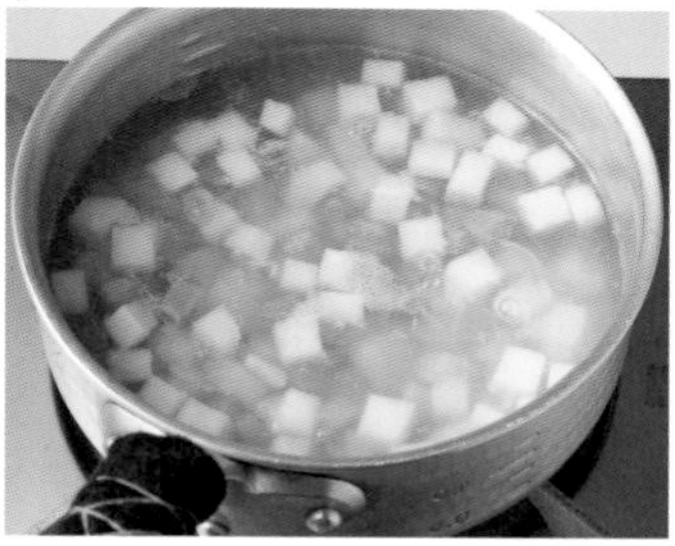

根菜は水からじっくり煮ると、芯にかたさが残りません。煮物や汁物は食べやすく切ってから、長めにやわらかく煮ましょう。

栄養ママG《グループ》リアルトーク

根菜を使った料理は、自然とかむ力がつきますね〜。便秘予防のためにも、親子でしっかり食べたい！

筑前煮のように複数の食材を使う、大きく切るなどでかむ回数がふえます。口の動かし方や状態を見て、ステップアップしてみて。

にんじん、大根、さつまいもは、型抜きするとかわいくて、おべんとうのすき間埋めにもぴったりです♪

うちでは、根菜の揚げ焼きやきんぴらごぼうを常備菜として作ります（写真）。

根菜の揚げ焼きに甘辛だれをからめるのは、うちでも大人気！「ほうとう風うどん」も喜びますね。

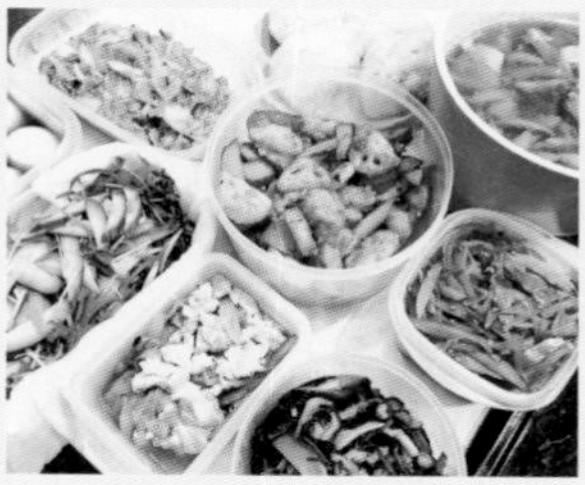

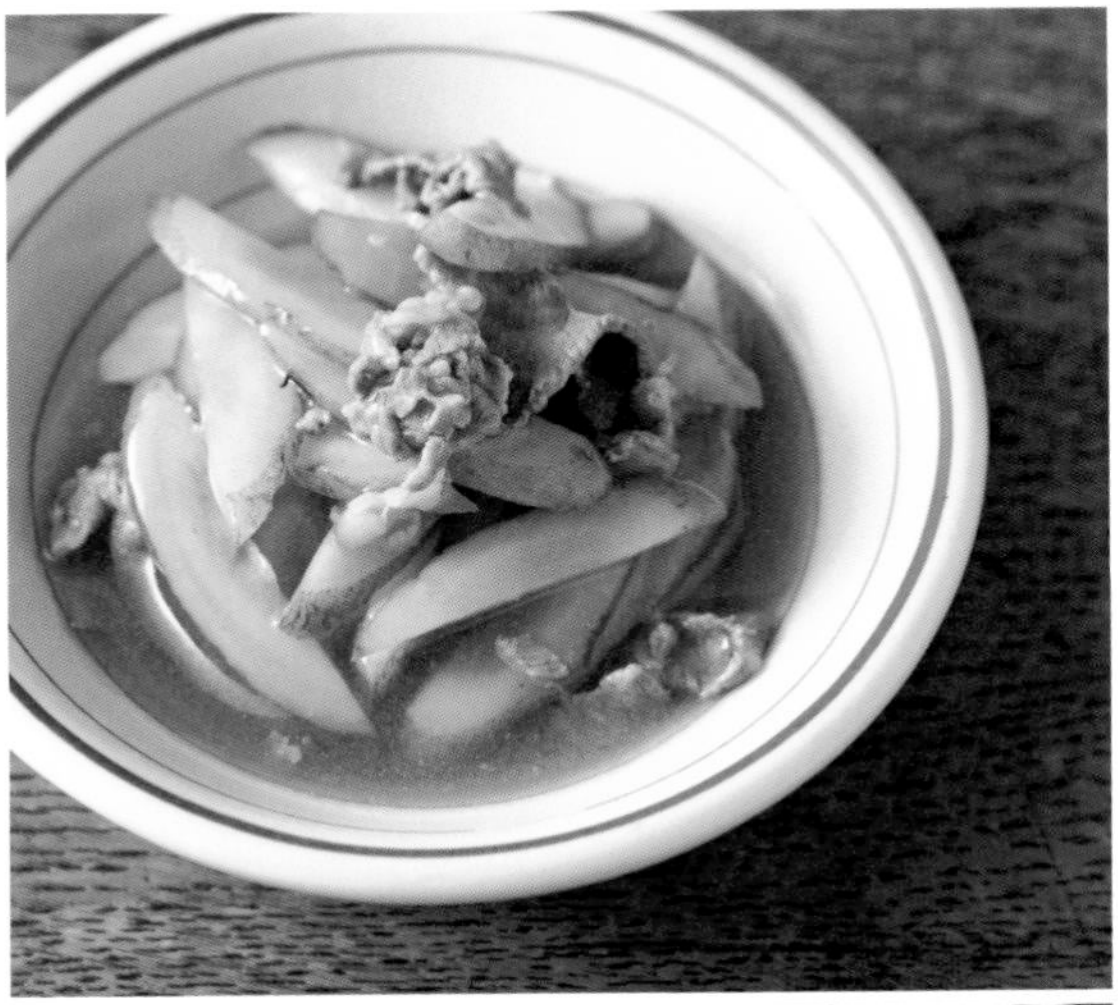

砂糖で先に煮ると甘くやわらかくなる

ごぼうと牛肉のしぐれ煮

材料（大人2人+幼児1人分）

ごぼう（細めのもの）…1/3本
牛こまぎれ肉…30g
酒…大さじ1
しょうゆ、砂糖…各大さじ½
かたくり粉…適量

作り方

1 ごぼうは縦半分に切ってから斜め薄切りにし、さっと水にさらして水けをきる。牛肉は1cm幅に切る。
2 フライパンに水1カップ、砂糖、酒を合わせ、ごぼうを入れて中火にかけ、煮立ったらふたをして5分ほど煮る。
3 ごぼうがやわらかくなったら、牛肉、しょうゆを加え、肉をほぐして火を通す。同量の水でといたかたくり粉を加えてゆるくとろみをつける。

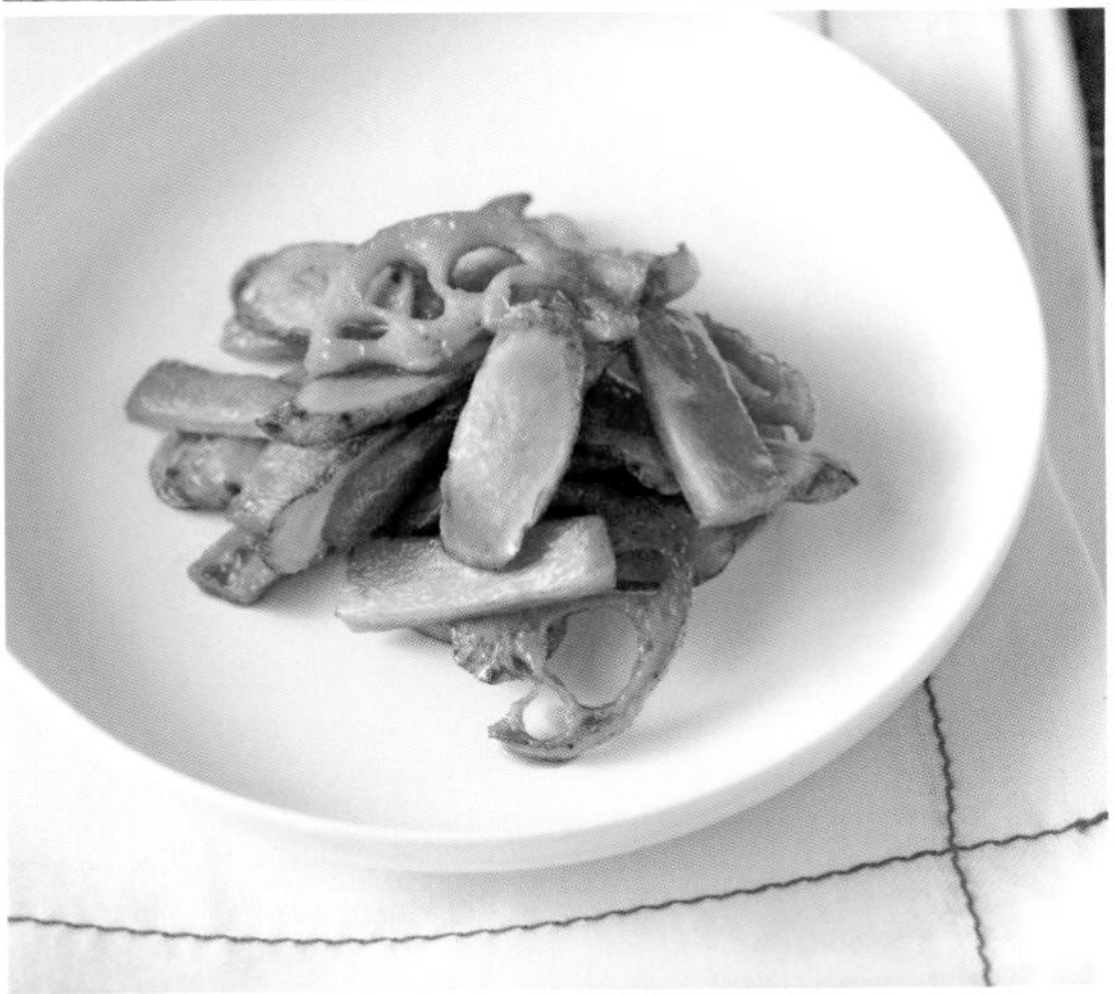

ごま油の香ばしさについ手が伸びる

根菜の揚げ焼き

材料（大人2人+幼児1人分）

ごぼう…10cm
れんこん…小1/2節
にんじん…4cm
ごま油…大さじ½
A［みりん…大さじ1
　しょうゆ…小さじ1

作り方

1 ごぼうは3mm厚さの斜め切り、れんこんは3mm厚さの半月切り、にんじんは短冊切りにする。
2 フライパンにごま油を中火で熱し、**1**を重ならないように並べ、ときどき上下を返しながら揚げ焼きにする。
3 余分な油をキッチンペーパーでふき、**A**を加えてからめる。

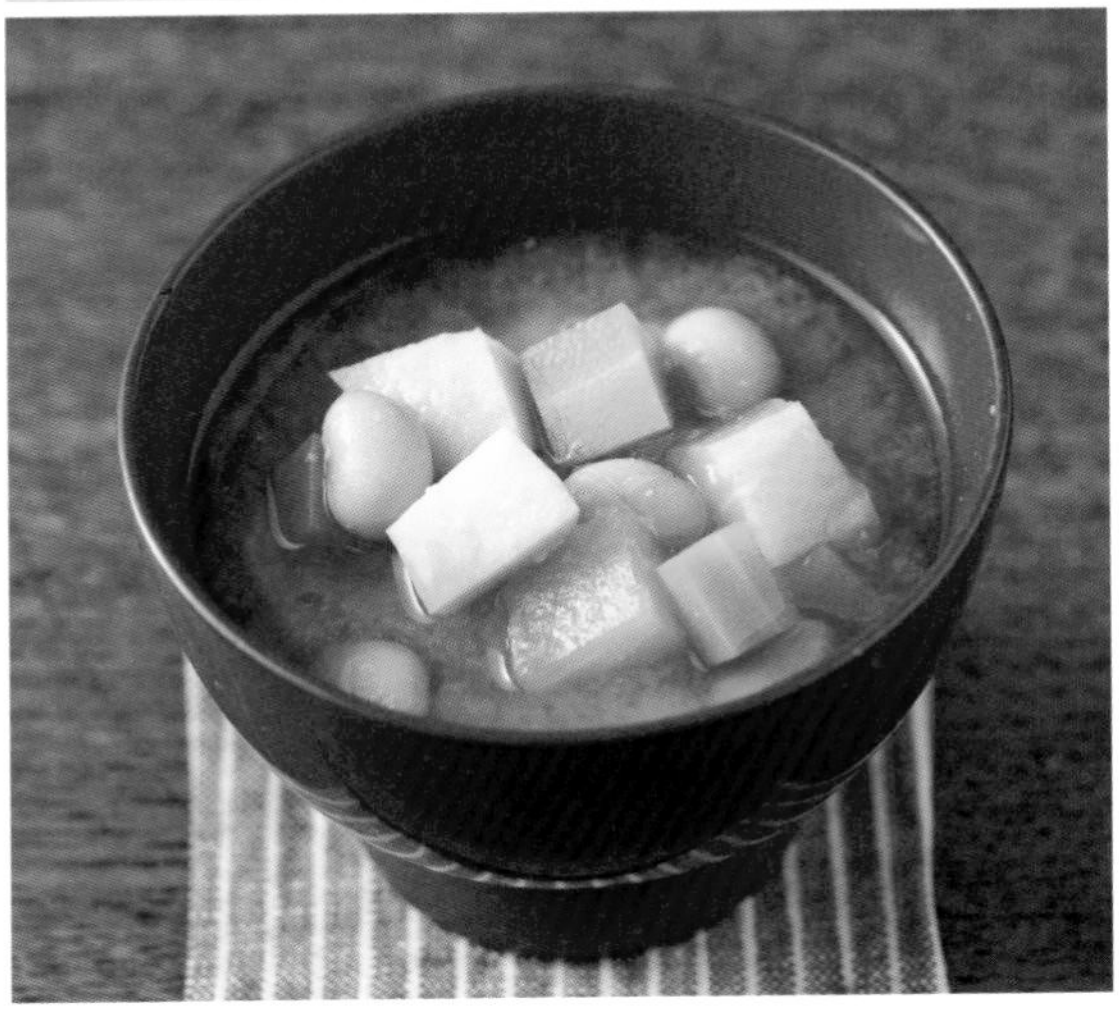

スプーンで口に入れやすい1cm角に

大豆入り根菜みそ汁

材料（大人2人+幼児1人分）

大根…3cm
にんじん…1/3本
里いも…3個
蒸し大豆…50g
だし…3カップ
みそ…大さじ2.5

作り方

1 大根、にんじん、里いもは1cm角に切る。
2 鍋にだし、**1**、大豆を入れて中火にかけ、煮立ったらふたをして少し火を弱め、野菜がやわらかくなるまで5分ほど煮る。
3 みそをとき入れる。

きのこ・海藻を食べないを解決！

どちらもかみ切りにくく、
独特の香りを好まない子も多い食材。
気にならずに食べてもらうには
まぜ込む作戦が効果的！

きのこ・海藻を食べやすく調理する

point 納豆とまぜて磯くささを消す

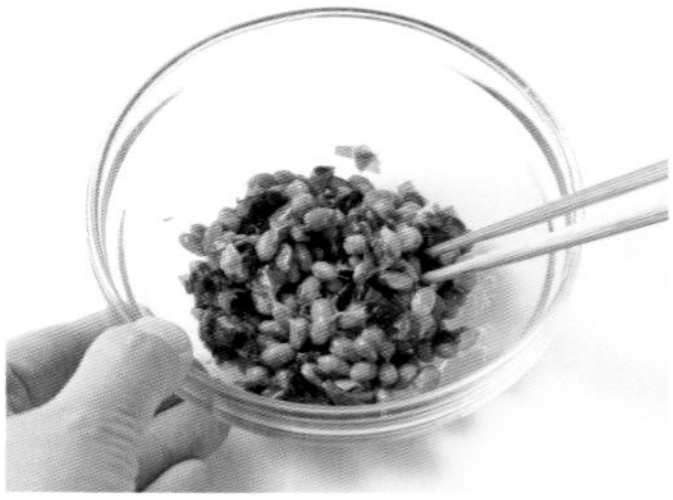

わかめやひじきの“磯くささ”が苦手という子は、納豆やギョーザのたねなど、個性の強いものにまぜると食べられることがあります。

point きのこは肉だねにまぜ込む

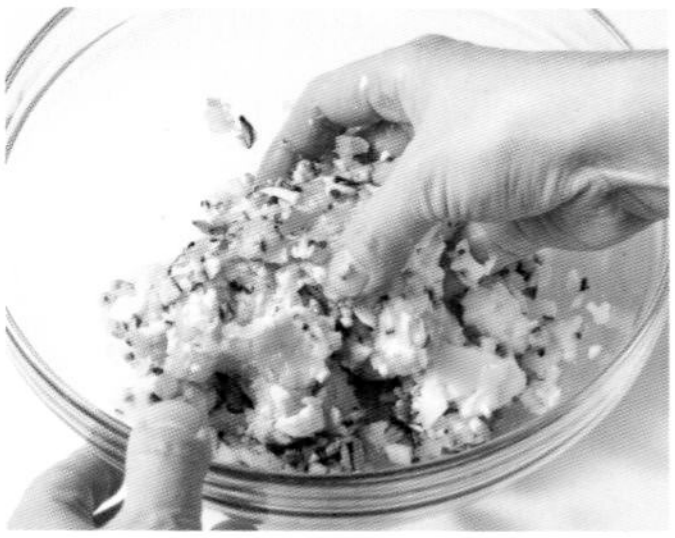

刻んで肉だねにまぜると、きのこ入りとは気づかない可能性大！ハンバーグや、82ページの「和風肉ボール」もおすすめです。

point 油でいためてコクを出す

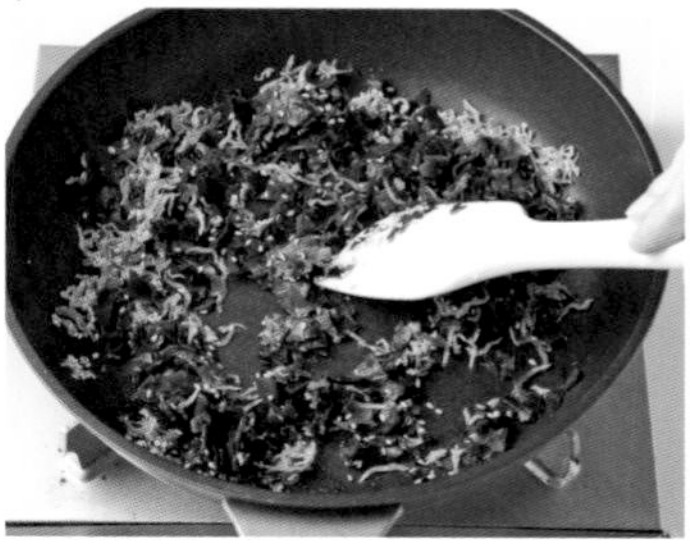

海藻は油でいためて、しっかり水分をとばすと、磯くささが消えて香ばしくなり、コクが出ます。これなら喜んで食べる子も！

point わかめは刻んで食べやすく

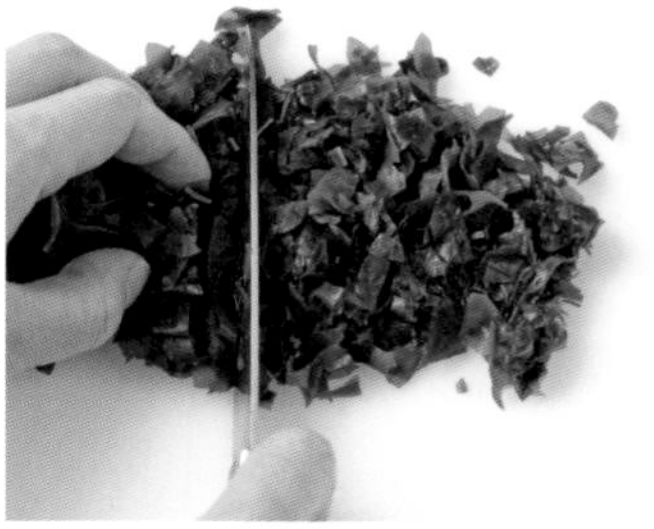

厚みのあるわかめは、小さい子にはかみ切れないことも。くたくたに煮ればOKでも、あえ物では刻むほうが食べやすいです。

栄養ママG《グループ》リアルトーク

余ったきのこは、天日干しして冷凍（写真右）。うまみ&ビタミンDアップ！

さすが〜。「エリンギの肉巻き」「きのことトマトのチーズ焼き」など、あえて食感を楽しむのもアリですね。

私はしいたけが好きなので、「しいたけのグリル焼き」。グリルパンで焼くから、洗い物もラクちん！

きのこ・海藻は、汁物には必ずどちらか入れています。朝ごはんは、ごはん・汁物・おかずの献立（写真左）。ごはんに青のりを振ると、海藻をとり入れられますよ。

うちでは、ごはんやいもに「わかめふりかけ」をのせるとよく食べました。香ばしくなるからですね。

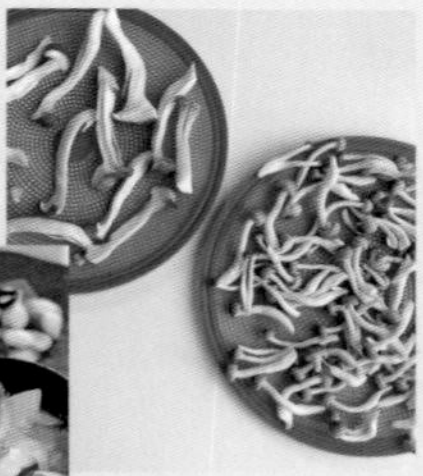

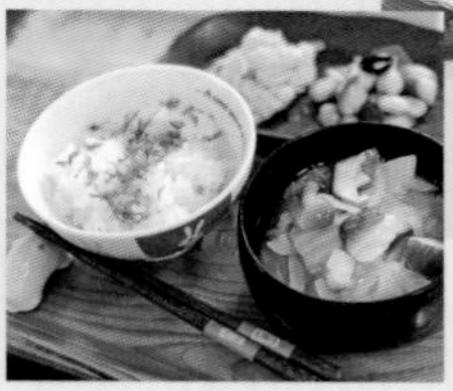

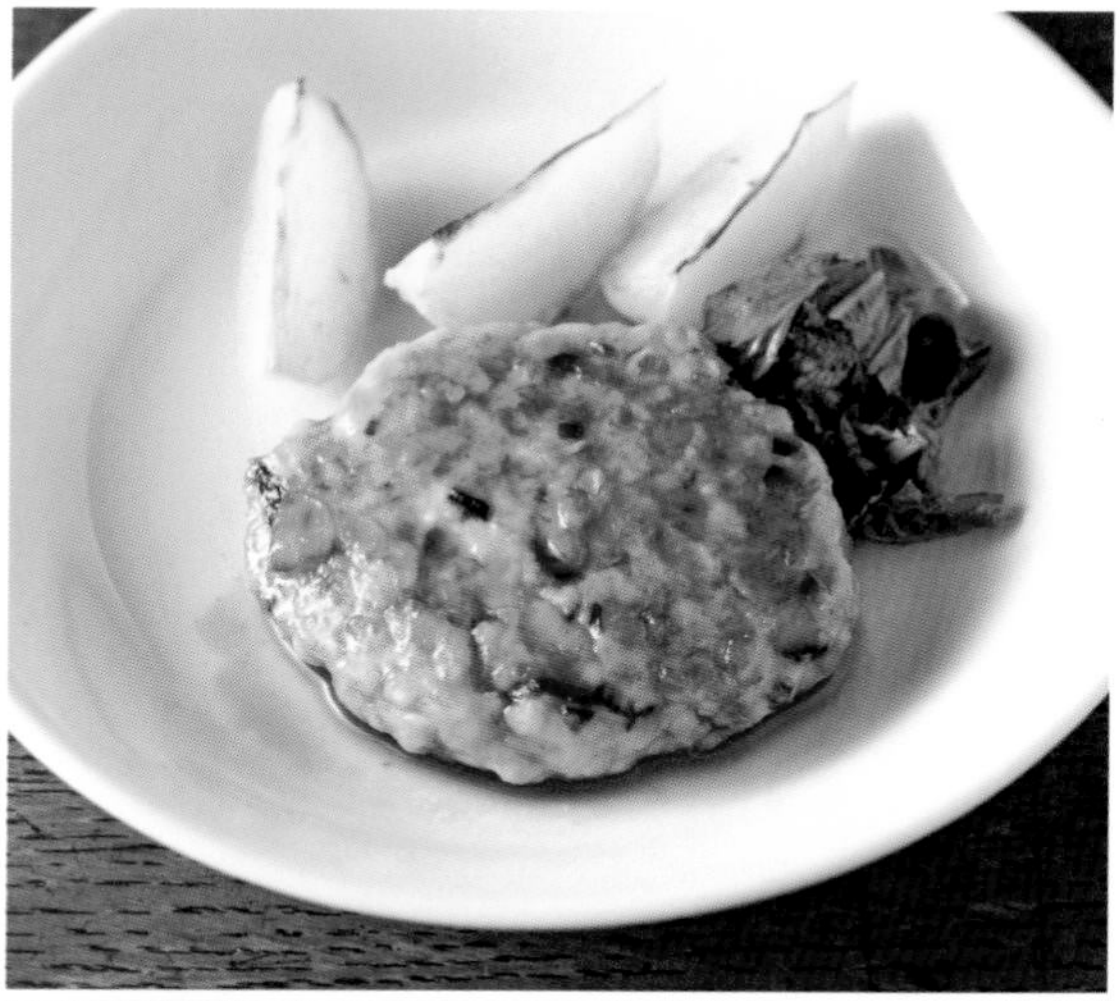

きのこはチン!すると肉によくなじむ

きのこハンバーグ

材料（大人2人+幼児1人分）
しいたけ…2個
玉ねぎ…¼個
鶏ひき肉…80g
絹ごし豆腐…80g
A ┌ 酒、かたくり粉
　│ 　…各大さじ½
　│ おろししょうが…少々
　└ 塩…2つまみ
かぶ…2個
かぶの葉…適量
ごま油…大さじ½
B ┌ みりん…大さじ1.5
　└ しょうゆ…大さじ½

作り方
1 しいたけと玉ねぎはみじん切りにして耐熱ボウルに入れ、ふんわりとラップをかけて電子レンジ（600W）で1分加熱する。
2 かぶはくし形に切り、葉は2cm長さに切る。
3 **1**にひき肉、豆腐、**A**を合わせて粘りが出るまでねりまぜ、5等分して楕円形にまとめる。
4 フライパンにごま油を中火で熱し、**2**、**3**を並べ、肉だねの中央をくぼませる。焼き色がついたら返し、ふたをして3分焼き、**B**を加えて煮からめる。

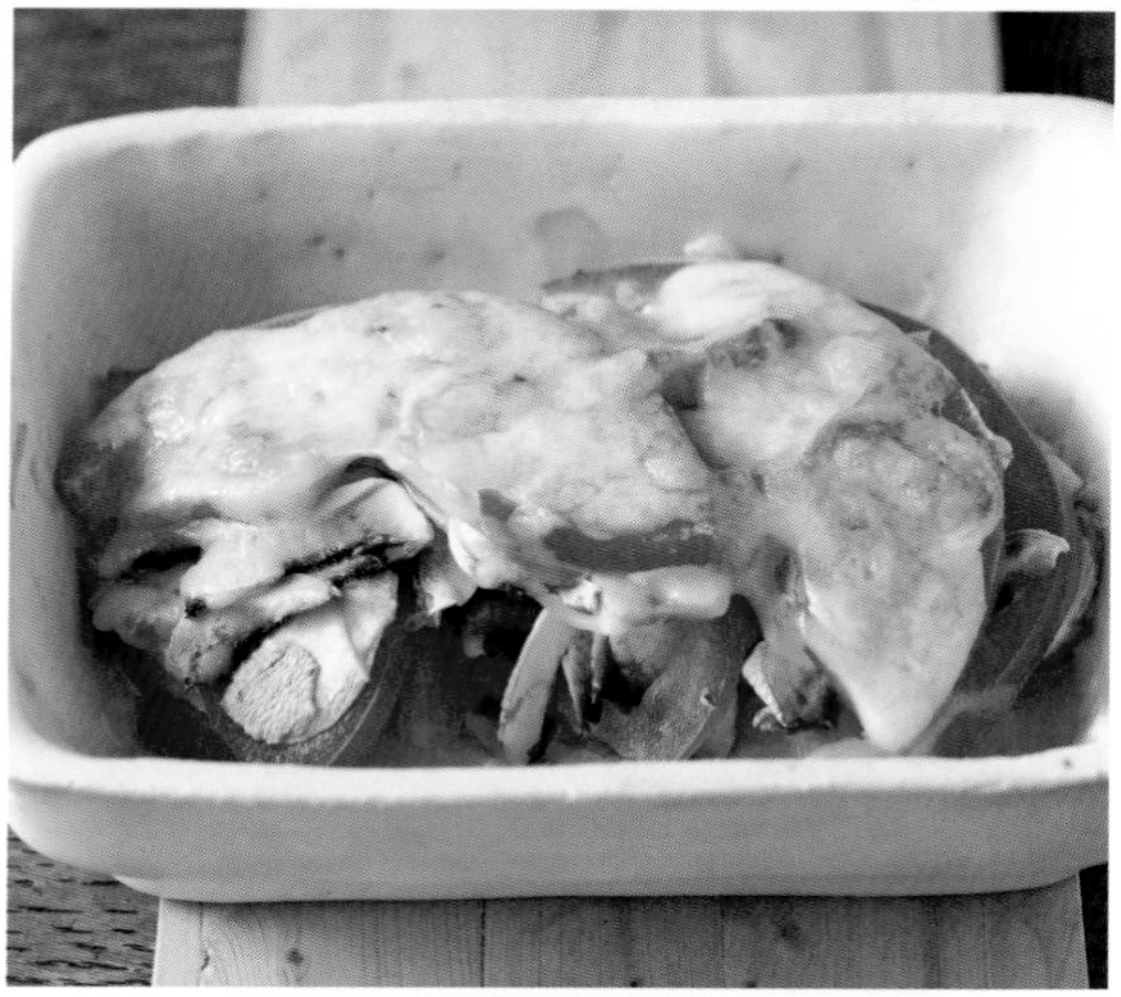

薄切りにしてトマトとチーズではさむ

マッシュルームとトマトの重ね焼き

材料（大人2人+幼児1人分）
マッシュルーム…3〜4個
トマト…1個
ピザ用チーズ…20〜30g
塩…少々

作り方
1 マッシュルームは薄切りにする。トマトは5mm厚さの半月切りにする。
2 耐熱皿にトマト、マッシュルーム、塩、チーズを交互に重ねる。
3 オーブントースター（1000W）で10〜15分、マッシュルームに火が通るまで焼く。

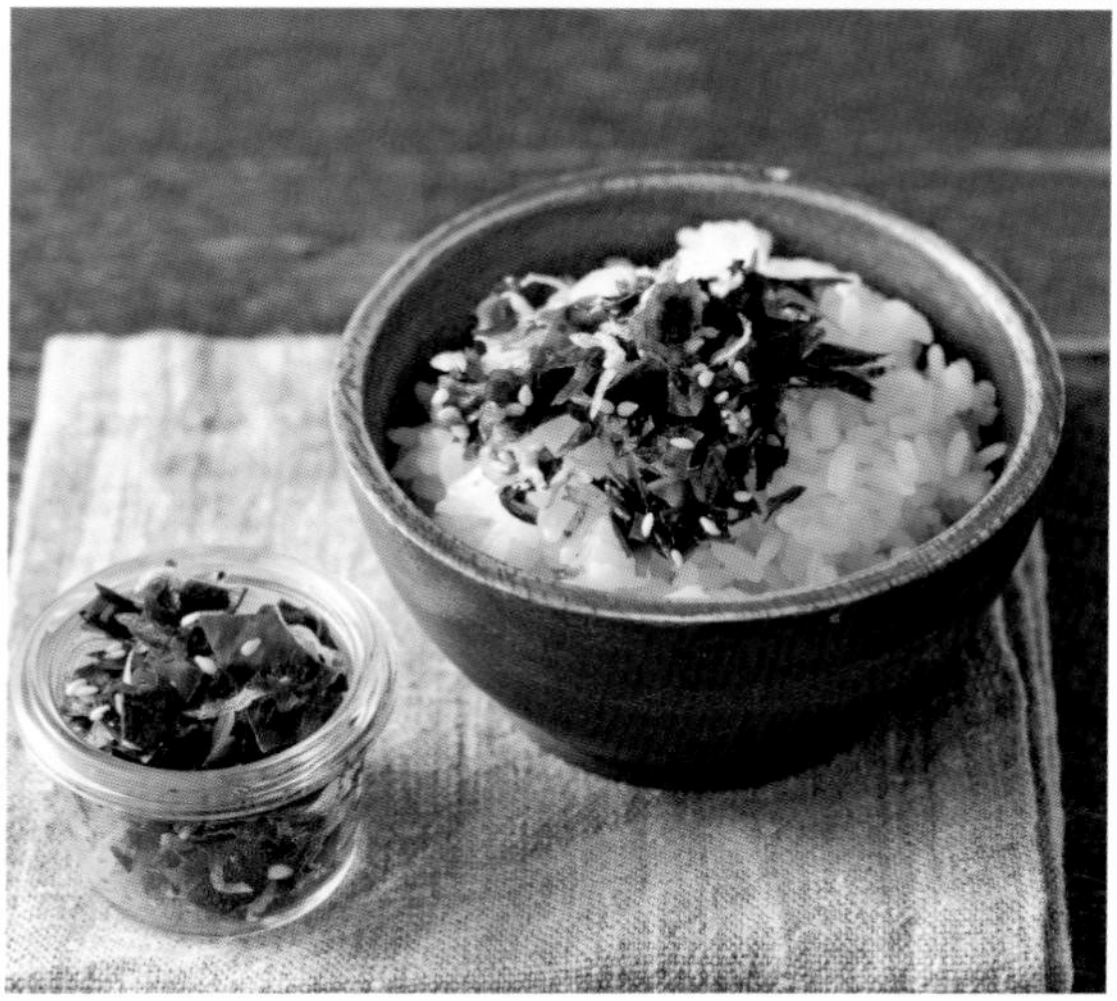

海藻が苦手でも、これは人気!

わかめのしっとりふりかけ

材料（大人2人+幼児1人分）
カットわかめ（乾燥）…5g
ちりめんじゃこ…10g
いり白ごま…大さじ1
ごま油…大さじ½

作り方
1 わかめは水でもどし、あらみじんに切る。
2 フライパンにごま油、ちりめんじゃこ、ごまを入れて中火でいため、**1**を加えて軽くいため、バットに広げて冷ます。

どうしたら料理好きな子に育つの？

子どものお手伝い“うちの場合”

お手伝いをさせると、料理好きになって、将来は頼もしい助っ人になるかも!?
そうは思っても、実際はかえって時間がかかるし、めんどうだし……。
栄養ママグループの４人はどうしているのか、聞いてみました！

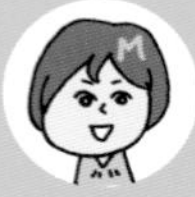

おやつ作りから始めて楽しい！うれしい！経験を

娘は手伝わずにいられないので、私が料理をしていると踏み台を持ってきて「やる！」と言います（笑）。料理は未経験というお子さんであれば、おやつ作りから始めてみてはいかが？　まずは作る過程を楽しみ、自分も家族もおいしい！うれしい！という経験が大事ですよね。娘は型抜きクッキーが大好き。型抜きアシスタントのパパといっしょに楽しんでいます♪

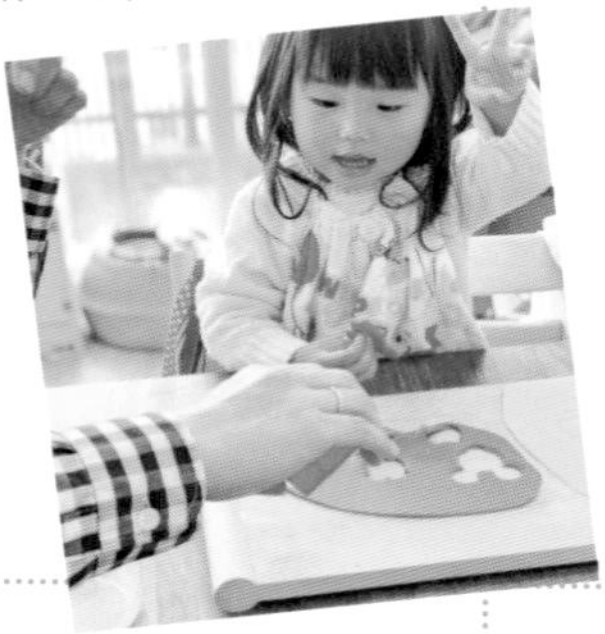

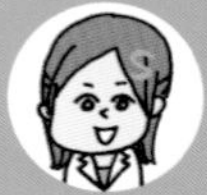

自分の背中を見せながらいっしょに作る

「この野菜を切っているよ、味見する？」と生で食べさせたり、余裕があるときはきゅうりをカットさせたり……。お手伝いというより、今は私の背中を見せながら、「いっしょに作る」経験をさせています。食事は勝手に出てくるわけではなく、「準備して、作って、食べ物やその命に感謝していただきます」ということが、自然にできるといいなと思っています。

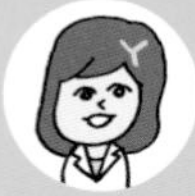

料理を作ることが親子の心のふれあい

小さいころから、食事のときに「何か1つでもお手伝いをする」というルールがあります。いっしょに作るのでもいいし、箸を並べる、ごはんをよそうでもいい。今、反抗期の息子とは、料理作りが仲直りタイム！　最近は、いっしょにおべんとうを詰めています。息子が厚焼き卵を自分で作って、私が「おいしいね」とほめたり……。心のふれあいができるんです。

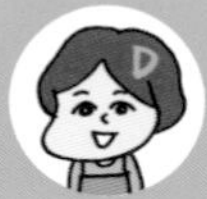

遊び感覚から自然と興味を持つように

1才ごろにはおもちゃの包丁を渡し、私が料理している横でいつも遊んでいました。本物の包丁を使い始めたのは、2〜3才だったと思います。料理を教えたというよりは、自然と覚えた感じですね。中学生の今は、ギョーザとラーメンが大好物で（笑）、自ら作ってくれます。3才のときから、年末にうどんを打つのは息子の担当です。

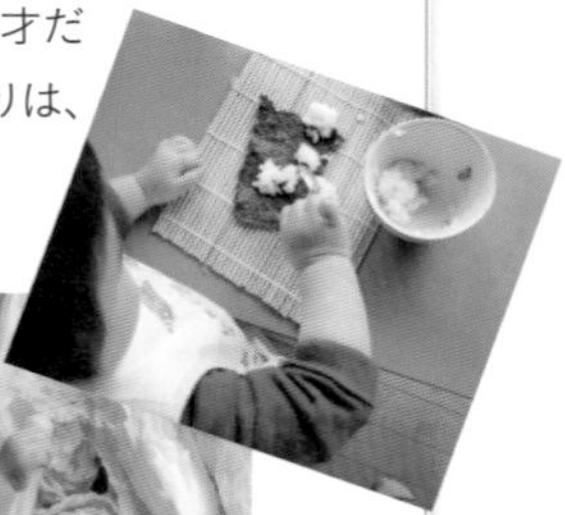

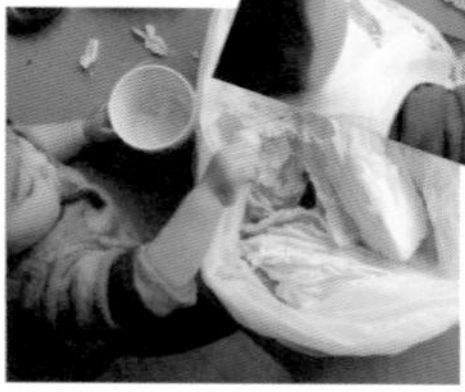

PART

5

子どもに安心！

手作りおやつ

子どもの「おなかすいた」には対策が必要です！

動き回った公園遊びのあとに、遊び疲れた保育園の帰りに、

口の中へポンと入れて。

米粉、きび砂糖、野菜などを使った、

栄養がとれる＆体にやさしいおやつレシピを紹介します。

補給したい

栄養ママG《グループ》リアルトーク

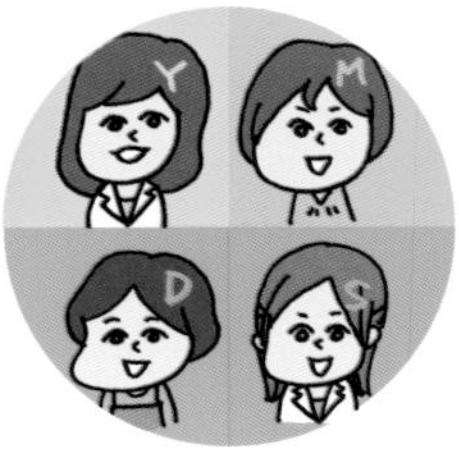

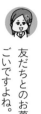

むし歯さんができちゃうよ！親は根負けせずに説得しよう

友だちと遊ぶようになるとお菓子を覚えて、ラムネちょうだい！ガムちょうだい！と、禁止していたお菓子をあれこれ欲しがるようになりますよね。

本人がおいしいお菓子の味を知るから、欲求もすごく強くなる。休日は与える頻度も、移動中、お出かけ先と、一日中ちょこちょこと与えてしまう印象がありますね。

そういう日もあっていいけれど、お菓子でおなかいっぱい→食事を食べられない→栄養不足になるという流れは、よく聞く悩み！

友だちとのお菓子交換もすごいですよね。↘

「ごはん会するよ」と呼んでも、みーんなお菓子を持ってきちゃう。お菓子が目の前にあれば、子どもは食べちゃいますよね。

ダメダメ！では反発するので、このお菓子がいちばんむし歯になりやすいから、食べたら歯医者さんに行くんだよ、と話したり。毎回、取引です（笑）。

「甘い物を食べると、むし歯さんができちゃうよ！」とは言います。食べたあとは、うがいか歯みがき。または、水かお茶を飲む。

口の中の雑菌は、うがいをするだけで6割は減るといわれているから、食べてすぐにうがいをするだけでも効果的です。

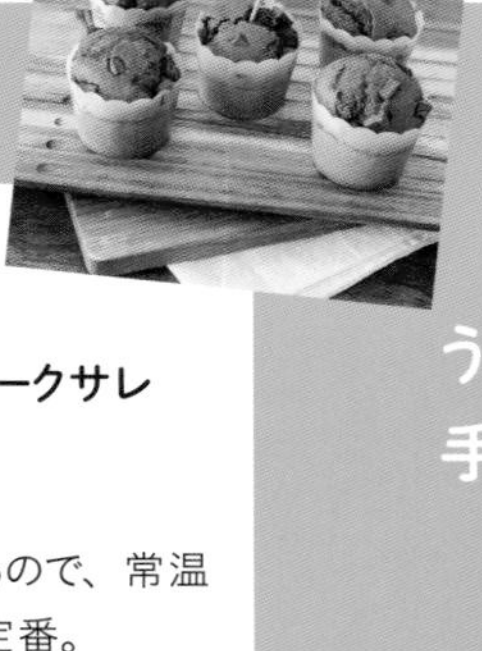

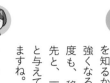

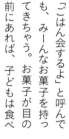

うちで定番の手作りおやつBEST3

1 型抜きクッキー

2 米粉マフィン、ケークサレ

3 パウンドケーキ

友だちや親戚に分けるので、常温で携帯可能なものが定番。

お菓子オンリーは困る！ 少しでも栄養

罪悪感のない〝携帯おやつ〟で 口の中にパクッと栄養を

活動量がふえて、夕方におなかがすくけれど、お菓子の食べすぎは絶対に避けたい。幼児は〝空腹対策〟が肝心ですよね。

お迎えや公園遊びの帰りにちょっとだけ、罪悪感なく食べられる携帯可能なおやつって必要ですよね。市販品だとスナック菓子になりやすいから。

口の中にパクッと入れられる栄養おやつ！ 手作りできるとうれしい。

今回は、栄養補助食品の子ども版「きなこ棒」、腹もちのいい「ポテトクラッカー」、米粉のクッキーやマフィンなどを考えましたよ。↘

ダンノさん考案のおやつは、どれも自然な甘さで栄養がとれるものばかり！ 手作りならでは、ですね。

米粉はふるわなくていいのが助かります。子どもが粉ふるいを手伝うと、キッチンがカオスになるので（笑）。

米粉にココアやドライフルーツなどをプラスすると栄養価アップになるし、子どもが喜びますね。

甘みは白砂糖より、きび砂糖、オリゴ糖、てんさい糖などがおすすめ。

身近な材料で手作りして、お母さんもいっしょに食べて、おやつタイムを楽しんでほしいですね！

1 **フルーツシロップ**
いちご、あんず、レモンなど。かき氷（夏）やヨーグルトと。
2 **干しいも**
3 **ごはん**（夕食の主食の一部）

1 **ブラマンジェ**
2 **スイートポテト**
3 **蒸しパン**（さつまいも・レーズン）
大学いも、焼きりんご、パン耳のきな粉揚げパンなども人気。

1 **焼きドーナツ**
2 **型抜きクッキー**
3 **白玉豆腐のフルーツポンチ**
娘からいっしょに作りたいとリクエストされるおやつです。

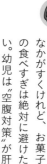

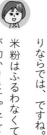

幼児のおやつのキホン

子どもにとっては、おやつ＝お菓子ではありません。
おやつは、食事でとりきれない栄養素を補う「第4の食事」。
食べる量は、体格や運動量によって調整しましょう。

1日1〜2回、なるべく決まった時間に

7：00 → 10：00 → 12：00 → 15：00 → 18：00

朝ごはん　おやつ　昼ごはん　おやつ　晩ごはん

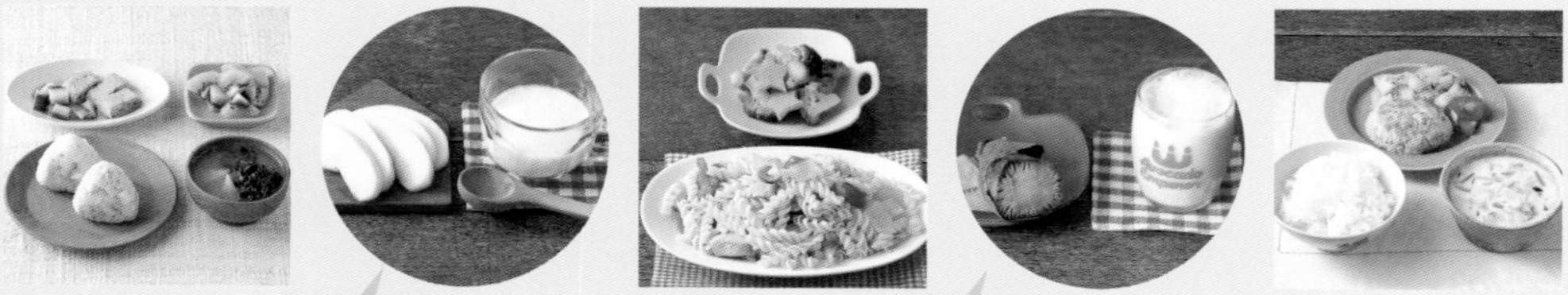

1〜2才は1〜2回
昼食までにおなかがすくなら、午前にも軽いおやつを

3才以降は1回
昼食の2〜3時間後、晩ごはんに響かないくらいの量を

3回の食事＋おやつの時間は固定し、その時間をずらさないように外遊びやお昼寝を設定できるとベスト！

朝昼晩で足りない栄養素を補う

「食事で出せなかった」「食べムラがある」などの理由で、不足しているものを与えて！　卵や豆腐、豆乳は手作りおやつの材料にも。

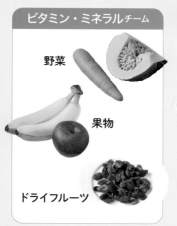

ビタミン・ミネラルチーム

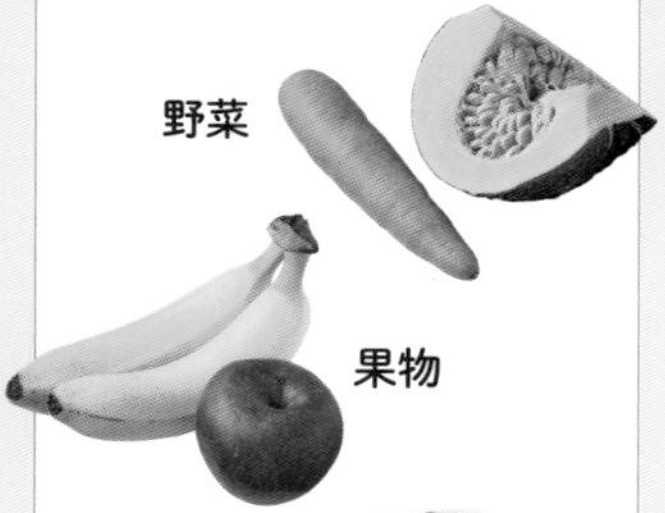

野菜
果物
ドライフルーツ

たんぱく質チーム

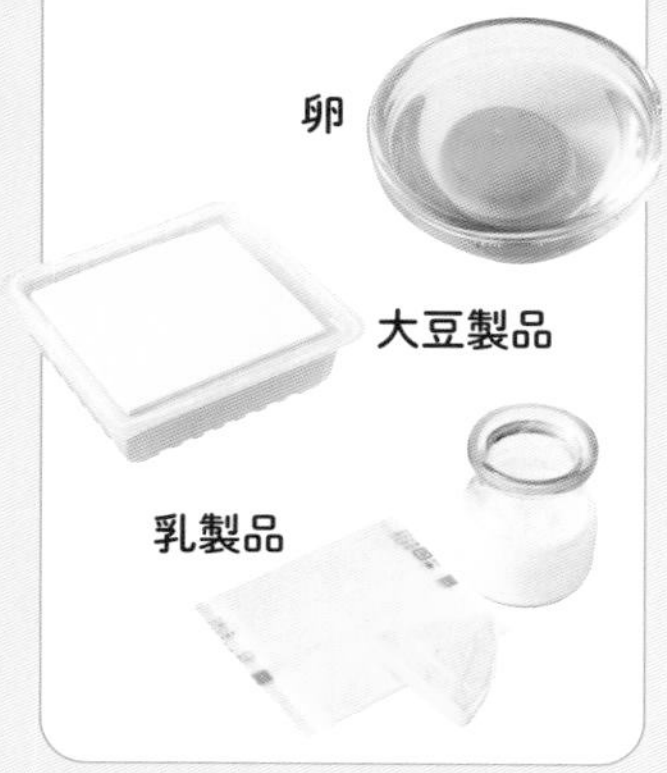

炭水化物チーム

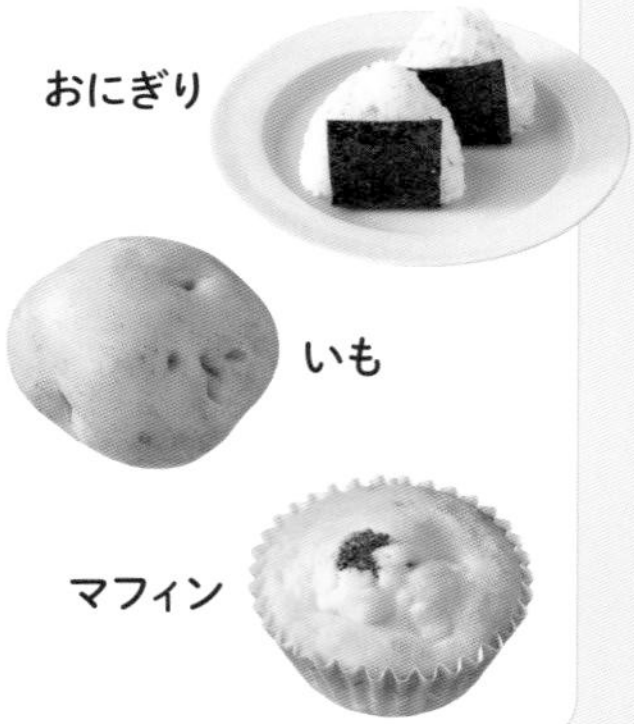

おにぎり
いも
マフィン

シュガー（糖分）&ファット（油脂）を控える

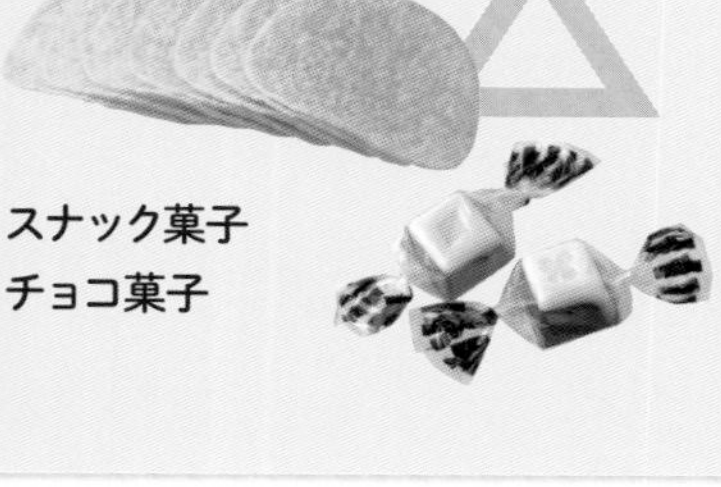

スナック菓子
チョコ菓子

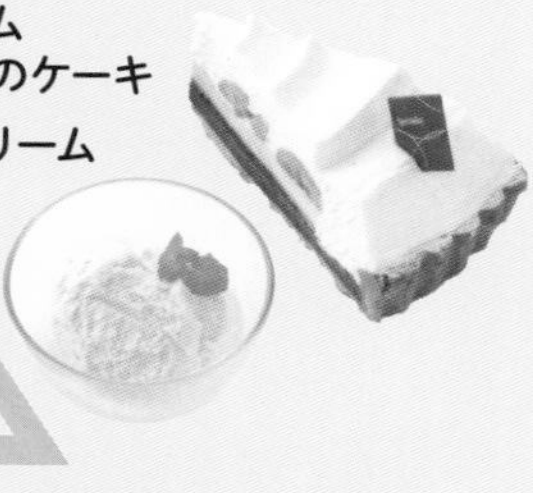

生クリーム
たっぷりのケーキ
アイスクリーム

誕生日や週末のお出かけ時など、たまに市販のお菓子を与えるのはOKですが、頻繁にならないように気をつけましょう。

手作りの焼き菓子には米粉を使ってみる

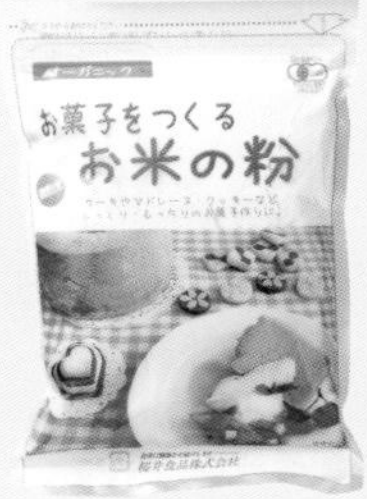

小麦製品を食べる機会は多いので、手作りするなら「米粉」を使いませんか？ 粒子がこまかい「製菓用（米粉100%）」を選ぶと、ふっくら、サクッと焼き上がります。

ふるわずに
まぜるだけ

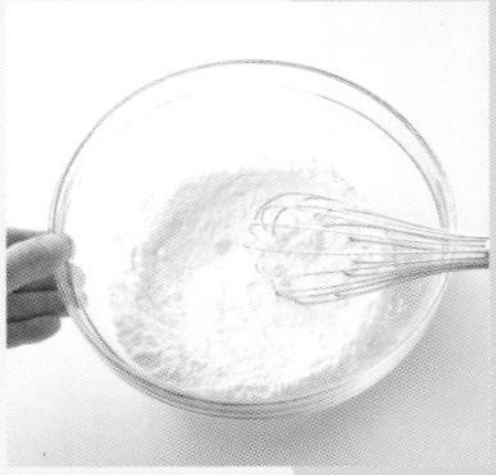

米粉の特徴

- サラサラなので、ふるわなくてOK！
- グルテンを含まないので、生地に粘りが出ない
- 商品によって吸水量が異なるので、様子を見ながら水分量を調整する
- 焼き色がつきにくいので、焦がしにくい

甘味料は自然な甘みを選ぶ

きび砂糖

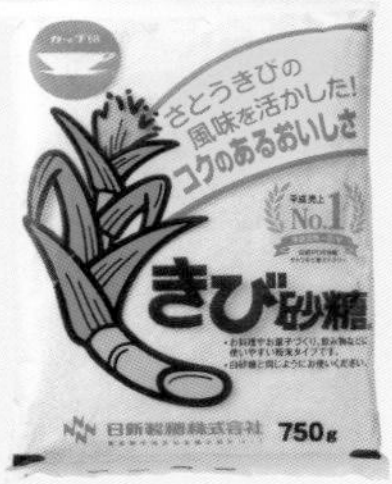

オリゴ糖

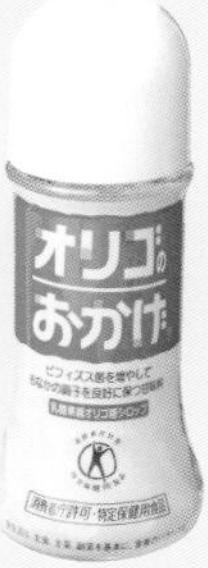

メープル
シロップ

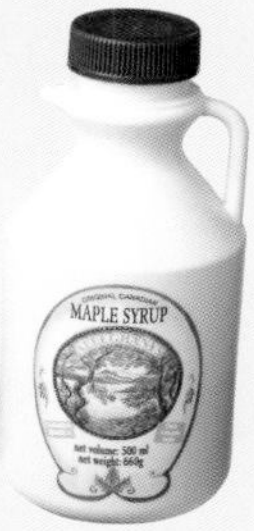

ミネラルが豊富なきび砂糖は、料理でも使いやすい。はちみつは1才までは使えません。オリゴ糖、メープルシロップのほか、甘麹やアガベシロップもおすすめ。

甘いおやつはお茶といっしょに！ うがいor歯みがきでむし歯を予防しよう

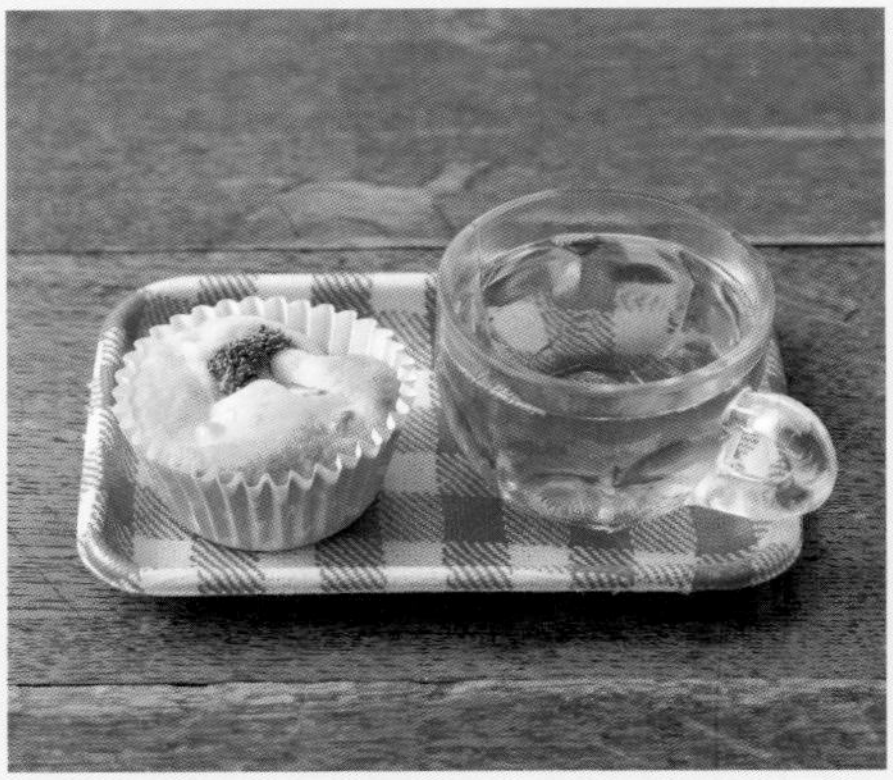

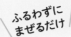

糖分を口の中に長く残さないため、甘いおやつを食べたときは、お茶を飲むことを習慣に。さらにうがいや歯みがきをすると、むし歯予防に効果的です。

気をつけよう！ むし歯になりやすいお菓子

むし歯の危険度

特に高い	ドロップ、キャラメル、ガムなど
高い	チョコレート、クッキー、カステラ、和菓子など
やや高い	マドレーヌ、スポンジケーキ、ウエハースなど
低い	甘栗、果物、バニラアイスクリームなど
特に低い	せんべい、クラッカー、スナック菓子など

砂糖が多く、歯の表面にくっついていつまでも口に残るものは、むし歯のリスクが高い。

「子どもの虫歯と予防」日本大学小児歯科、
「市販お菓子のう蝕誘発能による分類」より一部改変

メープルきなこ棒

鍋でこねこね&まぜるだけ！
大豆とごまの栄養をパクッ

材料（20本分）

メープルシロップ…大さじ4
きな粉…大さじ6
すり白ごま…大さじ2
ドライフルーツ（砂糖不使用）…大さじ4

作り方

1 鍋にメープルシロップを入れて中火にかけ、軽く煮詰め、きな粉とごまを加えてねるようにまぜる。クッキー生地くらいのかたさにする。

2 ドライフルーツは大きければ刻み、**1**に加えてまぜ、まとめてラップで包み、冷ます。横半分に切ってから、縦10等分に切り、竹ぐしで好みの模様をつける。

ねってかたさを調節する

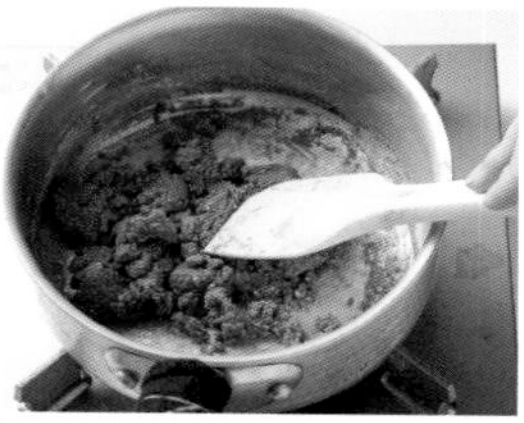

まぜたときに、粉っぽさがあればシロップ少々を足し、やわらかすぎるようであれば、さらに火にかけて水分をとばす。

冷ますとしっかり固まる

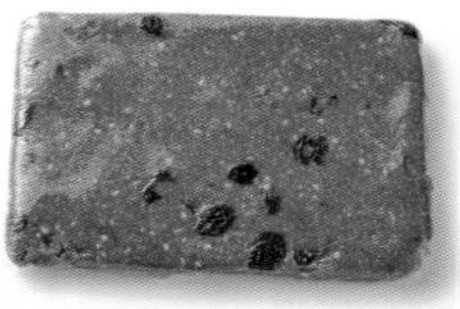

ラップで包んだまま冷ますと、包丁でサクッと切れるかたさになる。

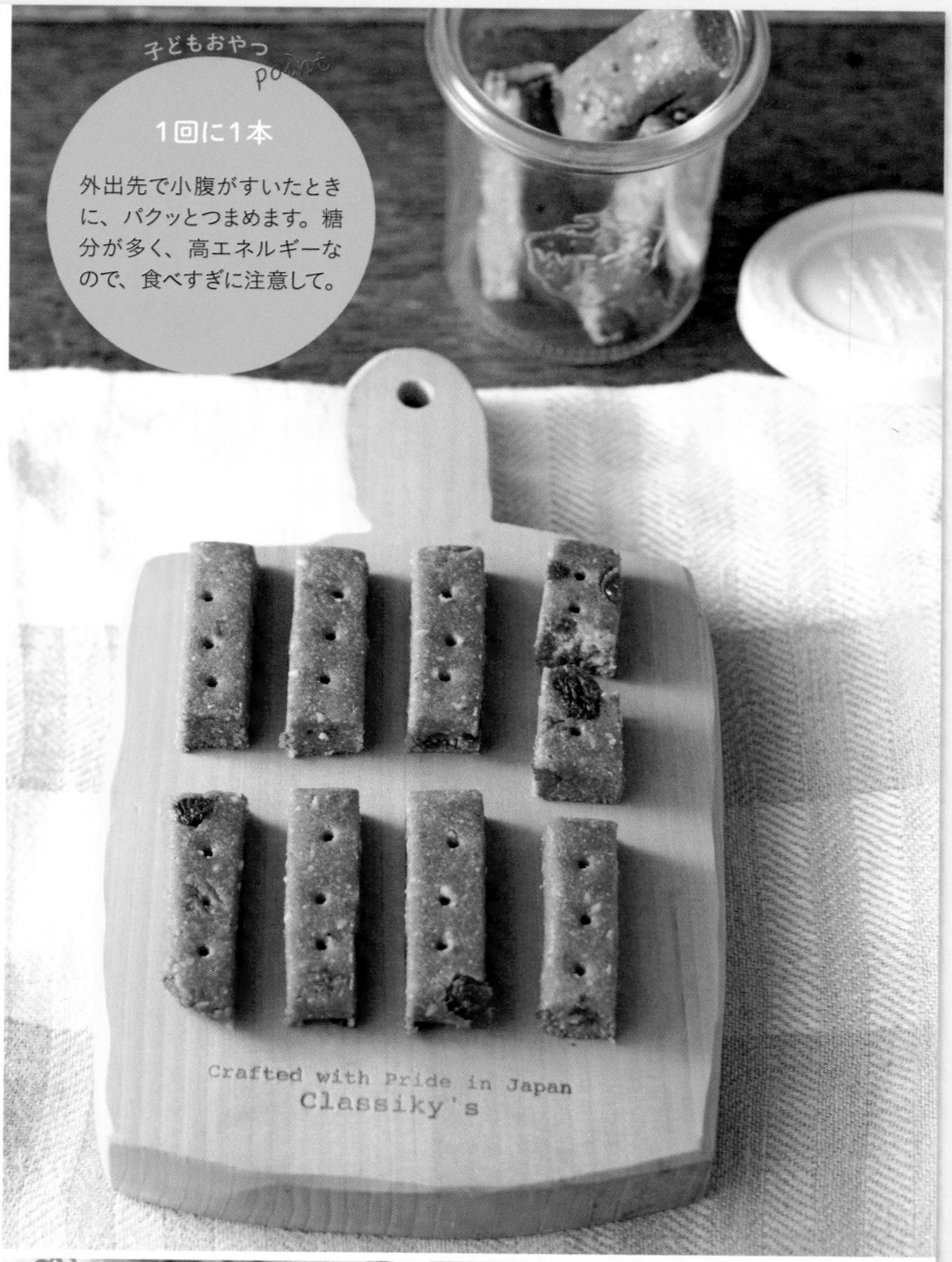

子どもおやつ point

1回に1本

外出先で小腹がすいたときに、パクッとつまめます。糖分が多く、高エネルギーなので、食べすぎに注意して。

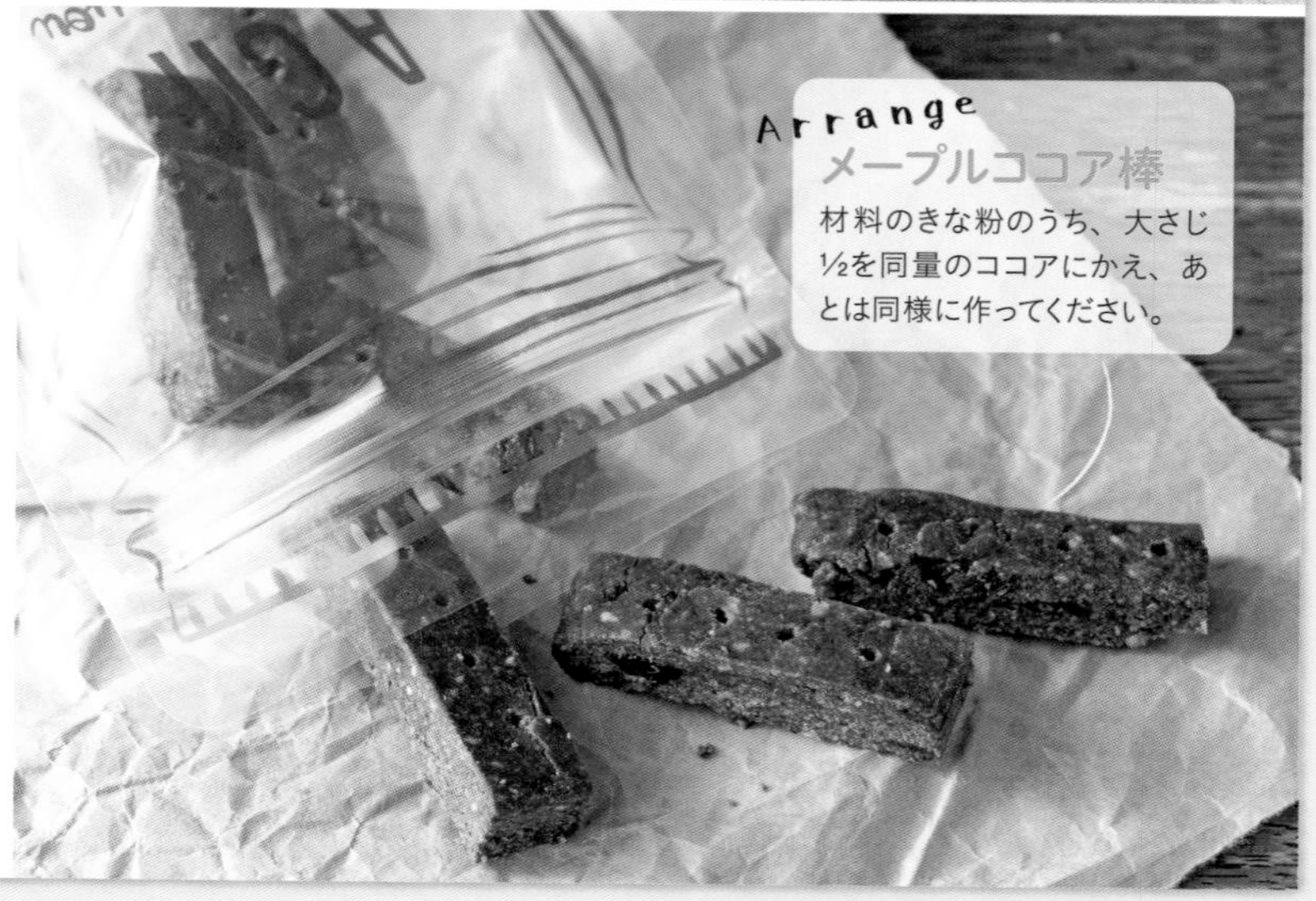

Arrange

メープルココア棒

材料のきな粉のうち、大さじ½を同量のココアにかえ、あとは同様に作ってください。

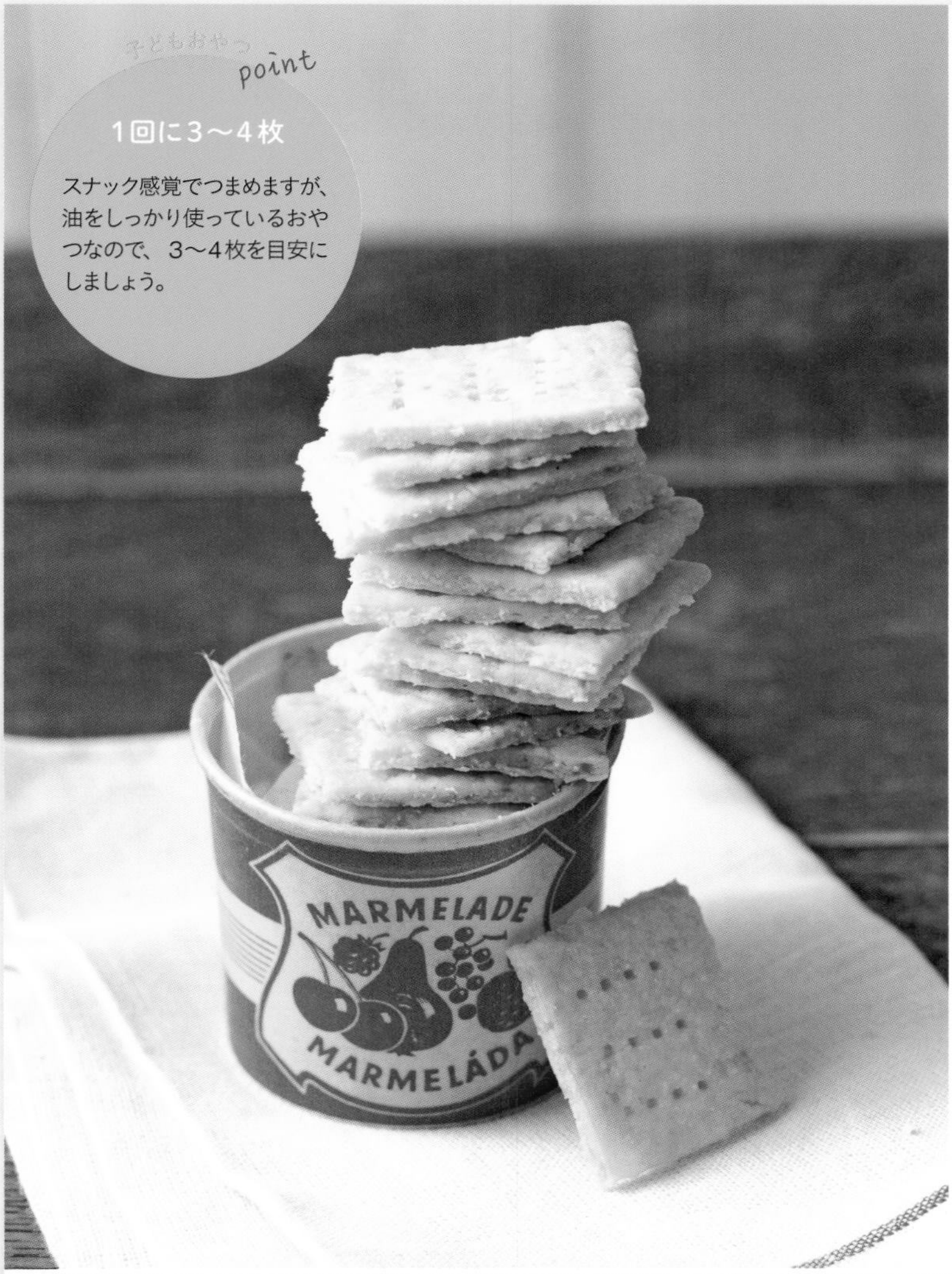

子どもおやつ point

1回に3〜4枚

スナック感覚でつまめますが、油をしっかり使っているおやつなので、3〜4枚を目安にしましょう。

ポテトクラッカー

スナック菓子を再現して栄養価UP！ちょっと食べて腹もちがいい

材料（24枚分）

じゃがいも…1個（皮をむいて125g）

A
- かたくり粉…40g
- おからパウダー（微粉タイプ）…30g
- 粉チーズ…大さじ1
- 塩…少々
- 米油…大さじ5

作り方

1. じゃがいもは一口大に切り、耐熱容器に重ならないように入れ、ラップをかけて電子レンジ（600W）で2分30秒、やわらかくなるまで加熱する。ポリ袋に入れてタオルなどではさんでつぶし、Aを加えてまぜる。
2. 生地がまとまったらとり出してラップではさみ、めん棒で2〜3㎜厚さに伸ばす。クッキングシートを敷いた天板にのせ、包丁で格子状に筋をつける（縦4×横6等分）。
3. 竹ぐしで好みの模様をつけ、170度に予熱したオーブンで25分ほど、カリッとするまで焼く。シートごととり出し、冷めたら筋に沿って割る。

※すぐに食べないぶんは酸化しないよう、保存容器に入れて冷凍保存がおすすめ。

生地のベースはじゃがいも

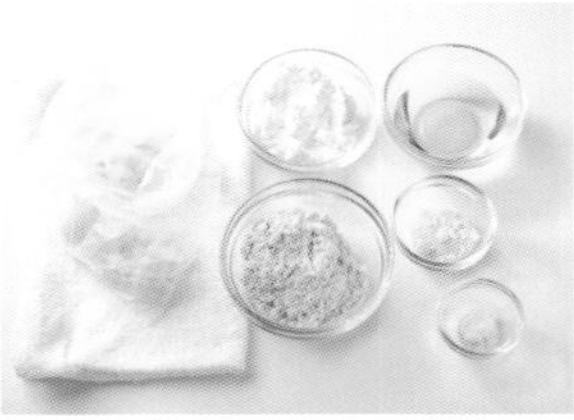

熱々のじゃがいもをつぶし、粉類やオイルをまぜ込んで生地を作る。

包丁で筋をつける

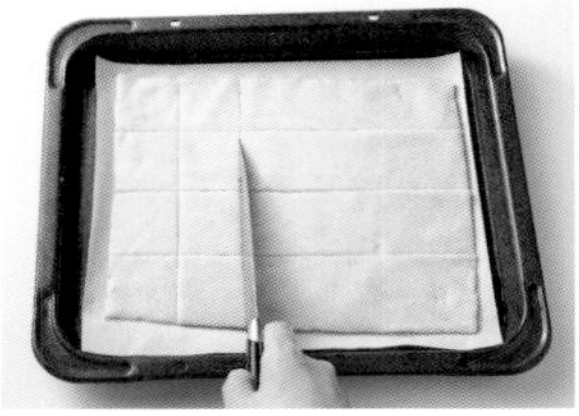

筋をつけておくと、焼けたあとにパキッと割って離せる。

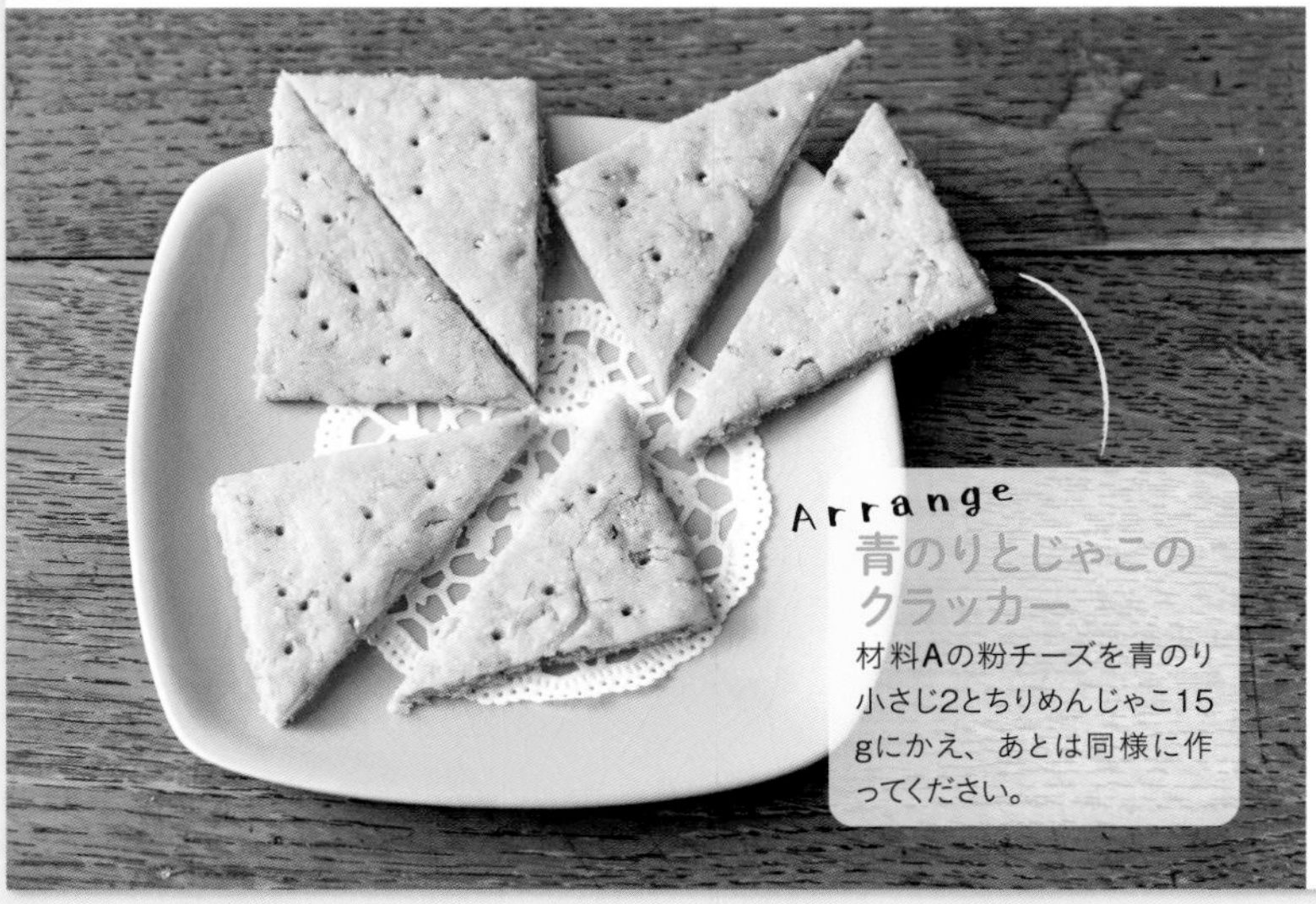

Arrange

青のりとじゃこのクラッカー

材料Aの粉チーズを青のり小さじ2とちりめんじゃこ15gにかえ、あとは同様に作ってください。

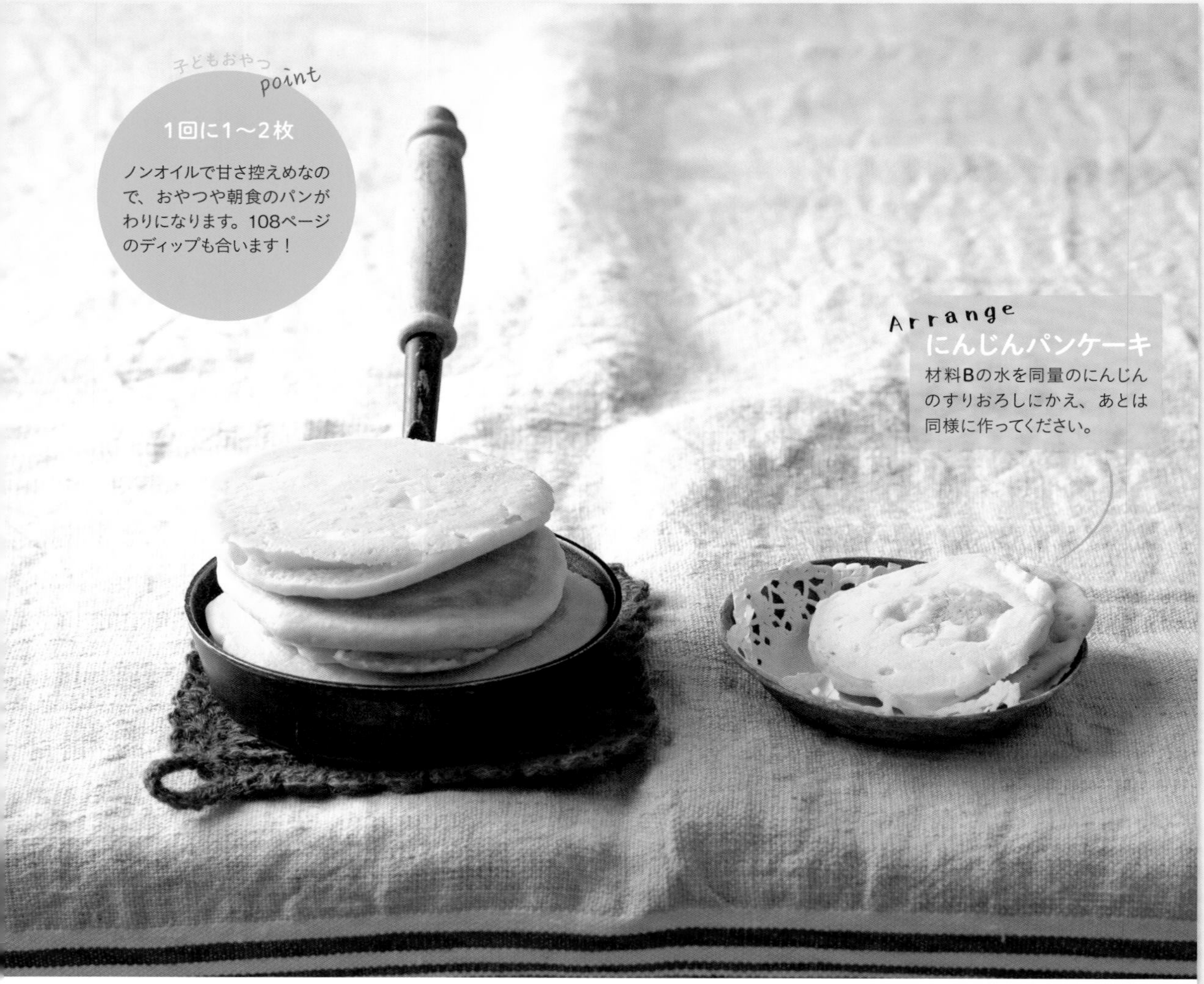

子どもおやつ point

1回に1～2枚

ノンオイルで甘さ控えめなので、おやつや朝食のパンがわりになります。108ページのディップも合います！

Arrange
にんじんパンケーキ

材料Bの水を同量のにんじんのすりおろしにかえ、あとは同様に作ってください。

米粉のパンケーキ

ふわふわ軽くて、やさしい味わい♪
水のかわりに野菜ジュースでも

材料（直径8cm×10枚分）

A
- 米粉…60g
- かたくり粉…30g
- ベーキングパウダー…大さじ1（12g）

B
- 水…大さじ6～9
- とき卵…½個分
- きび砂糖…小さじ1.5

作り方

1. ボウルにAを合わせて泡立て器でまぜ、別のボウルにBを合わせてまぜる。
2. AにBを加え、ゴムべらで手早くまぜ、とろりとなめらかに落ちるくらいのかたさにする。
3. フッ素樹脂加工のフライパンを中火で熱し、あたたまったら弱火にし、2を直径8cmくらいの円形に流し入れる。ふたをして、表面がプツプツとして、焼き色がついたら返し、反対の面も焼いて火を通す。

米粉はふるわなくてOK

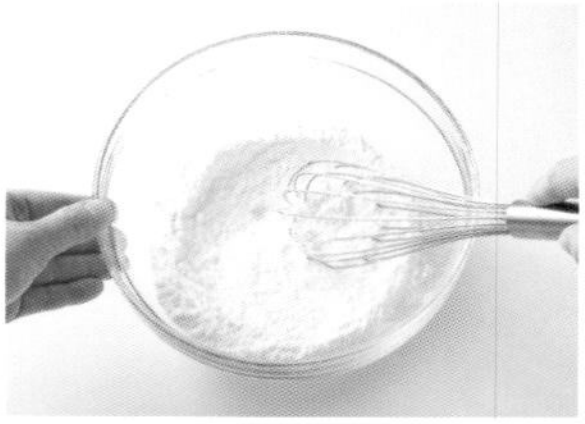

粒子のこまかい米粉はダマになりにくいので、泡立て器でまぜるだけ。

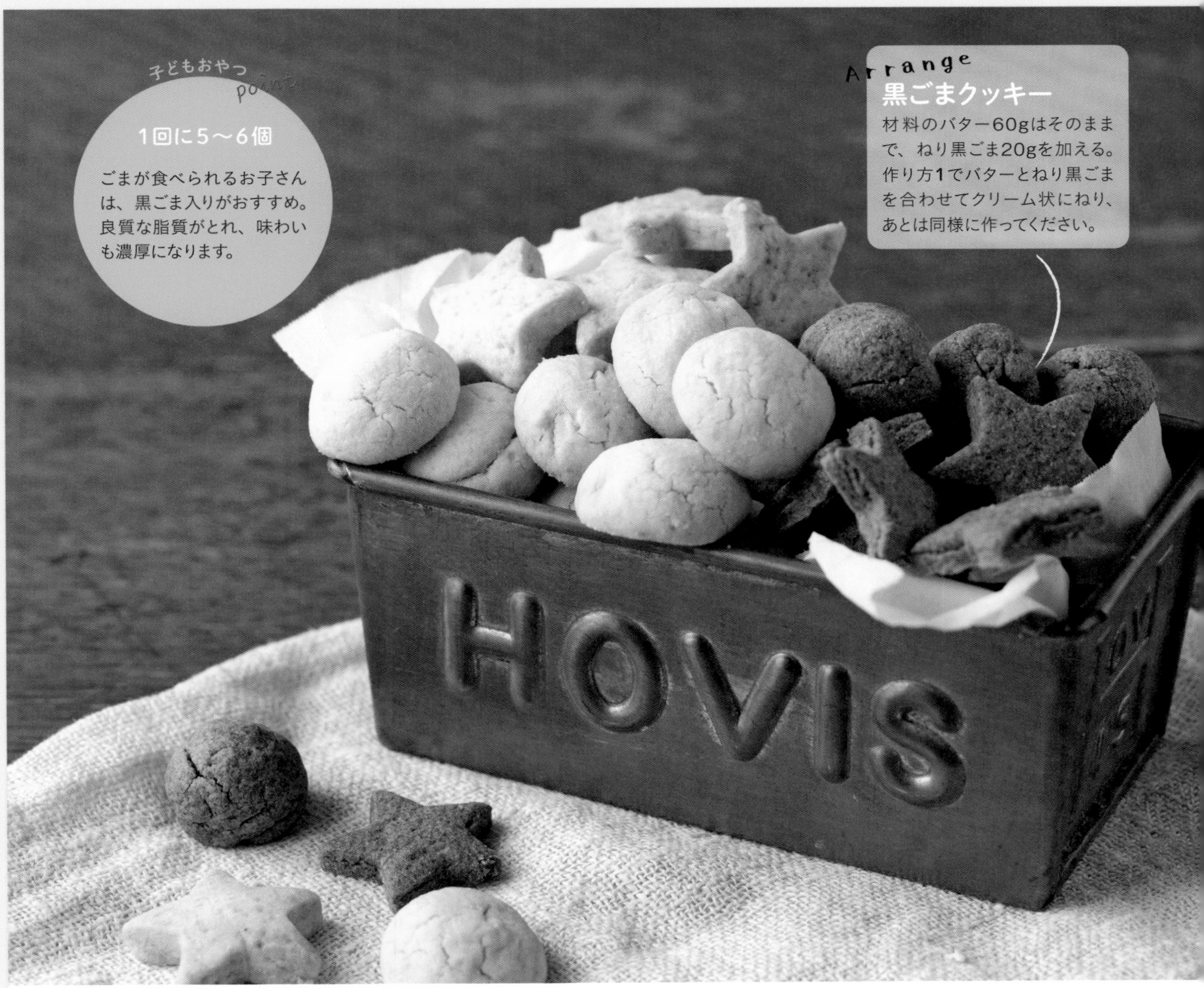

子どもおやつ point

1回に5〜6個

ごまが食べられるお子さんは、黒ごま入りがおすすめ。良質な脂質がとれ、味わいも濃厚になります。

Arrange

黒ごまクッキー

材料のバター60gはそのままで、ねり黒ごま20gを加える。作り方1でバターとねり黒ごまを合わせてクリーム状にねり、あとは同様に作ってください。

米粉のクッキー

**型抜きは子どもが挑戦してみて！
小さめサイズがサクッと焼ける**

材料（40個分）

米粉…80g
かたくり粉…40g
バター
（食塩不使用）
…60g
きび砂糖…40g
とき卵…大さじ1

作り方

1 バターは室温にもどし、ゴムべらでクリーム状にねる。
2 砂糖を加えてすりまぜ、とき卵を2〜3回に分けて加え、そのつどまぜる。
3 米粉、かたくり粉を加えて切るようにまぜ、粉っぽい場合は牛乳（分量外）を少しずつ足し、耳たぶくらいのかたさにする。ひとまとめにしてポリ袋に入れ、冷蔵室で30分以上休ませる。
4 3の袋を20×18㎝くらいに折り、めん棒で4㎜厚さに伸ばす。袋を切り開いて生地を出し、好みの型で抜いて、クッキングシートを敷いた天板に並べる。残った生地は手で一口大に丸めて並べる。160度に予熱したオーブンで10〜12分、軽く焼き色がつくまで焼く。

ポリ袋を使って均一な厚みに

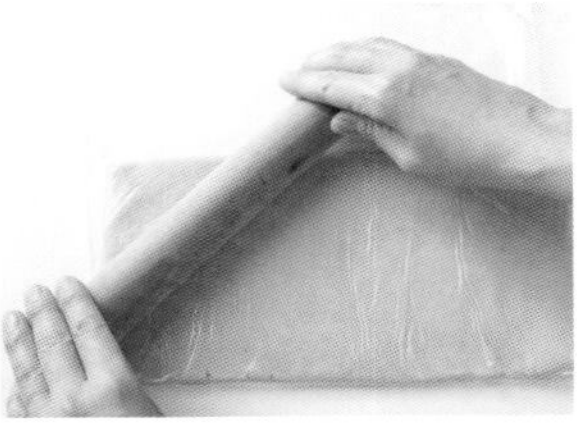

ポリ袋を折り、隅に広げるように生地を伸ばす。ラップではさむよりも厚みを均一にしやすい。生地がやわらかくなってしまったら、もう一度、冷蔵室でかたくなるまで冷やす。

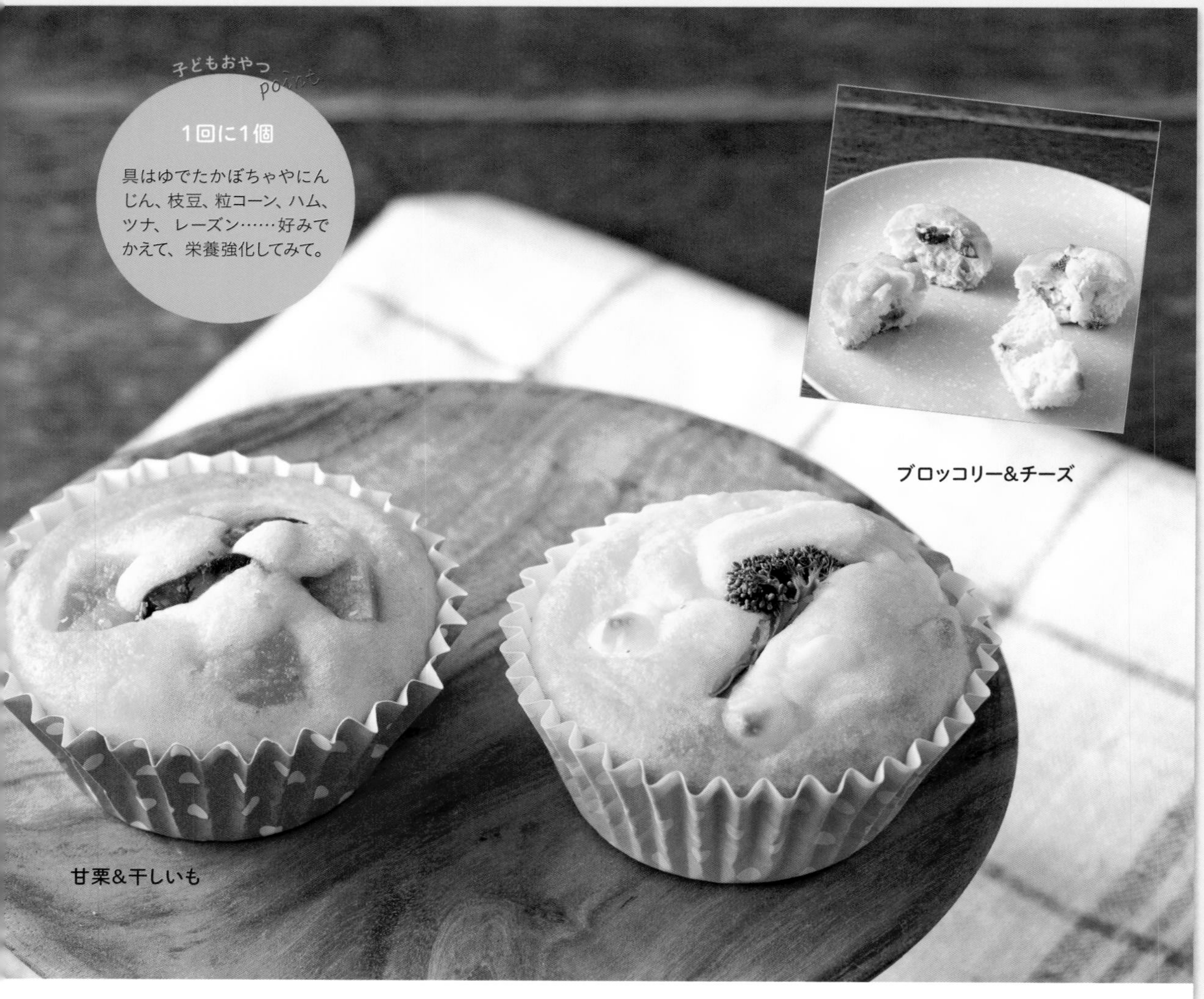
子どもおやつ point
1回に1個
具はゆでたかぼちゃやにんじん、枝豆、粒コーン、ハム、ツナ、レーズン……好みでかえて、栄養強化してみて。
ブロッコリー&チーズ
甘栗&干しいも

米粉のマフィン

組み合わせる具で、甘いおやつやおかずパンにアレンジ

材料（底の直径5×高さ3cmのマフィン型8個分）

甘栗…4個
干しいも…30g
ブロッコリー…2〜3房
プロセスチーズ…2個

A
- 米粉…60g
- かたくり粉…30g
- ベーキングパウダー…大さじ1（12g）

B
- ヨーグルト（無糖）…大さじ6
- 卵…1個
- きび砂糖…大さじ2
- 米油…大さじ2

作り方

1. 甘栗は手で2〜3等分し、干しいもはキッチンばさみで1cm角に切る。
2. ブロッコリーは小房をさらに小さく分け、チーズは角切りにする。
3. **1**、**2**は飾り用を少し残し、それぞれ型4つずつに分け入れ、天板に並べる。
4. ボウルに**A**を合わせて泡立て器でまぜる。別のボウルに**B**を合わせ、なめらかになるまでしっかりまぜる。
5. **B**に**A**を加えてゴムべらで手早くまぜ、**3**の型に等分に流し入れ、飾り用の具材をのせる。170度に予熱したオーブンで15分焼く。

生地をまぜたらすぐ焼く！

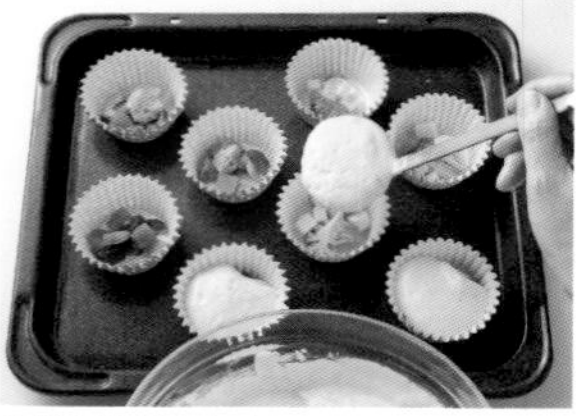

液体と粉類をまぜるとふわっとなるので、この反応が消えないうちに、なるべく急いで型に流し入れて焼く。

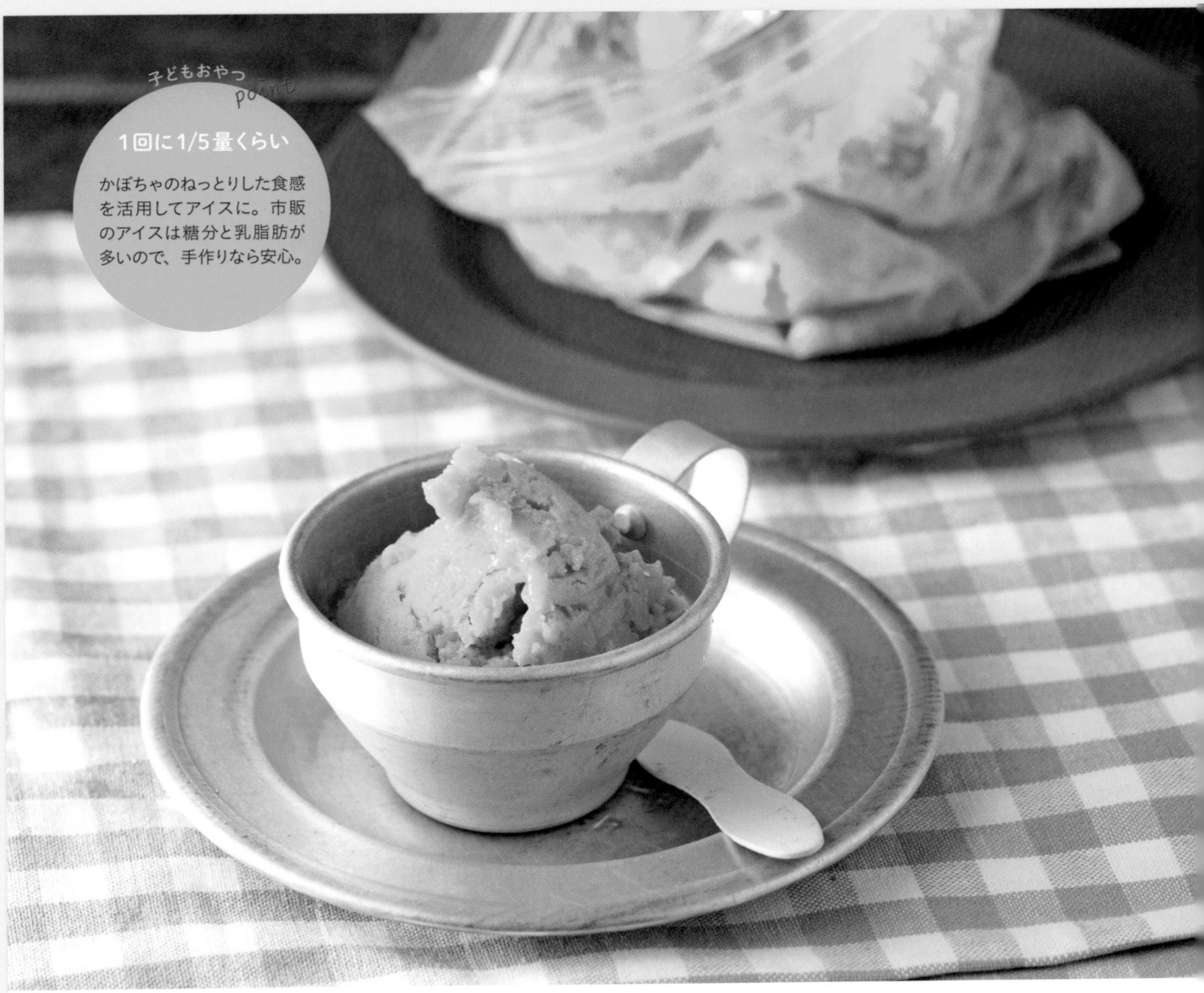

子どもおやつ point

1回に1/5量くらい

かぼちゃのねっとりした食感を活用してアイスに。市販のアイスは糖分と乳脂肪が多いので、手作りなら安心。

かぼちゃアイス

**袋でもみもみして、凍らせるだけ！
濃厚なかぼちゃの甘みをそのままに**

材料（フリーザーバッグ中1つ分）

かぼちゃ…⅛個（250g）
豆乳（無調整）…大さじ1〜2
オリゴ糖…大さじ1
卵黄…1個分

※卵黄を入れるとコクが出ますが、生卵が心配なお子さんの場合は、入れないで作ってください。

作り方

1 かぼちゃは5〜6等分に切り、耐熱容器に重ならないように入れ、ラップをかけて電子レンジ（600W）で3〜5分、やわらかくなるまで加熱する。
2 皮を除いてフリーザーバッグに入れ、タオルなどではさんでつぶし、豆乳、オリゴ糖、卵黄の順に加え、なめらかになるまでもみまぜる。
3 あら熱がとれたら、平らにして冷凍室で1時間以上冷やし固める。食べるときにカチカチに凍っていたら、少し室温においてとかし、もみまぜる。

かたまりをつぶしまぜる

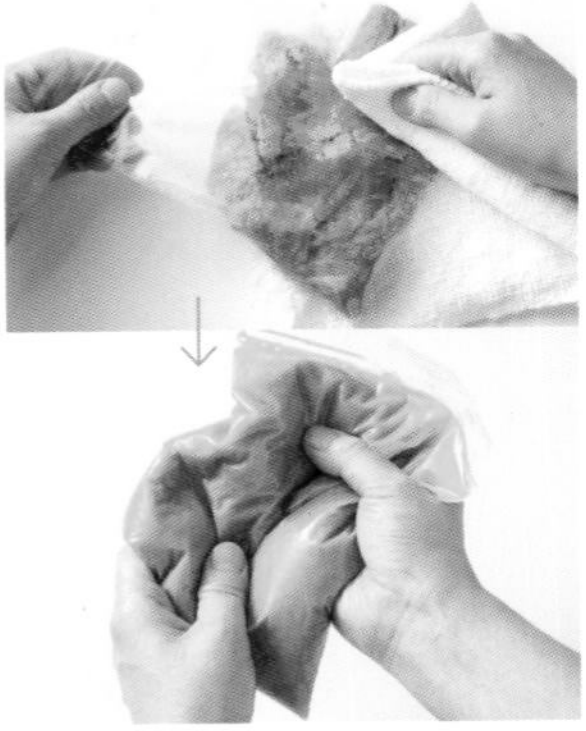

かぼちゃのかたまりをつぶしてから液体を入れ、袋の上から手でよくもみ、まぜ合わせる。

子どもおやつ point

1回に大さじ3くらい

砂糖を入れなくても甘みはじゅうぶん。ジュースをオレンジ、冷凍フルーツをマンゴーなどにかえてもおいしい。

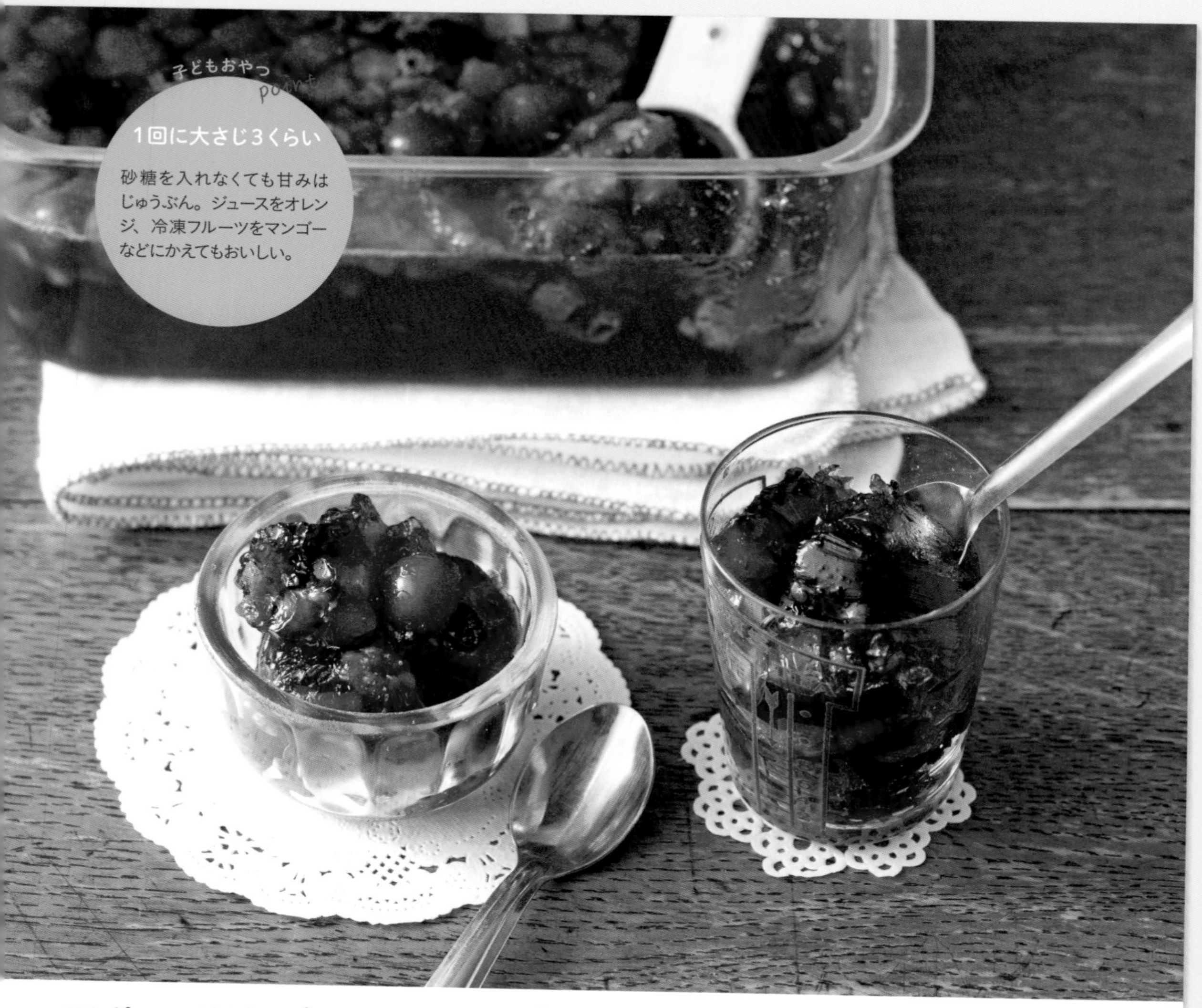

フルーツinクラッシュゼリー

果汁100%ジュース×冷凍フルーツでとっても簡単！

材料（容量1ℓくらいの容器1つ分）

ぶどうジュース（果汁100%）
…450ml
ベリーミックス（冷凍）…200g
粉ゼラチン…10g

作り方

1 鍋にジュースを入れ、ゼラチンを全体に振り入れ、5分おいてふやかす。
2 弱めの中火にかけてあたため、ゴムべらでまぜながらゼラチンをしっかりとかす（80度くらいを目安に、煮立たせない）。
3 保存容器に凍ったままのベリーミックスを入れ、**2**を流し入れる。冷蔵室で2時間以上冷やし固める。スプーンでくずし、器に盛る。

冷凍フルーツで瞬間冷却！

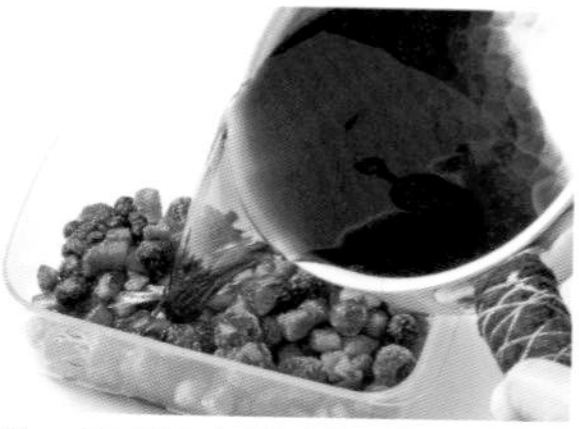

ジュースはあたためたあと、冷凍フルーツに加えるので一気に温度が下がる。あら熱をとる必要なし！

子どもおやつpoint

1回に$\frac{1}{3}$〜$\frac{1}{2}$杯

スムージーは仕上げに亜麻仁油で良質なオイルを補ったり、ビタミンDオイル(51ページ) をたらしても。

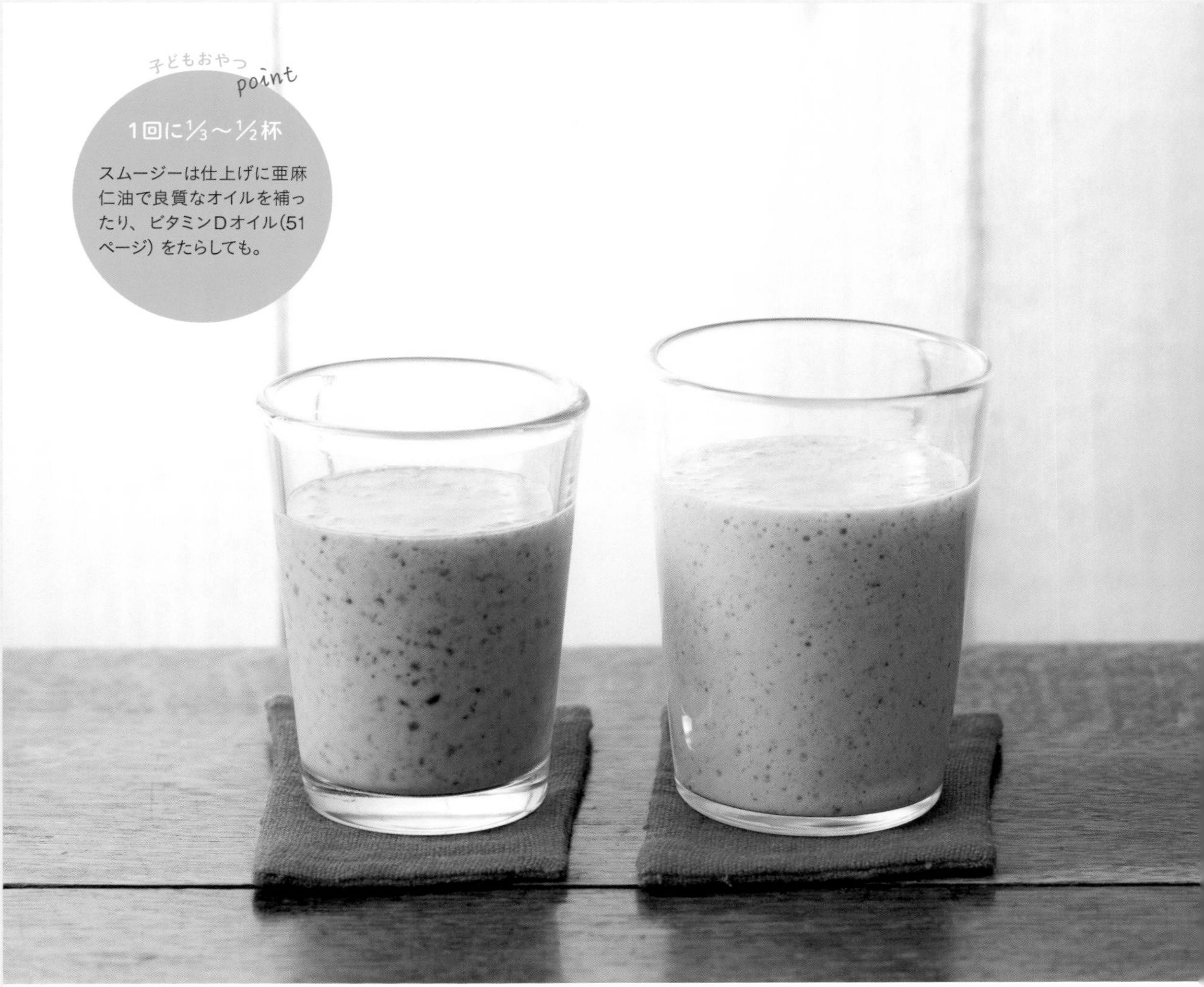

ベリースムージー

ジューシーな1杯で頭がスッキリ

材料（大人1人+幼児1人分）

A［ベリーミックス（冷凍）…100g
　ヨーグルト（無糖）…100g
　牛乳（またはフォローアップミルク）
　　…$\frac{1}{2}$カップ

作り方

ミキサーにAを入れ、なめらかになるまで回す。好みで亜麻仁油を加えてまぜる。

グリーン豆乳スムージー

バナナの甘みで青菜もゴクリ

材料（大人1人+幼児1人分）

小松菜…1株
バナナ…1本（100g）
豆乳（無調整）…1カップ

作り方

1 小松菜はざく切りにし、バナナは一口大にちぎる。
2 ミキサーにすべての材料を入れ、なめらかになるまで回す。

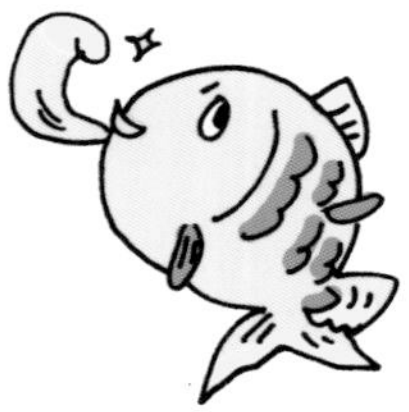
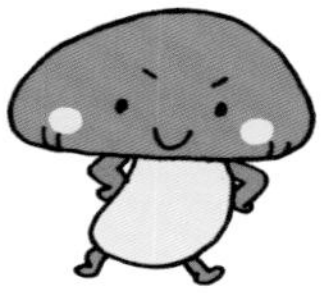
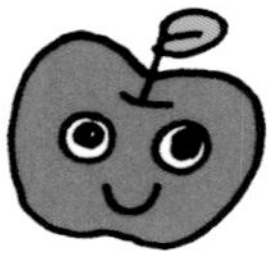

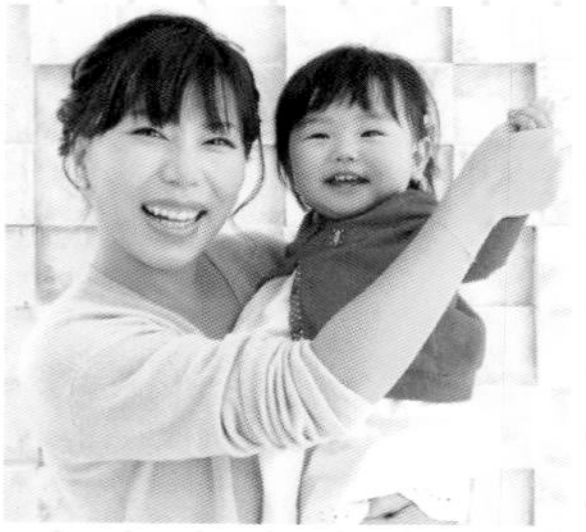

監修

予防医療・栄養コンサルタント
一般社団法人ラブテリ代表理事

細川モモ

両親のがん闘病を機に予防医療を志し、渡米後に最先端の栄養学に出合う。米国認定International Nutrition&Supplement Adviserの資格を取得したのち、2009年に医師・博士・管理栄養士など13種の専門家が所属する「ラブテリ トーキョー&ニューヨーク」を発足。母子の健康向上を活動目的とし、食と母子の健康に関する共同研究を複数手がける。2児の母。
インスタグラム@momohosokawa
http://www.luvtelli.com

料理

ダンノマリコ

取材協力

管理栄養士

有田さくら、風間幸代
(ラブテリ トーキョー&ニューヨーク)

STAFF

装丁・本文デザイン　今井悦子(MET)
装画　上路ナオ子
撮影　松木 潤(主婦の友社)
スタイリング　坂上嘉代
イラスト　BOOSUKA、えのきのこ
構成・文　水口麻子
編集担当　三橋亜矢子(主婦の友社)

成功《せいこう》する子《こ》は食《た》べ物《もの》が9割《わり》 幼児食《ようじしょく》

令和3年 1 月20日　第 1 刷発行
令和5年10月31日　第10刷発行

編　者　主婦の友社
発行者　平野健一
発行所　株式会社主婦の友社
〒141-0021　東京都品川区上大崎 3-1-1 目黒セントラルスクエア
電話 03-5280-7537(内容・不良品等のお問い合わせ)
049-259-1236(販売)
印刷所　大日本印刷株式会社

ISBN978-4-07-445363-4

■本のご注文は、お近くの書店または主婦の友社コールセンター (電話 0120-916-892)まで。
*お問い合わせ受付時間 月〜金(祝日を除く) 10:00〜16:00
*個人のお客さまからのよくある質問のご案内 https://shufunotomo.co.jp/faq/